华西医学大系

解读"华西现象"

讲述华西故事

展示华西成果

全科护理适宜技术

QUANKE HULI SHIYI JISHU

主 编 李 芸 蔡耀婷 袁忠梅 毕小琴

四川科学技术出版社

·成都·

图书在版编目（CIP）数据

全科护理适宜技术 / 李芸等主编. —成都：四川科学技术出版社，2019.8

ISBN 978-7-5364-9557-9

Ⅰ. ①全… Ⅱ. ①李… Ⅲ. ①护理学 Ⅳ. ①R47

中国版本图书馆CIP数据核字（2019）第180131号

全科护理适宜技术

主　　编　李　芸　蔡耀婷　袁忠梅　毕小琴

出 品 人　钱丹凝
责任编辑　吴晓琳　戴　玲
封面设计　经典记忆
版式设计　大　路
责任校对　李　栎
责任出版　欧晓春
出版发行　四川科学技术出版社
地　　址　四川省成都市青羊区槐树街2号　邮政编码：610031
成品尺寸　156mm × 236mm
印　　张　34.5　　字数 430千
印　　刷　成都市金雅迪彩色印刷有限公司
版　　次　2019年10月第 1 版
印　　次　2019年10月第 1 次印刷
定　　价　118.00元

ISBN 978-7-5364-9557-9

■ 版权所有　翻印必究 ■

《华西医学大系》顾问

（按姓氏笔画为序）

马俊之　吕重九　张泛舟　张肇达　陈钟光
李　虹　步　宏　郑尚维　胡富合　唐孝达
殷大奎　曹泽毅　敬　静　魏于全

《华西医学大系》编委会

（排名不分先后）

主任委员

张　伟　李为民　何志勇

副主任委员

李正赤　万学红　黄　勇　王华光　钱丹凝

委　员

程南生　曾　勇　龚启勇　程永忠　沈　彬
刘伦旭　黄　进　秦伏男　程佳月　程述森

秘书组

廖志林　姜　洁　徐才刚　郑　源　曾　锐
赵　欣　唐绍军　罗小燕　李　栎

本书编委会

主　编

李　芸　蔡耀婷　袁忠梅　毕小琴

副主编

黎雪梅　黄　梅　张　洁　张　琰

张艳君　李　铭

编　委（排名不分先后）

白　黎　包吉春　毕小琴　蔡耀婷

陈　芳　陈　文　陈　祎　邓立梅

邓　燕　邓　媛　杜书芳　龚彩霞

桂金艳　何秋兰　何　羽　黄　丽

黄　梅　蒋　宏　黎雪梅　李灏来

李俊梅　李　霞　李　芸　李　铭

梁　琴　廖乾莉　廖学娟　林晓英

刘璐璐　刘漫丽　刘亚玲　柳文静

鲁　喆　马红萍　彭小容　任　婧

施麟俊　宋　洁　孙黎明　孙　莲

王丽佳　吴　敏　吴　怡　夏晓露

徐骆乐　徐庆鸿　徐小兰　徐小茹

徐艳梅　杨梅兰　杨培娟　杨　英

易小萍　袁　莉　袁忠梅　张　洁

张丽颖　张　琰　张艳君　张　颖

赵晓曦　赵　宇

《华西医学大系》总序

由四川大学华西临床医学院/华西医院（简称“华西”）与新华文轩出版传媒股份有限公司（简称“新华文轩”）共同策划、精心打造的《华西医学大系》陆续与读者见面了，这是双方强强联合，共同助力健康中国战略、推动文化大繁荣的重要举措。

百年华西，历经120多年的历史与沉淀，华西人在每一个历史时期均辛勤耕耘，全力奉献。改革开放以来，华西励精图治、奋进创新，坚守“关怀、服务”的理念，遵循“厚德精业、求实创新”的院训，为践行中国特色卫生与健康发展道路，全心全意为人民健康服务做出了积极努力和应有贡献，华西也由此成为了全国一流、世界知名的医（学）院。如何继续传承百年华西文化，如何最大化发挥华西优质医疗资源辐射作用？这是处在新时代站位的华西需要积极思考和探索的问题。

新华文轩，作为我国首家“A+H”出版传媒企业、中国出版发行业排头兵，一直都以传承弘扬中华文明、引领产业发展为使命，以坚持导向、服务人民为己任。进入新时代后，新华文轩提出了坚持精准出版、精细出版、精品出版的“三精”出版发展思路，全心全意为推动我国文化发展与繁荣做出了积极努力和应有贡献。如何充分发挥新华文轩的出版和渠道优势，不断满足人民日益增长的美好生活需要？这是新华文轩一直以来积极思考和探索的问题。

基于上述思考，四川大学华西临床医学院/华西医院与新华文轩出版传媒股份有限公司于2018年4月18日共同签署了战略合作协议，启动了《华西医学大系》出版项目并将其作为双方战略合作的重要方面和旗舰项目，共同向承担《华西医学大系》出版工作的四川科学技术出版社授予了“华西医学出版中心”铭牌。

人民健康是民族昌盛和国家富强的重要标志，没有全民健康，就没有全面小康，医疗卫生服务直接关系人民身体健康。医学出版是医药卫生事业发展的重要组成部分，不断总结医学经验，向学界、社会推广医学成果，普及医学知识，对我国医疗水平的整体提高、对国民健康素养的整体提升均具有重要的推动作用。华西与新华文轩作为国内有影响力的大型医学健康机构与大型文化传媒企业，深入贯彻落实健康中国战略、文化强国战略，积极开展跨界合作，联合打造《华西医学大系》，展示了双方共同助力健康中国战略的开阔视野、务实精神和坚定信心。

华西之所以能够成就中国医学界的“华西现象”，既在于党政同心、齐抓共管，又在于华西始终注重临床、教学、科研、管理这四个方面协调发展、齐头并进。教学是基础，科研是动力，医疗是中心，管理是保障，四者有机结合，使华西人才辈出，临床医疗水平不断提高，科研水平不断提升，管理方法不断创新，核心竞争力不断增强。

《华西医学大系》将全面系统深入展示华西医院在学术研究、临床诊疗、人才建设、管理创新、科学普及、社会贡献等方面的发展成就；是华西医院长期积累的医学知识产权与保护的重大项目，是华西医院品牌建设、文化建设的重大项目，也是讲好“华西故事”、展示“华西人”风采、弘扬“华西精神”的重大项目。

《华西医学大系》主要包括以下子系列：

①《学术精品系列》：总结华西医（学）院取得的学术成果，学术影响力强；②《临床实用技术系列》：主要介绍临床各方面的适宜技术、新技术等，针对性、指导性强；③《医学科普系列》：聚焦百姓最关心的、最迫切需要的医学科普知识，以百姓喜闻乐见的方式呈现；④《医院管理创新系列》：展示华西医（学）院管理改革创新的系列成果，体现华西“厚德精业、求实创新”的院训，探索华西医院管理创新成果的产权保护，推广华西优秀的管理理念；⑤《精准医疗扶贫系列》：包括华西特色智力扶贫的相关内容，旨在提高贫困地区基层医院的临床诊疗水平；⑥《名医名家系列》：展示华西人的医学成就、贡献和风采，弘扬华西精神；⑦《百年华西系列》：聚焦百年华西历史，书写百年华西故事。

我们将以精益求精的精神和持之以恒的毅力精心打造《华西医学大系》，将华西的医学成果转化为出版成果，向西部、全国乃至海外传播，提升我国医疗资源均衡化水平，造福更多的患者，推动我国全民健康事业向更高的层次迈进。

《华西医学大系》编委会

2018年7月

前　言

全科护理是全科医疗服务的重要组成部分，协同全科医疗服务于个人、家庭和社会人群的疾病预防和健康促进。它是以个人健康为中心，以家庭为单位，以社区为范畴，面对社区内每个人、每个家庭、每个团体，集预防、保健、护理、康复为一体，以维护和促进人类健康为目标的主动性、综合性、连续性、协调性和可及性的卫生服务工作。它体现了全科医学的全病种服务（不分科）、全病程服务（未病、欲病、已病）、全生程服务（优生、临终关怀）、全面性服务（生理、心理、社会）和全方位服务（时间、空间、人间）的特点。

1982年，美国Marla. S. whole 提出了全科护理，并将全科护理程序的概念应用到维护、促进人类健康的实践中。自此，各发达国家逐渐将全科护理服务应用于健康保健，从立法、机制建设、人才培养、团队服务、科研等方面加强全科医疗和全科护理，对从事全科护理的护士制定了明确的任职条件，并规定了继续教育要求，全科护理专业服务和学科建设持续规范发展。我国正处于大力发展全科医疗服务阶段，新医改方案的制定与实施，《中共中央国务院关于深化医药卫生体制改革的意见》《全国护理事业发展规划纲要（2016—2020 年）》

《2016 年推广优质护理服务工作方案》等相关政策文件的出台，凸显了立足于基本医疗服务技术与基本公共卫生服务措施的全科医疗和护理服务的重要意义，强调护理服务领域不仅局限于医院，更应逐步向家庭、社区延伸，各级医疗机构间建立合作关系，满足个人、家庭及社会人群的健康需求。

全科医疗和护理的服务对象及服务范畴极其广泛，涉及生命的各个周期和各个环节，囊括各个系统组织器官的健康维护和疾病预防。从生命伊始的胚胎到耄耋之年的老人，年龄跨度从零岁到百岁；从健康者到临终患者，健康问题多种多样。因此，全科护理服务具有全面性和多样性的特点，从事全科护理的护士需面对不同年龄段、不同健康状况、不同病种、不同病程的服务对象，为他们提供有针对性的护理，全科护士必须具有广博的医疗、护理、保健知识，精湛的护理操作技术，了解所有专科护理的新理论和新技术。随着医疗技术发展的日新月异，各专科护理理论和技术操作也不断拓展更新，相应的护理理论和操作技术也日益精深，这给全科护士增加了更大的难度和挑战。鉴于此，从事了15年全科护理临床管理和教学、先后轮转了老年病房、重症监护病房、“非典”隔离病房和地震伤员救治病房的我，下决心组织编写一本适用于全科护士的《全科护理适宜技术》，将全科护理服务中的常见操作技术汇集成册，便于从事全科护理的护士查阅和服务于临床工作。本书编写团队，除四川大学华西医院外，四川大学华西第二医院、四川大学华西口腔医院、成都市妇女儿童中心医院、内江市第一人民医院、成都市武侯区玉林社区卫生服务中心、成都市武侯区红牌楼社区卫生服务中心等多家单位的专家也参与了编写工作。

借此机会，我首先要感谢在完成本专著编写和出版过程中给予我大力支持和帮助的朋友、老师和领导们，没有你们的支持、帮助和鼓励，我没有办法完成此计划。其次，我要感谢我的家人，没有你们的大力支持，我也没有时间和精力组织编写此书。最后，我要感谢所有参与编写本书的专家老师们，没有你们与我的携手努力和艰辛付出，更无法完成此书的编写和出版。总之，在即将完成本专著之际，我心潮澎湃，所有心情汇成八个字——感谢、感激、感动、感恩！

李 芸

2019 年 2 月

目 录

第二篇 社区护理适宜技术及管理

第三篇　全科病房专科护理适宜技术

第一篇

绪　论

第一章

全科护理适宜技术的基本概念

第一节　全科护理概述

【全科护理的定义和内涵】

全科护理是以人的健康为中心、家庭为单位、社区为范畴，面对社区中的每一个人、每个家庭、每个团体，将预防、保健、护理、康复融为一体，把维护和促进人类健康作为目标，施行主动、综合、连续、协调和可及的卫生服务。它随全科医学发展而发展，体现了全科医学中的全病种服务（不分科）、全病程服务（未病、欲病、已病）、全生程服务（优生至临终关怀）、全面性服务（生理、心理、社会）、全方位服务（时间、空间、人间）的特点。人是生理、心理、精神和社会的统一体，只有全面维护人的生理、心理、精神和社会的协调完好状态，才能维护和促进人的健康。护理的目的不是治病，而是使健康目的最终得以体现。全科护理把公共卫生学与护理学有效地结合在一起，既强调了疾病的预防，又强调了疾病的护理及康复，以达到促进健康、维护健康的目的。全科护理具有独特的护理特点和功能，可为患者提供其他专科护理无法提供的整体性服务，专科护理只关注某一系列专科疾病的治疗护理，而全科护理关注的是人的全面协调和健康，它可弥补专科化护理的不足，它的出现是护理专业发展的必然产物，是维护和促进广大社会人群健康的最重要的医疗保健服务。

【全科护理的特点】

1. 强调以“社区人群”为对象的护理

全科护理对象包括个人、家庭、团体及人群，护理措施较为复杂多样。全科护士需要处理影响个人身心、社会、文化与环境等复杂且相互影响的问题，需要考虑护理对象的整体健康，提供以维护和促进整个人群健康为目的的服务。

2. 主要工作目标为健康促进和疾病预防

全科护理强调预防性的健康服务，而非疾病治疗的护理。业务范畴包括环境卫生、公共卫生、社区护理、居家护理、慢性病护理及各年龄层的健康促进等计划的实施等，更强调健康促进和疾病预防。

3. 服务场所既包括医院内，又涉及医院外并深入社区

全科护理服务开展于医院内的全科病房、综合性病房、社区卫生服务中心、诊所等，协同全科医生一起对常见病、多发病进行预防、诊治和康复保健，服务场所涉及医院内和医院外，甚至进入社区居民的家庭。

4. “服务对象”不仅仅针对患者

全科护理中的社区护理以健康促进为目标，护理对象可能为没有任何疾病的健康人。全科护理倡导和理想的模式是：服务对象主动地与全科护理人员合作，成功地降低患病的风险，从而促进身心健康。

5. 全科护士具有高度的自主性和独立性

全科护士必须对护理对象进行全面准确的评估，并依据评估结果，按照健康问题的优先次序去解决问题。在护理过程中，全科护士往往独自深入接触患者及其社会环境进行各种护理，具有高度的自主性和独立性，因而要求全科护士不仅要具有全面扎实的专业知识和技能，而且还要有较强的独立工作能力。

6. 全科护理与其他相关体系之间建立并形成联动、互补机制

全科护理体系的建立，是目前我国医疗卫生保健发展的需要，医院—社区—街道—家庭全方位的全科护理服务体系建立并分工合作，形成联动互补的合作模式，发挥各自特长，社区—街道卫生服务机构的全科护理直接服务于社区居民，主要承担居民的公共卫生保健、慢性病的预防和管理、常见病与多发病的预防和健康教育、特殊人群（老年人、婴幼儿、儿童、妊娠期妇女、产褥期妇女等）的健康保健和管理。综合性医院特别是三级甲等教学医院的全科护士则为居民提供住院期间的护理，紧跟护理发展前沿和趋势，直接为住院患者提供病种繁多、病程和病情各异的全科护理常规和护理技术服务，为维护社区居民健康充当好“前线”和“后援”角色。整个全科护理体系信息和技术互动，密切协作，形成无缝衔接的全科护理服务体系，共同维护和促进社会人群的健康。

【全科护理的工作范畴】

1. 家庭医疗护理

家庭医疗护理主要面向社区所有慢性病患者、精神病患者、术后早期出院患者、母婴保健对象、康复患者等，为他们提供所需要的护理及管理服务，内容涵盖各种基本护理操作，如静脉输液、手术伤口护理及特殊的护理操作。

2. 预防保健护理

预防保健护理以卫生防疫、传染病防治、妇幼保健、促进和维持健康为主。服务对象为儿童、学生、孕产妇、高危环境劳动者，内容涵盖免疫接种、不同发育期青少年的健康评估、成人健康评估及筛查、孕妇产前指导和产后护理、优生优育技术指导和咨询等。

3. 急、重症患者转诊

转诊服务是帮助那些在社区无法进行适当护理和管理的急、重症疾病患者转入适当的医疗机构，以便得到及时、有效的救治。

4. 临终护理

临终护理是指为临终患者及其家属提供所需要的各类身心支持服务，以帮助患者平静安宁地走完人生的最后一段历程，同时帮助患者家属有效应对亲人离世所带来的压力，尽量减少由此带来的不利影响。

5. 健康教育和指导

健康教育是指以促进和维护居民健康为目标，向社会各类人群提供有计划、有组织、有评价的健康教育活动，如各种座谈会、讨论会、专题讲座和培训课程等，从而提高社区居民对健康和疾病的认识，养成健康的生活方式和行为，阻止或延缓各种疾病的发生发展，最终提高社会人群的健康水平。

第二节 护理适宜技术概述

【适宜技术的定义】

适宜技术是发展经济学的概念，最早由诺贝尔经济学奖获得者Atkinson和Stiglitz在1969年提出，其原意是：实践中产生的本地文化知识（技术）。适宜技术的判别条件：

①它符合人们的需要；②它有助于保护环境；③它适应当地社会、文化环境；④它利用当地的技能和材料；⑤它帮助人们谋生；⑥它是负担得起的；⑦它为更加美好的未来铺平了道路。在医学领域，适宜技术一般是指有需求又有条件开展的，能提高执业医师临床诊疗水平，保障临床诊疗技术质量，适宜于医疗机构应用的先进、成熟、安全、有效、经济的技术。护理适宜技术即指有需求又有条件开展的，能提高护理人员护理水平，保证临床护理质量，适宜于医疗机构应用的先进、成熟、安全、有效和经济的技术。

【护理适宜技术标准】

我国护理适宜技术操作标准主要是由护理技术操作常规发展而来。1963年出版的《医疗护理技术操作常规》是我国第一部使用较广、较权威的临床护理技术操作标准，确定了一般护理技术操作常规。借鉴这一常规，2005年6月卫生部编写了全国统一的技术操作规范——《临床技术操作规范：护理分册》，确定操作目的、用物准备、操作方法及程序、注意事项为护理技术操作考评标准的构成要素，但因其仍然按照病因、病理生理、护理措施这一功能形态进行编制，没有很好地体现现代护理理念，具有明显的局限性。2011年由中华人民共和国卫生部与中国人民解放军总后勤部卫生部共同组织编写了《临床护理实践指南（2011版）》，对医院临床护理工作中常用的近200项护理基础技术、专科护理技术逐一从评估与观察要点、操作要点、指导要点、注意事项四个方面进行了规范。为了保证护理技术操作安全，护理技术操作实施环节管理，将执行医嘱环节、评估、指导、操作前准备、实施过程、操作后的处理、评价七个环节确定为一级质量评价指标，在一级质量评价指标项下有30个二级质量评价指标，规定了各个环节质量要求。在量化评分上根据项目重要性确定各指标权重分值，按操作行为是否合法性、合理性、最优性三层确定评分系数，操作考核的量化成绩为“实际得分=权重分值×评分系数”，相对统一了操作质量评价标准。

护理技术操作考评标准是衡量实施护理技术操作质量的一种公正、公平的统一规定，作为共同遵守的准则和依据。护理技术操作考评标准应同时具备护理和标准概念的范畴，即必须具备以下特点：符合标准的特征，即统一和简化；应具备护理专业的特色；因护理服务的对象为人，决定了护理标准的特殊性，故应在护理标准的范围内灵活运用，而不是照搬。护理技术操作管理内容涉及自然科学、社会科学、人文科学方面的知识，受多方面的制约，所以规范护理技术操作考评标准必须符合国家法律、法规和职业道德、专业表现以及现代护理的要求。坚持法律优先原则、程序优先原则、护理的专业责任和专业自治相结合的原则，使我国的护理技术管理标准能够很好地指导和规范临床护理实践。

第二章

全科护理适宜技术的工作范畴

第一节　全科护理适宜技术的基本原则

【全科护理适宜技术的基本原则】

1. 实施护理操作前，应严格遵循查对制度，核对患者身份（如姓名、年龄、性别、住院号、床号等），评估患者病情、精神及心理状况。

2. 尊重患者的知情选择权，向患者/家属解释实施护理操作的目的、程序、并发症和风险，操作中可能出现的不适及合作的方法等。在可能的情况下，征得患者/家属的同意，向患者提供实施护理技术的多种方法、材料。必要时与患者/家属签订知情同意书。

3. 药物过敏实验或特殊护理技术操作前应备齐所需药品和必要的急救药品、器械。

4. 治疗环境应清洁、整齐。

5. 操作过程中注意保护患者隐私。

6. 严密观察患者的反应，发现异常应及时报告、处理和记录。

7. 操作完毕，向患者及家属交代必要的注意事项。

8. 医疗废物按要求分类处置。

9. 做好操作记录。

【护理操作中应遵循的一般原则】

1. 可衡量性原则

没有数据就没有质量的概念，因此在制定护理质量标准时，要尽量用数据来表达，对一些定性标准也尽量将其转化为可计量的指标。

2. 科学性原则

制定护理质量标准不仅要符合法律法规和规章制度要求，而且要能够满足患者的需要，有利于规范护士行为，有利于提高护理质量，提高医院管理水平，有利于护理人才培养，促进护理学科的发展。

3. 先进性原则

因为护理工作对象是患者，任何疏忽、失误或处理不当，都会给患者造成不良影响或严重后果。因此，要总结国内外护理工作正反两方面经验和教训，在充分循证的基础上，按照质量标准形成的规律制定标准。

4. 实用性原则

从客观实际出发，掌握医院目前护理质量水平与国内外护理质量水平的差距，根据现有人员、技术、设备、物资、时间、任务等条件，定出质量标准和具体指标，制定标准值时应基于事实或略高于事实，即标准应是经过努力才能达到的。

5. 严肃性和相对稳定性原则

在制定各项质量标准时要有科学的依据和群众基础，一经审定，必须严肃认真地执行，凡强制性、指令性标准应真正成为质量管理法规，其他规范性标准，也应发挥其规范指导作用。因此，需要保持各项标准的相对稳定性，不可朝令夕改。

6. 无菌技术原则

操作环境应清洁且宽敞。操作室应清洁、宽敞、定期消毒；无菌操作前半小时停止清扫、减少走动，避免尘埃飞扬；操作台清洁、干燥、平坦，物品布局合理；工作人员仪表符合要求。无菌操作前，工作人员应着装整洁、修剪指甲、洗手、戴口罩，必要时穿无菌衣、戴无菌手套；无菌物品管理有序、规范。无菌物品应存放于无菌包或无菌容器内，置于高于地面20 cm、距离天花板超过50 cm、离墙远于5 cm处的物品存放柜或架上，以减少来自地面、屋顶和墙壁的污染。标示清楚无菌物品名称、灭菌日期，无菌物品与非无菌物品分开放置，并且有明显标识。按失效期先后顺序摆放取用，必须在有效期内使用，可疑污染、已被污染或过期应重新灭菌。医用一次性纸袋包装的无菌物品，有效期宜为1个月。使用一次性医用皱纹纸、一次性纸塑袋、医用无纺布或硬质容器包装的无菌物品，有效期宜为6个月。由医疗器械生产厂家提供的一次性使用无菌物品，操作者应遵循包装上标识的有效期；操作过程中加强无菌观念。进行无菌操作时，应具有较强的无菌观念，明确无菌区、非无菌区、无菌物品、非无菌物品，非无菌物品应远离无菌区。操作者身体应与无菌区保持一定距离，应面向无菌区；使用无菌持物钳取、放无菌物品，无菌物品一经取出，即使未用，也不可放回无菌容器内。无菌操作时，手臂应保持在腰部或治疗台面以上，不可跨越无菌区；手不可接触无菌物品，避免面对无菌区谈笑、咳嗽、打喷嚏。如无菌物品疑有污染或已被污染，即不可使用。

第二节 全科护理适宜技术的管理理念

随着国外先进管理技术、方法的引入和我国社会和医学模式的转变，护理技术操作管理思路和方法也在发生变化，护理技术操作管理在原有功能状态的专业化管理基础上增加了现代元素，管理范围不断扩大。

【以“患者为中心” 的理念】

护理技术服务对象是人，因此在进行护理技术操作时，不但要关注操作流程和质量指标，更要关注接受操作的“人”的反应，把对患者的关怀贯穿于操作的始终，做到对患者操作前要告知和解释，操作中要询问和说明，操作后要交代和指导。在操作过程中询问患者的感受和需要，耐心解答患者的疑问，向患者解释操作的目的、过程、操作中可能出现的情况及如何应对，评估患者自愿接受及理解配合的程度，并随时调整下一步操作的力度和效率；操作后询问患者对操作的满意度或看法。让患者在接受护理操作中感受到护理人员的关怀和照顾，建立起良好的护患信任。

【依法管理理念】

遵守道德规范、法律规范和专业规范是操作者应尽的义务和责任，法律成为护理技术操作行为的底线，护理技术规范不能违背法律、法规、规章以及护理的基本原则。操作中患者的合法权利应得到保护，护士应尊重患者的知情同意权，严格履行护理技术操作告知程序，规范而有效地进行操作并履行告知义务。对于直接涉及患者安全的操作，如无菌、隔离、注射和输液等技术，操作的规范化、标准化则更为重要，在尊重患者知情同意权基础上要用专业理论知识和沟通技能说服患者配合护理技术操作。为了保护患者的生命健康权，护士操作时需执行操作前、操作中和操作后的查对，并让患者说出自己的名字和住院号，让患者参与对操作质量的评价，通过观察、询问患者的感受来评价是否达到预期目标。护理技术操作的效果不是来自护士长或考核者的评价，而应该是来自患者的舒适度、满意度和安全质量。

【信息化管理理念】

随着科学信息技术的迅猛发展和相关产品的研发利用，信息化建设和管理理念已日益盛行并融入各行各业的运营管理之中，医疗信息化建设和管理成为21 世纪医学发展的重要内容，作为医疗行业重要组成部分的护理，其信息化建设和管理也逐渐被认识并日益得到重视。信息技术在医疗领域的广泛应用带动了护理信息化建设的步伐，也改变了传统的护理工作模式和管理模式，对提高临床护理质量和科学化水平起到积极的推动作用，护理信息化管理理念和模式相关研究已成为目前重要的研究内容。发达的通信业和网络信息技术的相得益彰，使得医疗护理知识和技能的存储、传播和获取变得越来越方便快捷，护理信息化建设及信息化管理的规范性和安全性方面的问题已成为目前研究的重点和难点，信息化管理理念逐渐被深入认识和重视。

【保护医务人员理念】

对医务人员的保护成为评价操作质量的重要部分，操作中根据具体情况对医务人员进行保护并体现于操作的整个过程。用物准备环节中，要求实施先进、规范的用物准备，以先进的一次性物品代替传统的护理用具，选择安全的护理产品、个人防护设备，如手套、眼镜等，采用先进的预防针刺伤护理用具。操作前操作者必须戴一次性口罩和帽子，特殊情况戴双层手套，配备防护设施等，操作后废弃物的规范处理，为了避免刺伤操作者，制定明确的操作流程和规范，要求用过的针头等锐器及时丢弃在规定专用的容器中，并做好应急预案培训，使操作者掌握发生刺伤等意外暴露后的处理原则和方法。

第三节 全科护理适宜技术的人文关怀

【人文关怀的定义及内涵】

随着人类历史发展和社会文明的进程，人文关怀正在成为全人类的共识和价值取向，并渗透到社会生活中，诸如经济建设、文化教育、科学技术以及医疗卫生服务工作。所谓人文关怀就是在社会活动中始终体现和维护人的生存权利、价值观念、道德尊严、思维方式、行为方式和情感方式等。

在护理实践中，人文关怀集中体现在对患者的价值，即对患者的生命与健康、权利和需求、人格和尊严的关心和关注。人文关怀是护理内在发展的动力和灵魂，同时也是护理技术的正确应用、护理程序中各项工作的有效实施、患者身心需求的合理满足的保证。人文关怀包括理解患者的文化背景、尊重患者的生命价值、表达护士的关爱情感、协调患者的人际关系、满足患者的个性化需要等环节方面的内容。以人为本的人文关怀是近年来护理强化的新理念，卫生部在《中国护理事业发展规划纲要（2005—2010年）》以及全国护理工作会议上明确提出“加强护士队伍建设，将人文关怀融入护理工作中，服务于细微之处。营造关心患者，爱护患者，尊重患者，帮助患者的氛围”。在当下健全的护理操作规范前提下，融入人文关怀，注入浓厚情感，从患者的角度出发，让患者在受到尊重的前提下自觉自愿地接受和配合护士进行各项护理操作，是实施人性化护理的重要体现。

【人文关怀对护理适宜技术的意义】

1. 改善患者体验，提高患者满意度

在护理操作中实施人文关怀，让患者有一种亲切和被尊重的感觉，良好的开端会增加对护士的信任感，主动接受和配合护理操作，从而改变了传统护理操作的机械性和单调性，让患者得到了实惠，也拉近了护士与患者的距离，营造出和谐的工作环境，增加了患者的满意度。

2. 提高护理操作成功率

在护理操作中实施人文关怀，有利于良好护患关系的建立，让患者了解整个操作的目的、注意事项、程序和内容，预知操作中的感受，能配合得更好，增加护理操作的成功率。

3. 提高护理质量

在护理操作中实施人文关怀，在不违反操作规范和无菌原则的基础上，可尊重患者意愿，以患者舒适为准，适当调整操作步骤，操作前给予解释说明，操作中经常询问患者感受，观察患者反应，这样更符合整体护理的要求，提高了护理质量。

4. 提高护士的整体素质

护理人文关怀使护理操作不再是机械性操作，而是把规范的操作和对患者的关爱有机结合起来，护士用熟练的护理技术减轻患者的痛苦，同时安慰和鼓励患者，最后感谢患者的配合。通过操作中亲切的语言、轻柔的操作，表达护士对患者的关爱、同情与体贴，将以人为本的服务理念融入护理适宜技术之中，使护士成为不仅仅是具备扎实专业理论和技术的专业人员，而且是具有良好沟通交流技巧和人文关怀能力的专业人员，提高了护士的整体素质。

5. 增加护理操作的内涵

将人性化服务深化到护理操作的各个环节，使人文关怀贯穿于整个护理操作过程中，面对具有不同疾病、不同生理心理的患者，展示具有充满人情味的护理技术服务，既解除了患者的痛苦和健康问题，又使患者感受到愉悦和被尊重，充分体现了护理工作的科学性和艺术性，使护理技术操作得到进一步的改进，并在临床实践中得到升华和发展。

【提升全科护理中的人文关怀】

全科护理是护理服务中的重要组成部分，是服务于整个社会人群健康的卫生服务，在维护和促进社会人群健康的服务中具有不可忽视的作用，加强全科护理中的人文关怀直接影响到全科护理自身的发展，更影响到社会人群健康的维护和促进。提升全科护理中的人文关怀应立足于以下几点：

1. 转变护理教育模式，改革护理教育课程设置，增加人文素质教育比重。

2. 强化职业素养和自身修养。护士端庄温和的形象，面带微笑的问候，能增加患者的亲切感和安全感，建立同患者的融洽关系。

3. 丰富护理服务的内涵。在为患者实施基础护理和专科护理的同时，多关注患者的需求，尊重患者的意愿，提供个性化服务。

4. 注重服务细节，营造人文关怀氛围。每一个护理行为的细节都应融入“尊重患者，关爱生命”这一理念，在不经意间，在细微之处，使患者感受到关怀和照顾。

5. 尊重患者隐私，提高护患沟通技巧。沟通中营造轻松和谐的氛围，耐心倾听，把自己当作患者来揣摩和感受他们的心理，才能真正体谅他们的痛苦，理解他们的行为。

6. 集情感服务、文化服务、技术服务于一体。重视人的整体性和统一性，实施全人护理，将“人文关怀”渗透到各项护理适宜技术中。

【加强护士良好素质的培养】

1. 良好的思想道德是提高护士素质、护理质量的前提

实施以患者为中心的优质护理服务，要求护理人员具备高尚的心理品质和良好的行为规范，才能够增强护士的责任感和使命感，才能忠诚于护理事业，把毕生的精力奉献给每一位患者，使他们在痛苦中得到安慰，失望中增强信心。高尚的思想道德能使护理人员在实施医疗护理过程中发扬慎独精神，自觉遵守各项规章制度和护理操作规程，规范自己的行为，为各项护理工作的正确实施和护理质量的提高打下基础。指导护士正确认识护理工作，特别是我国现代的高级护理专业日益发展和创新的今天，通过认真学习南丁格尔事迹，领会其献身精神和护理发挥的重大作用，了解护理工作的内涵和发展，深刻认识护理的价值和意义，坚定全心全意为人民服务的思想，从思想上真正热爱护理工作，树立牢固的护理专业思想，提高护士的整体素质，改变社会对护理的传统认识和偏见思想。护理专业道德和语言修养的提升，是提高护士素质的内涵，护士专业道德和行为语言举止直接影响患者的体验和情绪变化，良好的行为和语言修养可直接显示出护士的综合素质和内涵，是护士应该具备的专业道德思想的体现。

2. 身心健康是保证护理质量的关键

护理工作是一个特殊的职业，是体力与脑力相结合的工作，服务的对象是人，关系到人的生命与健康，护理服务容不得一丝错误，工作中必须慎之又慎，这就要求护士需要有健康的身体、充沛的精力、高度的敬业精神、良好的心理素质、健全的人格和良好的适应能力。护士生理和心理健康可直接影响护理质量。临床护理工作繁忙而复杂，经常面对患者的生死场面，应付患者多变的情绪，还要维持与医生、患者和护士之间的人际关系，从而使护士的心理和情感受到严重

挑战，容易使精神和体能耗竭而出现失眠、焦虑、抑郁等心理情绪问题，如不能及时调节可能导致心理疾病。因此，护士应养成良好的生活方式，增强体魄的同时重视自我心理调节，掌握适合自己的心理放松技巧，提高自身的心理素质，不断学习和提升自我综合素质，增强自信心和自控能力。

3. 精湛的业务素质是提高护理质量的基石

护士只有具备丰富的护理知识和精湛的护理技能，高度的责任心和敏锐的洞察力，才能及时、准确地掌握病情的动态变化，做到防患于未然。现代医学的飞速发展和社会人群健康保健意识和需求的不断提高，促使护士特别是全科护士，必须全面地了解护理理论和技术发展的新动态，树立竞争意识，强化自身实力。当代护理服务的内涵和外延已得到极大的拓展，护理专业已从研究如何促进疾病的康复转变为如何促进人群的健康，护理模式从疾病功能制护理转变为以人为中心的“全”人健康护理，护士不仅仅是执行医嘱，更应用新知识、新技术为患者实施全方位多层次的护理。护士除在校努力学习专业理论知识和技能外，毕业后还应不断接受继续教育培训，巩固和提高自己的专业素质和综合素养，才能提高护理服务水平，使患者真正得到最优质的全方位的身心护理。

参考文献

1. 方荣华，邓学学 . 实用全科护理手册 [M]. 北京：科技出版社，2018.
2. 仲剑平 . 医疗护理技术操作常规 [M]. 北京：人民军医出版社，1998.
3. 中华人民共和国卫生部，中国人民解放军总后勤部卫生部 . 临床护理实践指南（2011 版）[M]. 北京：人民军医出版社，2011.
4. 向清平，李小峰，赵玉平，等 . 临床护理技术操作管理模式及实践指导 [M]. 武汉：华中科技大学出版社，2012.
5. 吴雅文，胡晓燕，李瑜 . 临床技能护理程序考核模式的研究与运用 [J]. 解放军护理杂志，2004，21（9）：76–77.

6. 史瑞芬，曾爱芳，闭晓君，等. 护理技术操作质量评价标准的问题浅析及对策 [J]. 中等医学教育，2001，19（2）：7–8.

7. 张友惠，施海红，尹金贵，等. 人文关怀服务模式在护理技术操作中的整体优化 [J]. 国际护理学杂志，2006，25（3）：190–191.

8. 田新，马兴乐，崔晋予. 护理技术操作告知程序的临床应用 [J]. 中国医药卫生，2005，6（17）：91.

9. 曹梅娟，姜安丽. 改革护理技术操作考评标准的探讨 [J]. 解放军护理杂志，2006，23（1）：89–90.

10. 任小英，邓敏. 护理人员工作中被针刺伤调查及对策 [J]. 中华医院感染杂志，2003，13（3）：260–261.

11. 沈丽萍，刘世芬，阎彩虹. 感染科医护人员感染经血液传播疾病的高危因素分析及防护措施 [J]. 齐鲁护理杂志，2008，14（4）：119.

12. 方菊花，李杨. 临床护理技术操作考核存在的问题及其对策 [J]. 中国卫生事业管理，2003，19（4）：214–215.

13. 方垄. 护理标准化与经济手段的监控 [J]. 中国实用护理杂志，2006，22（8）：76–77.

14. 刘腊梅，周兰姝. 护理标准概念的界定及其在临床中的作用 [J]. 护理研究，2007，21（6A）：142–144.

15. 高元鹏，郭小靖. 全科护理在社区护理中的应用与推广 [J]. 中外医学研究，2013，11（8）：98–99.

16. 李小寒，尚少梅. 基础护理学 [M]. 第 5 版. 北京：人民卫生出版社，2016，10.

17. 李包罗，马琏，许燕. 护理信息学及信息技术的应用 [J]. 中国护理管理，2009，9（3）：76–78.

18. 李智，王艳艳，胡秀英. 信息化管理在循证护理实践中应用的研究进展 [J]. 中国护理管理，2015，15（10）：1268–1270.

19. 何义芬，徐禹，杜爱平，等. 信息化管理在优质护理服务中的应用效果分析 [J]. 华西医学，2016，31（4）：762–764.

第二篇

社区护理
适宜技术及管理

第一章

居民健康档案的建立

健康档案是社区卫生服务机构用于记录社区居民健康信息的系统化文件，贯穿于整个生命过程，以居民个人健康为核心、家庭为单位、社区为范围，是记录每个人从出生到死亡所有生命体征的变化，以及自身所从事过的与健康相关的一切行为与事件，主要包括每个人的生活习惯、以往病史、诊治情况、现病史、手术史、家族史、接种史、最近一次体检结果等，是居民享有均等化公共卫生服务的重要体现，也为各级政府及卫生行政部门制定卫生服务政策提供重要的参考依据。基层医务人员以健康为目的，为城乡居民提供连续、综合、适宜、经济的公共卫生服务和基本医疗卫生服务。

【适宜对象】

以辖区内常住居民，包括居住半年以上的户籍及非户籍居民，以0~6岁儿童、孕产妇、老年人、慢性病患者、艾滋病患者、肺结核等传染病患者和重性精神障碍患者等人群为重点。

【目的】

1. 掌握居民一般状况，包括健康水平、危险因素、家庭问题以及可以利用的家庭和社区资源；为制定治疗方案、预防保健计划提供依据。

2. 及时汇总医疗卫生服务信息，更新健康档案，动态记录居民健康状况，评价居民、家庭健康状况。

3. 评价社区卫生服务质量和技术水平的工具之一。

4. 系统而规范的居民健康档案为医学教学、科研提供实践依据。

【操作步骤及要点】

1. 护士准备：着装整齐，仪态大方，做好建档解释工作。

2. 用物准备：个人基本信息表、健康体检表、服务记录表、身份证读卡器、健康档案信息卡、软尺、体重计、身高坐高计、健康教育宣传资料。

3. 居民健康档案的建立与管理操作步骤及要点见表2–1–1。

表 2–1–1 居民健康档案的建立与管理操作步骤及要点

操作步骤	要点
1. 备齐建档相关用物，确定建档对象	●确定是否为本辖区常住居民
2. 解释建档的目的及作用，询问是否建立过健康档案	●政策引导，居民自愿的原则，取得合作
3. 未建档且同意建档者： 填写个人基本信息表（电子档案建立时通过身份证识别器完成实名认证，保证档案的真实性）	●客观详细记录个人基本情况（包括人口学资料和健康行为资料）及既往史、家族史、药物过敏史、接种史等内容。

续表

操作步骤	要点
4. 填写健康体检表，完成各检查项目信息采集，包括症状、一般状况、生活方式、职业病危险因素接触史	●做好身高、体重、腰围等数据收集，对血压、体重异常者及时提出干预措施，完成老年人自理能力、认知功能、情感状态评估。做好运动指导，吸烟饮酒者做好戒烟、限酒指导
（1）身高测量方法 测量工具：身高坐高计 测量方法：被测量者脱鞋、免冠，“立正”姿势站在身高坐高计底板上（上肢自然下垂，足跟并拢，足尖分开成60°角），脚跟、骶骨部及两肩胛间与立柱相接触，头部正直，耳屏上缘与眼眶下缘呈水平位，测量者确认姿势正确后读数，以厘米（cm）为单位，精确到小数点后一位	●严格掌握“三点靠立柱”“两点呈水平”的身高测量姿势要求
（2）体重测量方法 测量工具：电子体重计 测量方法：被测量者脱去鞋、帽子及外套，仅穿单层衣服，并确保无随身物品携带，轻触电子体重计开关，待电子体重计显示出“0.0 kg”后，10秒内站上体重计，站立时两脚位置左右对称，身体直立，双臂自然下垂，头部直立，双眼平视，待读数稳定后记录	●测量体重时嘱被测量者“轻上轻下” ●电子秤应放于平坦干燥处，注意避免浸水
（3）腰围测量方法 测量工具：腰围尺 测量方法：受检者直立，双臂适当张开下垂，双脚自然并拢，体重均匀分担在双脚，露出腹部皮肤，测量员立于被测者正前方，皮尺下缘位于脐上1 cm的水平位置测量，测量者目光与皮尺下缘刻度在同一水平上，皮尺与地面保持水平，读数精确至0.1 cm，重复测量两次，取平均值	●拉出及收回皮尺时，均需固定住腰围尺按钮，收回时需手持皮尺末端，以免受伤或腰围尺损坏 ●注意腰围尺为两面读数，测量单位：厘米 ●测量过程中确保腰围尺没有扭曲折叠 ●测量时被测量者平缓呼吸，不收腹屏气，身体应尽量保持静止状态 ●读数以皮尺下缘为准

续表

操作步骤	要点
5.在了解到家庭情况后建立家庭健康档案，完善家庭其他成员信息，包括居住环境，各家庭成员主要健康问题及发生日期、建档情况	●对未建档家庭成员可做好建档好处宣传，以便后期完成建档
6. 建档完成后发放居民健康卡，接诊护士持新建健康档案及健康体检表将建档居民带入全科医生诊室，完成进一步诊治，并及时记录于健康档案中	●建档完成，表示感谢 ●全科医生完成体格检查及其他个性化诊治，病情记录于"全科诊疗"一栏中，交代下次复诊事宜
健康档案的管理： 7. 纸质档案可按管理医生、居住居委会、建档时间等为检索条件存档，做到查找方便，使用便捷，复诊时出示居民健康卡，责任医护及时核查更新信息及记录此次健康问题 8. 电子健康档案数据库在系统开发、信息传输全过程中应遵循国家统一的相关数据标准与规范，逐步实现居民跨机构、跨地域就医行为的信息共享	●档案管理应建立调取、查阅、记录、存放制度，保证档案的使用和保管，不得损坏、丢失、转让及出卖给其他机构用于商业目的
社区护士对健康档案的利用： 9. 做好追踪、随访记录 10. 寻找家庭成员支持，对特殊人群进行干预管理；为健康教育提供参考 11. 开展流行病学调查	●档案填写应完整、真实准确，书写规范，内容无缺失 ●各类检查报告单及转诊单应一并留档，将档案扫描成电子版存档

【注意事项】

1. 档案使用中应逐步完善，保留使用管理痕迹。

2. 资料收集要有前瞻性。

3. 收集资料要客观准确，并注意基础项目的动态变化。

4. 档案管理使用中注意信息安全，电子档案应设置阅览权限。

5. 建档过程中及时发现居民不良行为方式并给予适当的健康教育指导。

【知识拓展】

社区居民自我健康档案的管理与利用

为提高建档率，克服基层卫生服务人员入户难、建档难、健康档案利用率低、管理和服务相脱节、居民对健康档案的认同度低等问题，《卫生事业发展“十二五”规划》要求，加强区域信息平台建设，推动医疗卫生信息资源共享，逐步实现医疗服务、公共卫生、医疗保障、药品供应保障和综合管理等应用系统信息互联互通。为进一步提高居民健康档案管理的专业化、规范化和信息化水平，提高社区居民对自己及家庭健康档案的阅读、利用，全国很多社区卫生服务中心逐步开展了手机应用程序（APP）应用，尽快实现基本公共卫生、基本医疗、家庭医生签约服务三方面工作之间的信息双向互联互通，方便居民参与个人健康管理。

参考文献

杜雪平，王永利．实用社区护理[M]．北京：人民卫生出版社，2018.

第二章

母婴护理适宜技术

第一节　孕前健康宣教及指导技术

孕前保健是为准备怀孕的夫妇在怀孕前至少6个月提供教育、咨询、信息和技术服务，进行必要的检查、治疗和干预，使妇女在最佳的身体、心理和环境状态下有计划、有准备地怀孕。

【适宜对象】

准备怀孕的夫妇。

【目的】

1. 能做到有计划、有准备地怀孕。
2. 预防和减少影响妇女健康和妊娠的不利因素。
3. 减少出生缺陷和先天残疾的发生。

【操作步骤及要点】

1. 健康状况评估。

2. 一般体检和实验室检查。

3. 孕前心理和生理保健指导。

4. 对于重点问题人群需转上级医院做孕前保健。

5. 孕前健康宣教内容及要点见表2-2-1。

表 2-2-1　孕前健康宣教内容及要点

内容	要点
1. 健康状况评估	●通过询问、观察、体格检查和实验室检查可了解双方是否患有影响生育和后代健康的主要问题（年龄是否≥35岁、有无有毒有害物质接触史、有无不良生育史、有无遗传病或家族史及传染病史、性病史、免疫系统疾病史、精神病史等）
2. 一般检查和实验室检查	●身高、体重、血压、心肺听诊及妇科/男科检查 ●白带/精液、血、尿常规，肝、肾功能，乙肝表面抗原、宫颈细胞检查、衣原体检查、人类免疫缺陷病毒（HIV）抗体初筛、梅毒筛查及HIV检查等
3. 一般生理保健指导	●建立健康的生活方式，保持心情愉悦，饮食营养丰富，生活有规律，工作安排适度，保证睡眠充足，避免紧张，孕前3个月起至孕后3个月口服叶酸片0.4 mg/次，每日1次，同时多食富含叶酸的食物如鸡蛋、肝、肾等动物性食物及菠菜、芹菜、橘子等蔬菜水果 ●戒烟酒，避免接触不安全因素和有毒有害物质，如高温、农药、放射线等，同时远离宠物，避免弓形虫感染引起流产和胎儿宫内发育不良等 ●需做孕前避孕方式的调整，口服避孕药和放置宫内节育器者，应在停药和取出节育器半年后再受孕，主要是消除药物对子宫内环境的影响 ●怀孕前3个月避免性生活，有心、肝、肾等主要脏器疾病或病史者，应及时告知医生尽早检查，以确定是否继续妊娠 ●疫苗的接种，主要是风疹、流感及乙肝疫苗的接种 ●指导推算预产期 预产期推算方法：末次月经日期，月份数减3或加9，日期数加7
4. 孕前营养指导	●营养评估：有无肥胖、超重或消瘦的问题，饮食习惯是否科学合理 ●饮食要平衡膳食，粗细荤素搭配（谷类、蔬菜、水果、肉类、蛋类、奶制品及豆制品） ●改变不良的饮食习惯（偏食、不吃早餐及盲目节食等） ●对于有肥胖、高血脂、高胆固醇、高血糖者建议转上级营养门诊接受营养指导

续表

内容	要点
5. 孕前心理保健	●正确认识怀孕是一件愉悦的事情，也意味着责任的重大，从怀孕期即肩负着孩子未来健康成长的重任，身体将发生很大的变化，精神和体力上也会有很大的消耗，但自己要充满信心和自豪，就会有积极的态度去战胜困难，有了这样的精神状态，就会很快适应身体的变化，创造力和责任感也会倍增，为孕育胎儿准备优裕的物质基础和完美的生理、心理环境，让幼小新生命在身体里健康成长
6. 家人的参与	●丈夫要有责任感，首先做健康体检，生活中要戒烟戒酒，远离有害物质，饮食上也要做到平衡膳食，要督促妻子补充叶酸，参加适度的运动，保证充足的睡眠，要关心体贴妻子 ●家庭成员共同做好孕育新生命的精神准备、物质准备和知识准备，营造温馨和谐的家庭氛围，没有性别偏见

【注意事项】

1. 有有毒有害物质接触史者应暂缓生育，调整环境后再做计划。

2. 年龄 ≥35岁，本人有不孕史及不良生育史以及双方有遗传病或家族史者，转上级医疗机构进行咨询和检查。

3. 有重要脏器（心、肝、肺、肾等）内科疾病以及重型精神障碍等疾病者，转上级医疗机构明确诊断、治疗和指导，再决定是否妊娠。

4. 患有急慢性传染病、生殖系统感染性疾病等的备孕者，也需转上级医疗机构专科门诊确诊、治疗和指导，并告知在控制或治疗疾病后再生育。

5. 孕前检查前不做阴道灌洗或局部用药，48小时内避免性生活。

【知识拓展】

妊娠期从末次月经的第一日开始计算，约为40周（280天），分为3个时期：妊娠未达第14周称为早期妊娠，第14～27周称为中期妊娠，第28周及其后称为晚期妊娠。孕周期推算方法详见表2-2-2。

表 2-2-2 孕周期推算

月龄	孕周	月龄	孕周	月龄	孕周	月龄	孕周
2^{+3}	9	3^{+29}	17	5^{+24}	25	7^{+19}	33
2^{+10}	10	4^{+6}	18	6^{+1}	26	7^{+26}	34
2^{+17}	11	4^{+13}	19	6^{+8}	27	8^{+2}	35
2^{+24}	12	4^{+20}	20	6^{+15}	28	8^{+9}	36
3^{+1}	13	4^{+27}	21	6^{+22}	29	8^{+16}	37
3^{+8}	14	5^{+3}	22	6^{+29}	30	8^{+23}	38
3^{+15}	15	5^{+10}	23	7^{+5}	31	8^{+30}	39
3^{+22}	16	5^{+17}	24	7^{+12}	32	9^{+7}	40

注：2^{+3} 表示 2 个月零 3 天，相当于 9 周；2^{+10} 表示 2 个月零 10 天，相当于 10 周，以此类推。

第二节 孕早期健康宣教及指导

近几年，我国高危妊娠产妇比重大幅上升，孕产妇（先兆性、复发性）流产、早产、宫外孕等危险比重升高。加强孕早期健康教育，及时解答孕妈妈日常生活的困惑，让孕妈妈安心度过孕早期，才能更好地保障母婴健康。

【适宜对象】

从妊娠开始到13周末的妇女，即孕早期妇女。

【目的】

1. 了解新生命从单细胞的受精卵发育成具有人形胚胎的过程。
2. 保证孕早期受精卵正常发育。
3. 保证孕早期母婴安全。

【操作步骤及要点】

1. 及时建立早孕登记卡。

2. 了解环境中不良因素对胚胎的影响。

3. 卫生保健的内容。

4. 做好孕早期的营养指导。

5. 做好孕早期的心理保健指导。

6. 倡导家人和社会的支持。

7. 孕早期健康宣教及指导内容及要点见表2-2-3。

表 2-2-3 孕早期健康宣教及指导内容及要点

内容	要点
1. 及时建立早孕登记卡及产前筛查	●在怀孕12^{+6}周前到所在社区卫生服务中心或乡镇卫生院建立早孕登记卡 ●告知16~20周唐氏综合征筛查及≥35岁者羊水染色体检查的意义 ●建立健康档案
2. 避免环境因素对胎儿的影响	●环境因素：如引起感染的各种病原体、药物、铅、苯、汞以及各种放射线、振动、高温等 ●注意点：不到拥挤的公共场所，不接触宠物，不吃未煮熟的鱼、虾、蟹等，尽量少服药或不服药，不吸烟，不喝酒，更不能洗桑拿或长时间泡热水澡
3. 个人注意方面	●个人卫生应做到勤洗澡、勤换衣，做到早晚刷牙，避免重体力劳动及剧烈运动
4. 营养指导：选择优质蛋白质及富含矿物质、维生素以及容易消化的粮谷类食物	●不喝饮料及酒 ●口味宜清淡，烹饪多样化：对于呕吐严重，有脱水的孕妇要选择水分多的食品，如西瓜、新鲜蔬菜，对有酸味、辣味及其他味道嗜好的孕妇，在烹饪时可选用少许香辛料如辣椒等 ●摄入易消化的食物：馒头、面包、蛋糕、大米及小米饭等 ●少量多餐：吃饭时要细嚼慢咽，进餐时少喝汤类，在两餐之间喝水或汤都行，餐后可以躺下休息

续表

内容	要点
5. 孕早期心理指导：通过神情观察和交谈了解孕妇心理状态，必要时做相应的测试，鼓励孕妇加强自身修养和心理调节，保持稳定、乐观、愉快的心境	●自我鼓励：用名言鼓励自己，保持好心情 ●释放烦恼：向好朋友倾诉烦恼或通过文字的方式表达 ●转移情绪：情绪紧张时去做自己喜欢的事，如听音乐、看书、浇花、散步等 ●改变形象：买衣服、换发型等 ●结交好友：结交积极乐观的朋友，和朋友一起分享生活中的快乐
6. 家人和社会的支持	●丈夫要胸怀宽广，要耐心体贴妻子，尤其是心理上的安慰，要了解准妈妈的需求，尽量满足她，当个好后勤 ●家人要营造良好的家庭氛围，多体谅孕妇的心理变化，多做思想交流，要减轻孕妇的家务劳动，注意孕妇的营养安排，可以做适当的运动，一起散步等。社区医护人员在服务过程中要给予关心和支持，特别是孕妇第一次建卡接受服务时要做充分的沟通，指导孕妇及家人如何应对和迎接新生命的到来

【注意事项】

1. 对于频繁恶心、呕吐发生体液失衡、代谢障碍、酸中毒及电解质紊乱、肝肾功能衰竭者需及时处理。

2. 注意宫外孕及早期流产的可能性。

3. 及时建卡，在要求时间内做第一次产前保健服务。

【知识拓展】

早期妊娠也称为早孕（妊娠未达第14周），是胚胎形成、胎儿器官分化的重要时期，因此，早期妊娠的诊断可确定妊娠、胎数、孕龄，排除异位妊娠等病理情况。孕早期检查项目及时间详见表2-2-4。

表 2-2-4 孕早期检查项目及时间

孕周	检查次数	基本检查及咨询	化验检查及辅助检查
1～5周		血压、早孕、体重优生咨询、营养指导	人绒毛膜促性腺激素（hCG）+孕酮+雌二醇（E_2）、血常规、尿常规、B超
6～11周		建立孕期保健手册，推算预产期，评估高危因素，监测血压、体重、体质指数，提供优生咨询和营养指导	
12～14周	第1次孕检	血压、身高、体重、妇科检查（外阴、阴道、子宫及附件）、全身体格检查、产科专家问诊、孕期保健知识、孕期咨询、优生营养指导	产科超声检查（Ⅰ）、心电图、多普勒听胎心、血常规、尿常规、ABO/Rh血型、血糖、血脂、凝血功能、肝功能、肾功能，乙肝、丙肝抗体测定，HIV初筛、梅毒特异性检查、梅毒非特异性检查、TORCH-（IgG，IgM）、TCT、甲状腺功能检测、阴道分泌物常规检查、G^-双球菌涂片检查

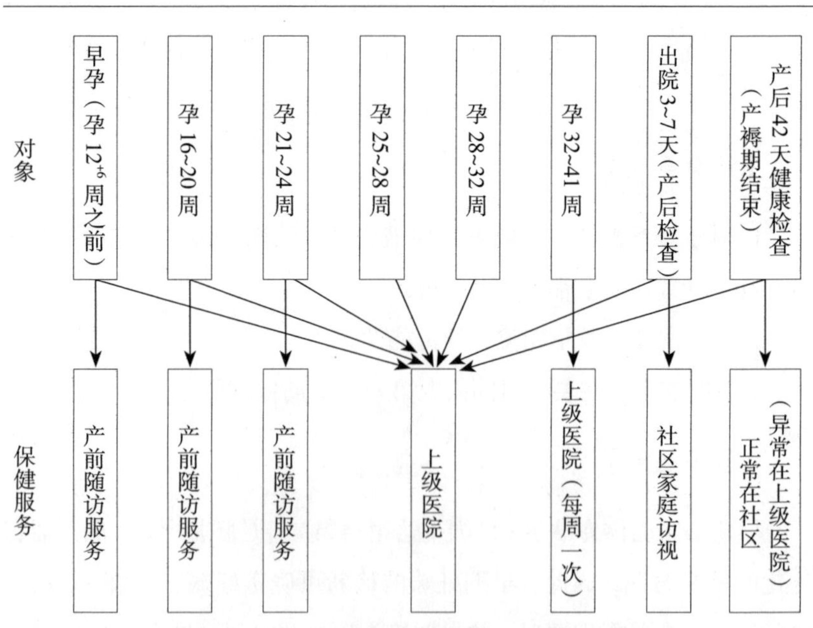

图 2-2-1 孕产妇健康管理服务流程图

第三节　孕中期及孕晚期健康宣教及指导

孕12周以后，胎儿逐渐长大，母体为适应胎儿的生长发育需要，各个系统和器官都会发生一定的改变，开展定期的、有连续性的孕期保健服务，对孕妇及胎儿的生长发育都有重要意义。

【适宜对象】

孕13周至分娩前的孕妇。

【目的】

1. 开展定期的、有连续性的孕期保健服务。
2. 确保胎儿健康发育、孕妇顺利分娩。

【操作步骤及要点】

1. 孕期保健指导（运动、胎教、自我监护、母乳喂养）。
2. 预约转诊。
3. 营养指导。
4. 心理指导。
5. 家人的支持。
6. 健康教育内容及要点详见表2–2–5。

表 2–2–5　健康教育内容及要点

内容	要点
1. 生活中注意的问题	●衣服简单宽松，不束腰，戴宽松的胸罩，穿坡跟鞋或2~3 cm高的低跟鞋 ●每天保持8～9小时的睡眠时间，尽量采用左侧卧位，少仰卧 ●不喝浓茶、可乐和咖啡，尽量少化妆，染发或烫发等 ●经常洗头洗澡、勤换衣服、保持皮肤清洁，每天清洗外阴 ●早晚刷牙，一旦出现口腔疾病立即就诊 ●孕期后3个月减少或避免性生活，以免引起宫缩发生早产

续表

内容	要点
2.适宜的运动：运动前5分钟做热身的准备运动，运动前后40分钟各饮一杯水，运动不宜过猛，以免拉伤韧带 做操前不宜吃东西，先排空大小便，在空气流通的房间做操，可以放轻松愉快的音乐，衣服宽松舒适，地下摆放垫子	●散步：控制在60 m/min，每天1次，每次30～40分钟 ●游泳：能增强心肺功能，而且水的浮力可以减轻关节负荷，减轻或消除水肿、缓解静脉曲张 ●孕妇体操（怀孕3月左右开始，运动量以不感到疲劳为宜） （1）提肛运动：保持均匀呼吸，收缩会阴、肛门肌肉，每次持续5～10秒钟再放松，早中晚各做15～20次 （2）脚部运动：坐于椅上，脚掌着地，脚趾上翘，脚尖抵地，脚面绷直，脚跟抬起，早中晚各做15～20次 （3）盘腿坐运动：盘腿两手下按膝部。早中晚各做3分钟 （4）扭动骨盆：平躺，腿向外翻倒，两腿轮换，膝盖并拢，左右翻倒，早晚各做5~10次 （5）猫背运动：站立，低头，眼睛看腹部，腰背向上拱起；抬头，腰背伸直，放平，早晚各做5～10次
3. 胎教：根据胎儿各时期发育特点，有针对性、积极主动的给予胎儿各种信息刺激，以促进胎儿身心健康发育	●音乐胎教：播放轻柔、舒适的音乐，使整个环境充满温馨、悦耳的旋律，2次/天，每次15~30分钟 ●语言和抚摸胎教：用手抚摸腹部，语言轻柔和宝宝说话、讲故事、朗诵诗歌等，反复训练。6个半月开始，2次/天 ，每次5~10分钟 ●记胎儿日记，每天将孕妇的身体情况、心理状态、饮食起居、休息娱乐都记下来，也可记录检查结果，如用药、胎动开始时间等
4. 自我监护指导：数胎动则是较常见的方法，从孕30周起进行，每天早中晚固定时间测3次，每次数1小时	●孕妇在安静的状态下，取卧位或坐位，注意力集中，双手置于腹部，以纽扣为标记，胎动1次放1粒纽扣在盒子中，连续动几下也是算1次，1小时后数纽扣即为胎动数，早中晚3次胎动数相加再乘以4，即为12小时胎动数，正常30次或30次以上，少于20次，说明胎儿有异常，少于10次说明胎儿缺氧，需到医院就诊

续表

内容	要点
5. 母乳喂养的指导	●介绍母乳喂养的好处（营养丰富、容易消化、有利于婴儿生长发育） ●树立母乳喂养的信心，坚持做到纯母乳喂养至半岁 ●掌握母乳喂养的技能
6. 预约转诊	●督促孕妇16~24周去上级医疗机构做B超畸形筛查，24~28周做糖尿病筛查
7. 营养指导	●孕中期需增加热能，摄入足量的蛋白质、脂肪和维生素，多吃矿物质和微量元素丰富的食物 ●安排原则 （1）增加主食摄入，如米、面等 （2）增加动物性食物，它能提供优质的蛋白质，也可食豆类以及豆制品，动物性食品提供的蛋白质应占总蛋白质的1/3～1/2 （3）多食富含维生素和矿物质的食品，孕妇在孕中期对维生素B_{12}、维生素B_2、叶酸、维生素A等摄入不足，建议每周选食一定量的动物内脏1～2次 （4）增加植物油的摄入，孕中期胎儿机体和大脑发育速度快速，对脂类及必需脂肪酸需要量增加，必须及时补充，也可选择花生仁、核桃仁及芝麻等油脂含量较高的食物 （5）预防贫血，多吃含铁食物，如木耳、动物血及肝脏，同时补充维生素C有利于铁的吸收 ●孕晚期营养需求：增加蛋白质的摄入，保证热能的供应，摄入必需脂肪酸，充足的水溶性维生素以及足够的钙、铁等 ●安排原则 （1）增加豆类蛋白质的摄入，保证禽肉、鱼肉、蛋、奶类等动物性食品摄入 （2）多摄入富含钙的食品，如海带、紫菜、虾米等 （3）注意植物油的摄入，可以吃花生、芝麻、核桃以及麻油、豆油等 （4）注意动物肝脏的摄入，其中含有铁血红素、维生素B_{12}、维生素B_2、叶酸、维生素A等，是孕晚期铁质补充的理想食品

续表

内容	要点
8. 心理指导	●孕中期的心理特点：进入孕中期，早孕反应消失，食欲增加，睡眠好，腹部明显增大，但孕妇自我感觉较为舒适，情绪较为稳定。指导孕妇适当调整工作和休息，保持良好的心理状态，可以上班或做一般的家务劳动，同时督促孕妇按时到医院接受产前检查，了解自身和胎儿的情况，通过胎教方式与胎儿建立亲密关系，自己也可做自己感兴趣的事情来让身心愉悦 ●孕晚期的心理特点：进入孕晚期，子宫极度胀大，由于体型变化和运动不便，心理依赖性增强，同时出于对本人及胎儿安全的担心，所以更需要家人的关心和保护。鼓励孕妇增强信心，了解分娩过程及原理，从而减轻和避免孕妇对分娩常有的恐惧和精神负担，减轻心理压力，使孕妇以轻松、愉快的精神状态迎接小宝宝的到来
9. 家人的支持	●家人应该多理解孕妇的心理变化特点，多给予关心和体贴，减少家务劳动，合理安排饮食，陪同孕妇到医院接受产前检查，关注临近分娩时的思想情绪，多和孕妇谈心，鼓励孕妇树立自然分娩的信心并做好临产前的各种准备等

【注意事项】

如发生以下情况需重视或及时就诊：

1.妊娠期合并高血压病是孕期常见的并发症，多发生在20周后，主要表现为高血压、水肿和蛋白尿，如果发展到严重阶段，可出现头疼、眼花、视物模糊、上腹部疼痛甚至抽搐和昏迷，是孕产妇死亡的四大原因之一。

2.早产：妊娠28～37周发生分娩。

3.妊娠晚期出血：妊娠28周后的阴道流血。

4.贫血：妊娠期孕妇血红蛋白（Hb）<100 g/L（轻度贫血），Hb<80 g/L（中度贫血），Hb<60 g/L（重度贫血）。

5.妊娠合并心脏病、慢性肾炎、慢性肝炎、妊娠期肝内胆汁淤积症、妊娠糖尿病、妊娠合并甲状腺功能亢进症等。

【知识拓展】

孕中晚期营养指导直接影响胎儿的生长发育和孕妇的健康及分娩，对胎儿和孕妇的健康都起着重要的作用。孕中期营养素供给量见表2–2–6，孕中期一日膳食构成及摄入量见表2–2–7，孕中期一日膳食安排及摄入量见表2–2–8；孕晚期营养素供给量见表2–2–9，孕晚期一日膳食构成及摄入量见表2–2–10，孕晚期一日膳食安排及摄入量见表2–2–11。

表 2–2–6 孕中期营养素供给量

营养素	供给量
热能	10.4 MJ（2 486 kcal）
钙	1 200 mg
铁	25 mg
锌	16.5 mg
蛋白质	85 g
维生素E	14 mg
维生素B_1	1.5 mg
维生素B_2	1.7 mg
叶酸	600 μg
维生素B_6	1.9 mg
尼克酸	15 mg
维生素C	130 mg
视黄醇	900 μgRE
维生素D	10 μg

表 2–2–7 孕中期一日膳食构成及摄入量

膳食类别	摄入量
主粮（米、面）	300～400 g

续表

膳食类别	摄入量
蛋类（鸡蛋、鸭蛋等）	50 ~ 100 g（1~2个）
牛奶	250 ml
畜禽鱼肉	100~150 g
动物内脏	50 g（至少每周1次）
豆类及豆制品	50~100 g
新鲜蔬菜（绿叶蔬菜为主）	300~400 g
时令水果	100~200 g
植物油	25 g

表 2–2–8　孕中期一日膳食安排及摄入量

时段	食物及量
早餐	牛奶220 ml（1杯），鸡蛋50 g（1个），白糖5 g（少许）
早点	红枣莲子花生汤：红枣20 g，莲子10 g，花生10 g
中餐	米饭：大米150 g；红烧素鸡：素鸡100 g；青菜猪血蘑菇汤：青菜100 g，猪血50 g，蘑菇25 g
午点	梨100 g，葵花子20 g
晚餐	米饭：大米150 g；清蒸鸡腿：鸡腿100 g；豆干虾皮韭菜：豆干50 g，虾皮10 g，韭菜150 g；炒莴苣叶：莴苣叶150 g
全天	烹调油20 g，食盐5 g及调味品适量

表 2–2–9　孕晚期营养素供给量

营养素	供给量
热能	9.6 MJ（2 300 kcal）
钙	1 200 mg
铁	35 mg
锌	16.5 mg
蛋白质	85 g
维生素E	14 mg

续表

营养素	供给量
维生素B_1	1.5 mg
维生素B_2	1.7 mg
叶酸	600 μg
维生素B_6	1.9 mg
维生素B_{12}	2.6 μg
尼克酸	15 mg
视黄醇	900 μgRE
维生素D	10 μg

表 2-2-10　孕晚期一日膳食构成及摄入量

膳食种类	摄入量
主粮（米、面）	300~450 g
蛋类（鸡蛋、鸭蛋等）	50~100 g（1~2个）
牛奶	250~500 ml
畜禽鱼肉	200 g
动物内脏	50g（至少每周1次）
豆类及豆制品	50~100 g
新鲜蔬菜（绿叶蔬菜为主）	500~750 g
时令水果	100 g
植物油	25 g

表 2-2-11　孕晚期一日膳食安排及摄入量

时段	食物及量
早餐	牛奶220 ml（1杯），鸡蛋50 g（1个），白糖5 g（少许），肉包：面粉150 g，瘦猪肉25 g
早点	面包50 g
中餐	米饭：大米200 g；红烧鲫鱼：鲫鱼100 g，生姜、小葱少许；白菜豆腐汤：小白菜200 g，豆腐100 g

续表

时段	食物及量
午点	苹果100 g，饼干25 g
晚餐	米饭：大米150 g；番茄烧鸡蛋：番茄150 g，鸡蛋50 g；芹菜胡萝卜炒肉：芹菜100 g，胡萝卜150 g，瘦猪肉25 g
全日	烹调油20 g，食盐5 g及调味品适量

第四节　产褥期及产后访视护理技术

产褥期是指产妇分娩结束到全身各系统(乳房除外)恢复到非妊娠状态，时间一般为6～8周，在这个期间产妇要适应各个系统所发生的明显变化如子宫的复原、乳汁分泌等，还要承担给新生儿哺乳的责任。为了产妇的顺利康复、新生儿的健康成长以及母乳喂养的成功，产褥期的保健指导及产后访视是非常重要的环节。

一、产后访视技术

【适宜对象】

分娩结束至全身各系统（乳房除外）恢复到非妊娠状态的产妇（产后6~8周的产妇）。

【目的】

1. 产妇顺利康复。
2. 新生儿健康成长。
3. 母乳喂养成功。

【操作步骤及要点】

1. 护士准备：统一着装，穿戴整齐，修剪指甲，戴口罩，佩戴工作牌。

2. 用物准备：血压计、听诊器、体温计、75%酒精、消毒棉签、婴儿秤、布兜、电筒、一次性鞋套、一次性垫臀纸。

3. 时间：一般安排在产妇出院后3天内、产后28天各一次。

4. 将访视过程中观察到的情况及检查结果记录在“产后访视记录表”上。

5. 产后访视技术操作步骤及要点见表2-2-12。

表 2-2-12　产后访视技术操作步骤及要点

操作步骤	要点
1. 到达产妇住所	●敲门，征得产妇和其家人同意后进入，做自我介绍（来自于哪个单位，上门来访目的），取得家属及产妇信任 ●在接触产妇及母婴前清洁双手
2. 环境评估	●休养环境是否安静、舒适、清洁，保持空气流通、适宜的温湿度，避免对流风
3. 一般情况评估	● 主要是精神状态和心理是否有抑郁症状 ●了解本次分娩方式、胎次、伤口(会阴及腹部)恢复情况、有无产后出血、恶露情况等 ●休息与运动：保持充足的睡眠时间，经常变换睡姿，阴道分娩的产妇建议产后第二天下床活动，慢慢增加活动范围及时间，开始做产后操 ●卫生方面：产妇出汗较多，勤擦洗身体和换衣服及被褥，清洁会阴2次/天，常换卫生巾，每天早晚刷牙，进食后漱口，洗澡勿用盆浴
4. 生命体征监测	●监测体温、脉搏、呼吸、血压、疼痛五大生命体征
5. 物理检查	●检查乳头有无皲裂、乳房有无结节，了解乳量是否能满足宝宝的需求 ●检查宫底的高度以及有无压痛，询问恶露的量，观察恶露的颜色及性状 ●观察产妇整个喂奶过程，喂奶姿势是否正确，宝宝是否吃饱奶等

续表

操作步骤	要点
6. 判断有无产褥感染	●全身症状：分娩24小时后至产后10天内，体温有2次达到或超过38℃，有发热、畏寒、食欲下降、乏力、全身不适等症状 ●局部症状：因感染的部位及范围不同而不同 （1）外阴、阴道出现疼痛，伤口红、肿、发硬、压痛明显或有脓性分泌物 （2）宫颈裂伤感染向深部蔓延，引起下腹部疼痛 （3）急性盆腔结缔组织炎，下腹部压痛明显，白细胞持续升高 （4）急性子宫内膜炎、子宫肌炎，子宫复旧不良，宫底有压痛，恶露有臭味，白细胞增高 （5）血栓性静脉炎，下肢疼痛，局部静脉压痛或触及硬索状物，下肢水肿等
7. 预防产后抑郁	●由于产妇妊娠及分娩会引起生理、心理以及社会角色的改变，家人未给予关心和帮助，加之产妇不能调整适应，有可能出现悲伤、哭泣、焦虑、恐惧，还有可能出现白天情绪低落，夜间情绪高涨，对很多事物失去兴趣，食欲、睡眠、精神状况都有很大的改变，言语减少甚至几天不说话，身体处于疲劳或虚弱的状态，缺乏逻辑思维和综合判断能力等
8. 预防产后出血	●告知产妇及家属产后1~2周要观察阴道出血情况，有大量流血伴血凝块排出，或伴低热、寒战等要及时就医
9. 营养指导	●增加热能、蛋白质、脂肪及矿物质的摄入量，做到合理搭配，摄入量充足，以满足产妇自身的需求及哺乳期对营养的需求 ●为产妇准备清淡而营养丰富的食物，满足产妇的需要
10. 心理指导	●告知家人要多给予产妇心理关爱，创造好的休养环境，及时了解和帮助产妇解决遇到的问题及困难 ●自我心理调适，因为增加了宝贝，对家人的期望值也会更接近实际，坦然接受生活中的一切有利于帮助产妇摆脱消极情绪。培养兴趣爱好如看书、听歌等可促进心情愉悦 ●适度的运动可以使身体早日康复，同时还能转移注意力，使产妇的心情从内而外的快乐起来 ●保持充足的睡眠时间，也可促进情绪稳定

续表

操作步骤	要点
11.产后42天访视	●询问和观察产妇的健康状况和心理状态，观察有无心理焦虑和抑郁 ●检查乳房、血压、血常规、尿常规，判断有无贫血并指导就医 ●观察会阴及产道的裂伤愈合情况、盆底肌肉组织张力恢复情况、阴道分泌物的量和色、子宫颈有无糜烂、子宫有无脱垂，如剖宫产者需注意检查伤口情况

【注意事项】

如果产妇出现以下情况应及时到医院进行检查并处置：

1. 子宫复旧不全：正常情况5～6周恢复到正常大小。

2. 会阴伤口愈合不良或硬结：伤口处疼痛，不能取坐位，局部发硬，压痛明显，或伤口愈合不良。

3. 产后便秘。

4. 痔疮。

5. 产后尿潴留。

6. 产褥感染。

二、挤奶技术

正确的挤奶技术可以帮助母亲建立射乳反射，帮助母亲成功进行母乳喂养。

【适宜对象】

哺乳期妇女。

【目的】

1. 促进泌乳。

2. 减轻乳腺管堵塞或乳汁淤积。

【适应证】

1. 乳胀。

2. 乳腺管堵塞或乳汁淤积。

3. 母婴分离，母亲工作或外出时，母亲或婴儿生病时保持泌乳。

4. 早产儿、低出生体重儿没有吸吮能力时。

【操作内容及要点】

1. 让乳母选择舒适的姿势坐好。

2. 挤奶前用毛巾热敷乳房，家人可帮助乳母背部按摩，帮助乳母建立射乳反射。

3. 将容器靠近乳房。

4. 拇、食指放在距乳头根部2 cm处，二指相对，其他手指托住乳房。拇指及食指向胸壁方向轻轻下压，不可压得太深。压力应作用在拇指及食指间乳晕下方的乳房组织上。

5. 反复一压一放，依各个方向将乳房内每一个乳腺管的乳汁都挤出来。压乳晕的手指不应有滑动或摩擦式动作，不要挤压乳头。挤奶技术操作步骤及要点详见表2-2-13。

表 2-2-13　挤奶技术操作步骤及要点

操作步骤	要点
1. 建立射乳反射	●建立信心 ●尽量减少疼痛和焦虑 ●帮助母亲对婴儿建立美好的想法和感情，给母亲以实际的帮助与建议 ●单独一人，安静地坐好 ●有支持她的好友陪伴她，特别在有挤奶经验的母亲相伴时，更容易挤奶成功 ●抱着婴儿，尽可能进行皮肤的接触。挤奶时可把婴儿放在腿上或看着婴儿，如母婴分离，看着婴儿的照片也有帮助

续表

操作步骤	要点
	●喝一些热饮，如牛奶、汤类，但不要喝咖啡和浓茶 ●热敷乳房：用热水袋、热毛巾热敷乳房或热水淋浴。用手指轻轻揉搓或牵拉乳头，轻柔地按摩或拍打乳房，也可用指尖从乳房上方向乳头轻轻叩打或用梳子梳理 ●按摩后背：母亲取坐位，向前弯曲，双臂交叉放在桌边，并将头枕于手臂上。脱去上衣、使乳房松弛下垂，医务人员或亲属在脊柱两侧向下按摩。双手握拳，伸出拇指，双拇指用力点压，按摩，以小圆周运动形式向下移动，方向为颈部到双肩胛旁，持续按摩2～3分钟
2. 人工挤奶	●准备好储乳容器。保持清洁、消毒状态 ●彻底洗净双手 ●乳母选择舒适的体位，坐位或站位均可 ●刺激射乳反射，如热敷乳房或按摩背部 ●将容器靠近乳房。拇、食指放在距乳头根部2 cm处，二指相对，其他手指托住乳房 ●用拇指及食指向胸壁方向轻轻下压，不可压得太深。压力应作用在拇指及食指间乳晕下方的乳房组织上 ●反复一压一放。本操作不应引起疼痛，否则方法不正确。第一次挤压可以没有乳汁滴出，但压过几次后，就会有乳汁滴出；如射乳反射活跃，乳汁还会流出 ●从各个方向按照同样的方法按压乳晕，要做到使乳房内每一个乳腺管的乳汁都被挤出。压乳晕的手指不应有滑动或摩擦式动作，应做类似于滚动式的动作 ●不要挤压乳头，因为压或挤乳头不会出乳汁。同样道理，婴儿只吸乳头也不会吸出乳汁 ●一侧乳房挤压3～5分钟，待乳汁少了，就可挤另一侧乳房，如此反复数次。双手可交换使用，以免疲劳。为挤出足够的乳汁，持续时间应以20～30分钟为宜，特别是在分娩后最初几天，泌乳量少，挤奶时间更应相对延长，不可在较短时间完成 ●如挤出的乳汁需要存储时，需标注清楚挤奶的日期及时间
3. 吸奶器挤奶	●在乳汁分泌不足的情况下，婴儿吸吮完母乳后，也可使用吸奶器再吸10分钟，频繁刺激乳头，促进催乳素和催产素的分泌，增加乳汁分泌量

续表

操作步骤	要点
	●使用频率：分娩后6小时内用吸奶器按摩刺激乳房，间隔3小时一次，每侧乳房3~5分钟，两侧交替进行 ●吸奶器的选择：选择能再现婴儿吸吮频率，可以类同生理性刺激乳房，促进乳汁分泌功能的吸奶器 （1）手动吸奶器：体积小，方便携带。可用单手或双手自由调节吸奶频率和力度 （2）电动吸奶器：需要电源但很省力，通过旋转按钮调节吸奶频率和力度，若母婴分离时间长，最好选用电动吸奶器
4. 挤奶时间	●分娩后6小时之内开始挤奶。每3小时一次，注意夜间也要挤奶。一侧乳房挤3~5分钟换另一侧，反复进行，双手交换使用以免疲劳。为挤出足够的乳汁，每次挤奶持续时间以20~30分钟为宜；若使用吸奶器，则持续时间应以10~15分钟为宜，避免过度负压对乳头造成损伤

【注意事项】

1. 建立射乳反射很重要。可帮助乳汁从乳房中流出，减少挤奶过程中的困难。

2. 储奶容器一定要清洁、消毒。

3. 挤压过程中避免用力过猛或暴力。

4. 压乳晕的手指不应有滑动或摩擦式动作，不要挤压乳头。

5. 吸奶器吸奶时避免压力过大，以免损伤乳头和乳腺管。

三、母乳储存技术

母乳储存技术是将挤出的母乳安全、有效地保存，以便再利用的方法。

【适宜对象】

母婴分离及母乳过多者。

【目的】

保证母乳安全、有效。

【操作内容及要点】

1. 用物准备：消毒后的专用储存容器、挤奶用具等。
2. 环境准备：整洁、宽敞、明亮、通风的环境。
3. 乳母准备：衣着整洁，洗净双手。
4. 母乳储存技术操作步骤及要点详见表2–2–14。

表 2–2–14　母乳储存技术操作步骤及要点

操作步骤	要点
1. 母乳保存的时间	●25~37℃室温下可保存4小时，15~25℃室温下可保存8小时，但要注意不能保存在37℃以上的条件下。冰箱冷藏室在2~4℃的条件下可保存24小时。冰箱冷冻室内保存（–18℃以下），可保存3个月
2. 运输途中的保存	●在母婴分离的情况下，每次挤出乳汁后，应将储乳容器置于冰箱的冷冻室（–18℃以下）。在运送前将容器从冰箱里取出，放入保温桶，周围放置冰块，维持冰冻状态运送
3. 医院保存	●医院新生儿病房应在家长送来的储乳容器上标注姓名、日期和送奶时间。将容器放入母乳专用冰箱冷藏室（4℃以下），在24小时内使用，不能用完则丢弃。使用前应再次核对姓名和送奶时间 ●无论在医院还是在家中，应按照母乳收集时间的先后顺序使用。母乳在保鲜时间内喂哺自己的婴儿是安全的，不需进行消毒
4. 使用前的复温	●从冰箱冷冻室取出的母乳先置于冰箱冷藏室待其解冻，使用前可在37~40℃的温水中加温（也可使用温奶器快速加热，不会破坏母乳营养成分），不要使用微波炉或煮沸加热。每次按照喂养量取出母乳，不要反复加热，如加热后没有吃完则丢弃
5. 巴氏消毒法	●对于捐赠的母乳，应进行巴氏消毒，即将乳汁放在62.5℃恒温箱内进行30分钟消毒，此方法既可杀灭母乳中的细菌，又没有破坏母乳中的营养成分。注意消毒时间不要超过30分钟

【注意事项】

1. 注意母乳不能保存在37℃以上的环境中。

2. 不要使用微波炉或煮沸加热，不要反复加热。

3. 为保证乳汁不被细菌污染，挤奶时应注意手及储乳容器的清洁和消毒，最好不要把乳汁与其他物品置于同一冷藏、冷冻箱。

【知识拓展】

产后健身操

产后健身操可促进腹壁、盆底肌肉张力的恢复，避免腹壁皮肤过度松弛，预防尿失禁，膀胱直肠膨出及子宫脱垂，根据产妇情况，运动量由小到大，由弱到强循序渐进练习，一般在产后2日开始，每1~2日增加1节，每节做8~16次，出院后继续做产后健身操至产后6周。

（1）深呼吸、缩肛运动

方法：仰卧，两臂直放于身旁，深吸气，收腹部，然后呼气。同样体位进行缩肛与放松动作，见图2–2–2。

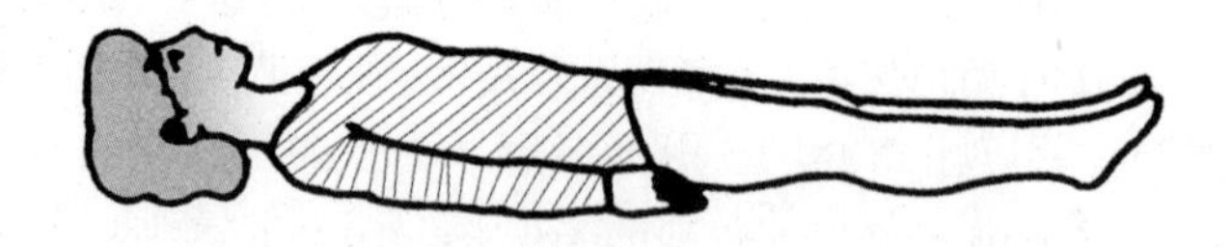

图 2–2–2 深呼吸、缩肛运动

（2）伸腿运动

方法：仰卧，两臂直放于身旁，双腿轮流上举和并举，与身体呈直角，见图2–2–3。

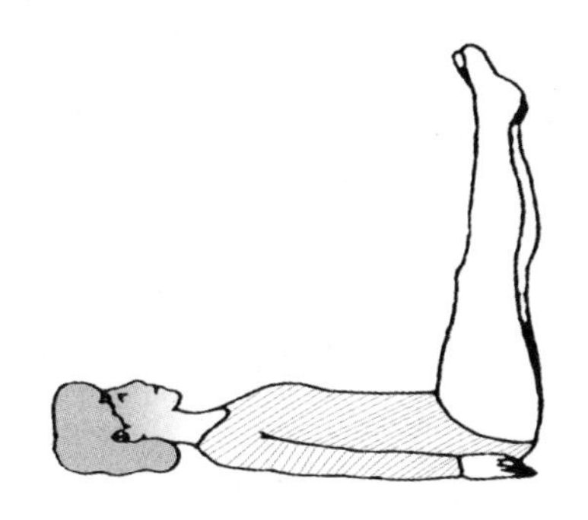

图 2-2-3　伸腿运动

（3）腹背运动

方法：仰卧，髋与腿放松，分开稍屈，脚底放在床上，尽力抬高臀部及背部，见图2-2-4。

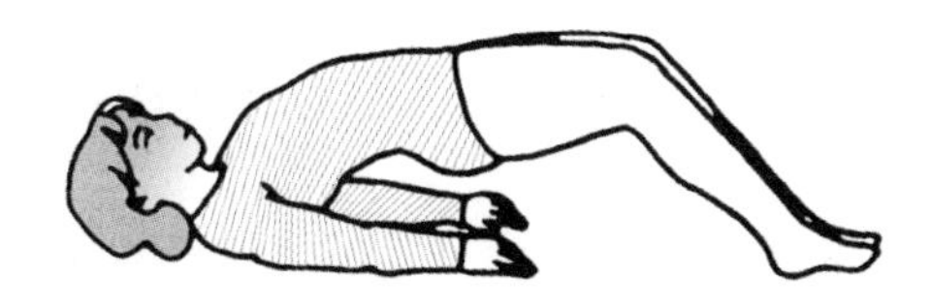

图 2-2-4　腹背运动

（4）仰卧起坐运动

方法：仰卧，两腿并拢，两手上举，利用腹肌收缩，两臂向前摆动，迅速成坐姿，上体继续前屈，两手触脚面，然后还原成仰卧，见图2-2-5。

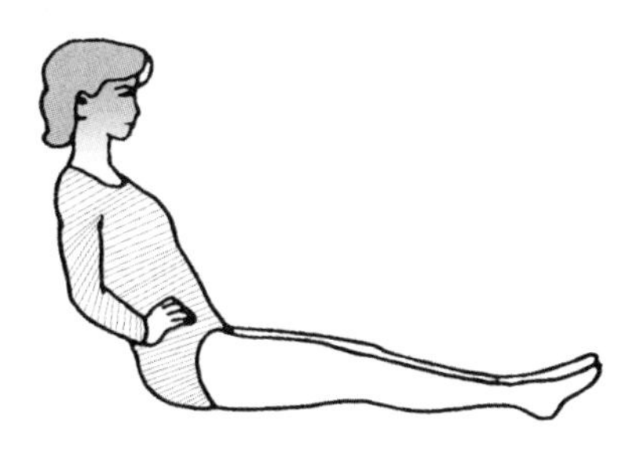

图 2-2-5 仰卧起坐运动

（5）腰部运动

方法：跪姿，双膝分开，肩肘垂直，双手平放床上，腰部进行左右旋转动作，见图2-2-6。

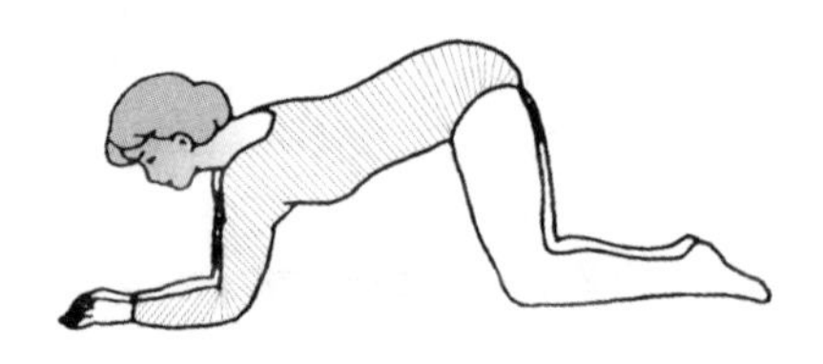

图 2-2-6　腰部运动

（6）全身运动

方法：跪姿，双臂支撑在床上，左右腿交替向背后高举，见图2-2-7。

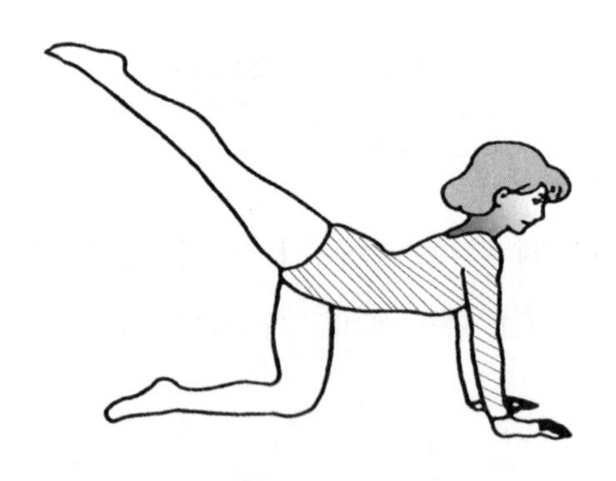

图 2-2-7　全身运动

哺乳期乳腺炎的分期及症状

哺乳期乳腺炎是哺乳期妇女常见的疾病，根据其炎症发生的进程和表现可分为三个期，具体概括如下：

（1）淤奶肿块期或红肿期：主要表现是乳房的突发肿硬胀痛，边界不清，多有明显的压痛；乳房皮肤的颜色正常或微红微热；若有乳头皲裂，哺乳时会感觉乳头像针扎一样疼痛，乳头表面可见一两个小脓点或很小的裂口。

（2）脓肿形成期：肿块逐渐增大变硬，疼痛加重，多为搏动性跳痛，甚至持续性剧烈疼痛，乳房局部皮肤发红、灼热；红肿热痛2~3天，肿块中央渐渐变软，有波动感，中心红肿发亮，皮肤变薄，周边皮肤大片鲜红。

（3）脓肿溃后期：当脓肿成熟时，可自行破溃出脓，或手术切开排脓。若脓液排出通畅，则局部肿消痛减，发热、畏寒症状消失，疮口逐渐愈合；若溃后脓出不畅，肿势不消，疼痛不减，身热不退，可能形成袋脓，或脓液波及其他乳络形成传囊乳痈。

第五节　新生儿期护理技术

新生儿期为自胎儿娩出、脐带结扎开始至未满28日。由于新生儿的发病率和死亡率均高于其他年龄段，所以这是一个非常特殊的时期，需要密切注意新生儿各个方面的变化。

一、新生儿产后访视技术

新生儿产后访视是指在产妇分娩出院后1周内及产后28天进行家庭访视。主要对新生儿进行检查及护理指导，保障产后新生儿的健康。

【适宜对象】

出生未满28日的新生儿。

【目的】

1. 减少新生儿死亡率。

2. 提高新生儿生活质量。

3. 保证新生儿健康成长。

【操作内容及要点】

1. 与产后家长沟通，确认产后休养地址及入户时间，建立良好关系。

2. 了解家庭一般情况：父母姓名、年龄、职业、文化程度、现住址、联系方式及家族史。

3. 了解围生期情况：母亲分娩年龄、孕期健康状况、孕周数、分娩方式、有无产伤、有无窒息等情况。

4. 了解新生儿一般情况：出生时体重和身长、吃奶、睡眠、大小便、黄疸、脐带等。

5. 了解预防接种情况：新生儿在出生时是否接种了卡介苗、出生后24小时内是否接种了乙肝疫苗第一剂。

6. 观察新生儿的面色、精神、活动，观察家居环境。

7. 检查新生儿身体状况，必要时转诊。

8. 新生儿家庭访视技术内容及要点见表2–2–15。

表 2–2–15 新生儿家庭访视技术内容及要点

内容	要点
1. 观察新生儿整体情况并测量体温、呼吸及心率	●若体温超过38.5℃或物理降温4小时无效或体温低于35℃或不吃奶，建议转诊 ●呼吸频率过快，超过60次/分或出现呼吸暂停者，立即转诊

续表

内容	要点
2. 皮肤：观察有无胎记和色素异常，有无黄疸、发绀、苍白、皮疹、包块、硬肿、红肿等，腋下、颈部、腹股沟部、臀部等皮肤皱褶处有无潮红或糜烂	●若存在并发症或突然迅速生长的血管瘤，建议转诊 ●咖啡牛奶斑数量超过6个，大小超过0.5 cm，建议转诊 ●若有皮肤皱褶处潮红或糜烂，给予针对性指导
3. 头部：检查囟门、颅缝情况，观察有无血肿	
4. 眼睛：观察外观有无异常和瞳孔颜色；检查新生儿是否有目光接触，眼球能否随移动物体移动；检查结膜有无充血、溢泪、溢脓	●瞳孔发白，怀疑先天性白内障，若第一次发现或发现后未曾到医院就诊，建议转诊 ●眼睛有分泌物，给予针对性指导
5. 耳部和听力：检查外耳有无畸形、外耳道有无异常分泌物	●若外耳畸形第一次发现或发现后未到医院就诊，建议转诊
6. 口腔：有无不正常情况（如唇腭裂、高腭弓）、有无口炎或鹅口疮	●若口腔畸形第一次发现或发现后未曾到医院就诊，建议转诊 ●若发现口炎或鹅口疮，给予针对性指导
7. 颈部及胸部：观察颈部有无异常包块（斜颈）；胸部有无胸廓畸形、心音异常及心脏杂音；心率和肺部呼吸音有无异常	●若颈部包块或胸廓畸形第一次发现或发现后未曾到医院就诊，建议转诊
8. 腹部：查看脐窝内有无异常；查看脐带脱落情况	●每日用75%酒精棉签消毒脐带残端，脐带脱落后，要每日消毒脐窝。一般出生后3～7日残端脱落。如果脐部发红或有少许分泌物及渗血时，用75%酒精棉签消毒，保持局部清洁干燥。严重者需转上级医院就诊 ●单纯脐疝，若直径小于2 cm，可观察至两岁
9. 四肢：检查肌张力和四肢活动及对称性；检查锁骨有无骨折；观察有无不正常手指（足趾）及赘肉	

续表

内容	要点
10. 外生殖器及肛门：检查有无畸形、肛门是否完整、外阴颜色是否正常。检查男孩是否有阴囊水肿、隐睾；检查女孩是否有阴唇粘连	●如男孩有阴囊水肿、隐睾，可观察至1岁
11. 髋关节：检查是否有髋关节脱位	●髋关节脱位的可疑体征是：两侧臀纹和大腿皮纹不对称，腹股沟纹深而位高，患肢较短。双侧脱位者，会阴部增宽
12. 脊柱：有无脑脊膜膨出、隐性脊柱裂	●若脊柱畸形第一次发现或发现后未曾到医院就诊，建议转诊
13. 原始反射：检查觅食反射、拥抱反射、握持反射等	

【注意事项】

1. 喂养指导。足月新生儿出生后1小时内开始母乳喂养，加强母亲坚持母乳喂养的信心，按需哺乳。指导母亲母乳喂养方法，观察、指导喂养体位、乳头含接姿势及吸吮情况。奶量以哺乳后宝宝安静、不吐、无腹胀和理想的体重增加和小便次数为标准。一般情况下每日小便最少6次。耐心传授促进乳汁分泌的方法：即让婴儿有力吸吮，吸空乳房，保证吸到富含脂肪的后奶，以利于体重的增长。

2. 添加鱼肝油。为预防婴儿佝偻病，对人工喂养或混合喂养的新生儿应在15天时开始口服维生素D，每日400～800 IU，同时母亲要加服钙剂。

3. 如母乳不足，帮助母亲分析母乳不足的原因，鼓励母亲尽量以母乳喂养婴儿。如确实不足，可以使用配方奶粉补足。如无法以母乳喂养者，可以使用配方奶来替代。

4. 保持室内卫生，空气新鲜，每日应开窗通风20~30分钟。室温保持在20~22℃，湿度以55%~60%为宜，要预防煤气中毒。夏季注意通风，衣被不要包裹过厚及过紧，预防中暑。可以开空调，但避免直吹新生儿。

5. 注意保持新生儿皮肤清洁，大便后用温水洗臀部，至少每两天要洗一次澡，有条件者每天洗澡。脐带未脱落时，洗澡不要浸湿脐带，如浸湿脐带可用清洁干棉签或绒布蘸干，用75%酒精消毒其根部，预防脐部感染。

6. 提醒家长不要随便给新生儿用药，患儿要在医生指导下治疗。

【知识拓展】

新生儿常见症状

（1）溢奶：大多数新生儿溢奶都与喂养不当有关，如喂奶过多过快，奶嘴孔过大、奶瓶中的奶没有完全充满奶嘴，吃奶同时吸进空气或喂完奶后过多翻动新生儿等。这些情况只要注意喂养方式，加强护理可避免或减轻。孩子溢奶时要注意：①将婴儿的头偏向一侧，或取右侧卧位，轻拍其背部，使奶液从口角流出，防止呛奶。②若鼻腔内有残留物，应及时用棉签蘸温水清理干净。③弄脏皮肤、衣物应及时更换衣物，并用湿毛巾清洁皮肤，保持皮肤清洁干燥（特别是颈部），避免过度用力擦伤皮肤。

（2）打嗝：由于新生儿神经系统发育还不完全，容易出现打嗝，随着婴儿长大，神经系统发育逐渐完善，打嗝现象会逐渐减少。当孩子打嗝时，喂些温开水，或抱起轻拍背部，打嗝就会停止。

（3）斜颈：因新生儿肌肉不发达，头部较重而颈部力量较弱，在宫腔内长期处于头偏向一侧，则容易出现斜颈。可用毛巾或薄被褥垫在婴儿头颈倾斜的一侧，使婴儿颈部保持正位。可以每天给婴儿做转头的被动操，先将婴儿两侧肩部固定，然后请另一成人将婴儿下颌向病侧转动，头部向正常的一侧转，每天做2~3次，每次转动5分钟左右，注意动作要轻柔。若出现肿块且一年内没有消失，需转诊至上级医院手术治疗，以免引起婴儿头面部发育不对称。

第六节　婴幼儿期护理技术

婴幼儿期指自出生至不满3周岁。此期是宝宝生长发育非常快的时期，同时免疫功能处于逐步发育的过程，并且对危险的识别和自我保护能力不足。因此，应提倡母乳喂养，指导及时合理添加补充食品，定期进行体格检查；有目的、有计划地进行早期教育，预防意外伤害的发生。

一、母乳喂养技术

母乳喂养是指用母亲的乳汁喂养婴儿的方式。世界卫生组织（WHO）和联合国儿童基金会（UNICEF）制定的《婴幼儿喂养全球策略》提出保护、促进和支持母乳喂养。建议婴儿应于出生后1小时内开始母乳喂养，在此之前不应喂任何食物或饮料；出生后最初6个月内应纯母乳喂养；6个月后应及时添加辅食，在添加辅食基础上继续母乳喂养至2岁或2岁以上。

【适宜对象】

母亲乳汁充足的新生儿、婴儿及幼儿。

【目的】

1. 提供婴儿需要的所有营养素。
2. 促进婴儿神经系统发育。
3. 增进母子感情。
4. 促进母亲健康恢复。
5. 减少成年后代谢性疾病。

【操作步骤及要点】

1. 母乳喂养前，先给婴儿换上干净的尿布，然后清洗双手并用温水擦净乳头。

2. 采取合适姿势进行喂养。

3. 喂奶后要注意防止婴儿溢奶、吐奶或呛咳。

4. 教会母亲成功母乳喂养方法。

5. 母乳喂养操作步骤及要点见表2–2–16。

表 2–2–16 母乳喂养操作步骤及要点

操作步骤	要点
1. 树立母亲母乳喂养的信心	●大力宣传母乳喂养好处 ●如果母乳不足，教会母亲促进乳汁分泌的方法
2. 尽量做到母婴同室并且按需哺乳	●母婴同室是要求母亲与婴儿每日24小时在一起，有助于母乳喂养 ●做到无论白天还是夜间均按婴儿所需频度喂奶，有助于促进乳汁分泌，婴儿体重合理增长
3. 教会母亲正确的哺乳姿势	●母亲坐的椅子高度合适，避免过高或过低 ●抱婴儿时要求：婴儿头与身体呈一直线，头部贴近母亲乳房，鼻子对着乳头使婴儿头部得到支撑 ●采用“C”字形托起乳房 ●哺乳时：婴儿嘴张大，下唇向外翻，舌头呈勺状环绕乳晕，面颊鼓起呈圆形，使口腔尽量多包裹乳晕。可见慢而深的吸吮，并且能听到吞咽声
4. 得到家庭、社区及单位支持	●向家人宣传母乳喂养好处 ●对社区妇幼工作人员进行技术培训，社区妇幼工作者可以帮助指导母乳喂养 ●单位按规定安排哺乳假，母亲合理安排哺乳时间
5. 母乳喂养前尽量不使用人工奶嘴或添加代乳品	●母乳喂养前如果使用了代乳品，易让婴儿有饱腹感，减少母乳摄入，使母亲泌乳减少，造成母乳量逐渐减少 ●使用人工奶嘴易使婴儿产生乳头错觉，对母亲母乳不感兴趣而拒绝吸吮母乳

【注意事项】

1. 婴儿是否得到足够母乳的主观判断

婴儿在清醒状态下自然放开母亲乳房，并且有满足感；婴儿自然入睡，哺乳后母亲乳房变软。客观判断：观察体重增长情况，婴儿出生6个月内体重增长不应小于每月500 g，或每周不应小于125 g（不包括新生儿出生后的生理性体重下降）；观察排尿次数，纯母乳喂养并且奶量充足的情况下，通常24小时至少排尿6次。如果奶量不够，排尿次数通常少于6次，并且尿浓、味重，颜色呈深黄或深橙色。

2. 乳头疼痛或出现皲裂的护理

常见原因为吸吮频繁和哺乳姿势不正确，如婴儿离乳房太远、乳晕包裹不够。如果母亲出现乳头疼痛，及时指导调整哺乳姿势及喂养方法，促进乳汁分泌。母亲可继续哺乳，不必因为要让乳头皲裂处愈合而停止哺乳。

3. 母乳的存储

母乳应该存放于玻璃容器或储奶袋里，72小时内如果不食用，应该按照每次的进食量分装存储于冰箱冷冻室内，容器上要标明吸奶及存储时间。储存于25~37℃室温不超过4小时，储存于2~4℃冰箱内不超过24小时，储存于冷冻室(–15~–5℃）不超过3个月。

【知识拓展】

母乳性黄疸

母乳喂养的婴儿在生后4~7天出现黄疸（血清胆红素浓度>85 μmol/L），2~4周达高峰（血清胆红素可为205.2~342.0 μmol/L）。一般状况良好，无溶血或贫血表现，可以不需特殊治疗。黄疸期间若停喂母乳2~3天，黄疸明显减轻，胆红素下降≥50%以后再喂母乳，黄疸不一定再出现，即使出现亦不会达到原有程度。如果因为一些原因不能暂停母乳，或者停止母乳后黄疸下降不理想，可以应用短期光疗使黄疸消退。

二、辅食添加技术

辅食开始添加时间应从近6月龄开始。6～8月龄是开始添加辅食的关键时期。辅食添加过早是引起感染性疾病和营养不良的重要危险因素，添加过晚则可能出现营养不良，不利于婴儿的生长发育。

【适宜对象】

6月龄至2岁的婴幼儿。

【目的】

1. 补充乳类营养的不足，满足婴儿生长的营养需求。
2. 使婴儿逐渐适应一般混合膳食。
3. 训练婴儿咀嚼功能。

【操作内容及要点】

1. 按照辅食添加原则，循序渐进逐步进行。
2. 注意营养均衡。
3. 选择能够强化补充铁、锌两种营养素及满足能量需求的食物。
4. 辅食添加内容及要点见表2-2-17。

表 2-2-17　辅食添加内容及要点

内容	要点
1. 每次添加一种新食物，3~5天无过敏后再添加新食物	●添加新食物后注意观察婴儿有无过敏现象。如出现皮疹或腹泻等胃肠道反应 ●容易引起过敏的食物有：牛奶、鸡蛋、豆制品、坚果、鱼类等

续表

内容	要点
2. 添加不同种类的食物	●随着新食物的逐步增加，在婴儿适应后，可同时添加2~3种 ●食物种类要随着婴儿的长大而逐渐增多
3. 辅食添加要由稀到稠再到固体，逐渐过渡	●给宝宝一个逐步适应辅食的过程 ●由于液体辅食更容易消化，所以早期添加可避免出现消化不良的现象 ●可先从米粉开始，逐渐添加一些根茎类蔬菜，如土豆、萝卜、山药等
4. 保证自制辅食的安全性	●家庭可自行制作流质或捣碎的食物，但应注意食物的质感及颗粒大小，要符合婴儿的口感和咀嚼功能 ●避免让婴儿摄入过多的糖分 ●避免大颗粒辅食而引起气道阻塞。包括未捣碎的坚果、葡萄干、豆子等
5. 鼓励婴幼儿的自主性	●婴儿9月龄时，可用手抓食物，可使用杯子 ●12月龄后，鼓励孩子主动参与进食过程，不再由家长喂食
6. 鼓励“顺应性”喂养，等待婴儿饥饿或饱腹的信号	●避免父母或家人强制喂食 ●建立正餐和零食进食时间规律，一般2～3小时进食1次，一天5~6次

【注意事项】

1. 给婴儿添加辅食一定要有足够的耐心，不需要把婴儿喂到很饱，可根据婴儿的意愿，慢慢添加。

2. 如果婴儿出现吃饭不认真或者吃饭过慢，父母不要责骂。要想办法让婴儿的注意力集中在“吃”这件事上。

3. 给婴儿添加米粉时，不要将米粉放在奶瓶里，而是要用碗稀释后，用小勺一勺勺喂，可训练婴儿进食能力，以达到逐步适应成人的饮食方式。

4. 喂食之前，要给婴儿一个仪式感，让他知道，要吃东西了。如：固定餐椅，餐前洗手等。

5. 如果婴儿可以自行抓取食物后，要注意安全，避免不适当物品被婴儿拿到误食或出现食物卡到喉咙而发生意外。

【知识拓展】

缺铁与缺铁性贫血

儿童缺铁与缺铁性贫血是儿童时期常见病，主要因食物中铁摄入不足，体内铁储存缺乏而造成机体缺铁，导致血红蛋白合成减少而引起贫血。我国儿童铁缺乏症的高危年龄段主要是6～24个月的婴幼儿和青春期儿童。

儿童为什么会缺铁？

（1）妈妈在孕期，尤其是后3个月铁的摄入量不够，或是因早产以及分娩时产科医生断脐带过早而导致婴儿在出生后身体内铁贮备不多。

（2）婴儿6个月后未能及时添加含铁的离乳食品。

（3）因家长对营养知识不太了解，膳食缺乏含铁食物，或因孩子挑食、偏食的不良饮食习惯引起。

（4）孩子患有慢性疾病，如有寄生虫、鼻衄等造成长期少量失血。

怎样给儿童补铁？

（1）多吃含铁丰富的食物：婴儿出生后尽可能母乳喂养，因母乳较其他乳类含铁多，肠道吸收率高。6个月后及时添加铁、锌强化配方奶；及时按月龄添加含铁多的离乳食品，如首先以添加菜水、蛋黄开始，以后逐渐添加新鲜菜泥、肝泥、肉泥等。当孩子能吃正常膳食时可将食谱扩大，增加黑木耳、紫菜、大豆及其制品、芝麻，多吃新鲜的深色蔬菜和水果。

（2）烹调时用铁锅、铁铲，这种传统的炊具能给人体补充铁质，在烹饪时，锅与铲会有一些小碎屑溶于食物中，形成可溶性铁盐，易于肠道吸收，因此WHO向全世界推荐用铁制锅具烹饪。

（3）必要时，在医生指导下口服补铁药物。

三、儿童神经心理发育评估——丹佛发育筛查技术

儿童心理、行为发展是后期儿童成长的一个非常重要的基础，主要包含了感知觉、动作（大运动和精细运动）、语言、认知、情绪、社会行为和气质等方面。儿童神经心理的发育大量反应在日常生活中，随着年龄增长而逐渐发展变化。丹佛发育筛查测验（DDST）是由美国儿科医师W.K.Frankenburg和心理学家J.B.Dodds 于1967年在美国丹佛市制定的。

【适宜对象】

0~6岁儿童的发育筛查。

【目的】

1. 评价儿童生长发育过程中，神经发育是否正常。可以及早发现问题。

2. 对高危儿童进行发育监测。

3. 为家长提供儿童早期发育的针对性建议。

4. 可以增加亲子感情。

【操作内容及要点】

1. 向家长说明本次测试是发育筛查，如果有没有通过的项目，家长不必紧张。所以要求家长要如实回答所提出的问题。

2. 要求儿童在清醒状态下，采取舒适的体位，双手很容易能够接触到测试工具。

3. 收集儿童基本信息并计算出儿童准确的年龄。

4. 根据测算出的年龄准备相应的测试工具。

标准筛查采用用具：红色绒线团（直径约10 cm）；葡萄干若干粒（或类似葡萄干大小的小丸）；细柄拨浪鼓；11块每边2.5 cm长的方木（红色8块，蓝、黄、绿各1块）；无色透明玻璃小瓶（瓶口直径1.5 cm）；小铃；花皮球两个（直径7 cm一个，直径10 cm一个）；红铅笔。

5. 测算方法：连接测试表顶线和各底线上相同的年龄标记点，得到被测试儿童的年龄线，并在顶线上写明测试日期。

6. 丹佛发育筛查测验检查对象为出生到6岁的儿童，只是筛选出可能的智商落后者，并非测定智商，筛选出可能有问题的儿童再进一步进行其他的诊断性检查。DDST也是我国的一种标准化儿童发育筛查方法，它由104个项目组成，分为4个能区。

（1）个人—社交能区：表明儿童对周围人们的应答能力和料理自己生活的能力。

（2）精细动作—适应性能区：表明儿童看的能力和用手取物和画图的能力。

（3）语言能区：表明儿童听、理解和运用语言的能力。

（4）大运动能区：表明儿童坐、步行和跳跃的能力。

104个项目中，有的通过询问家长，有的是检查者观察儿童对项目的操作情况来判断。筛查的结果分为正常、可疑、异常及无法解释四种。对于后三种情况的儿童应在一定时间内复查。若复查结果仍为原样，应进一步检查。本筛查能筛查出一些可能有问题而临床上无症状的患儿，或对感到有问题的加以证实或否定，还可对高危儿童（如围产期曾发生过问题的）进行发育监测以便及时发现问题，另外还可以辨别患儿属于哪一个能区发育迟缓并进行早期干预。

7.儿童及家长准备

（1）向家长说明本次测试是发育筛查，要如实回答所提出的问题，如果有没有通过的项目，家长不必紧张。

（2）要求儿童在清醒状态下，采取舒适的体位，双手很容易能够接触到测试工具。

（3）收集儿童基本信息并计算出儿童准确的年龄。

8. 儿童神经心理发育评估测试技术操作步骤及要点见表2-2-18。

表 2-2-18　儿童神经心理发育评估测试技术操作步骤及要点

操作步骤	要点
1. 个人—社交能区测试	●主要测试儿童与人相处和关怀他人的需求 ●包括在相应的年龄段：是否会微笑、能否握住玩具不被拿走、可以与他人躲猫猫、能否拿杯喝水，能否与他人同玩等
2. 精细动作—适应性能区测试	● 主要看儿童手眼协调及小物体操作的能力及解决问题的能力 ●包括在相应的年龄段：能否握住拨浪鼓、能否抓住小丸、拇指能否与其他手指配合抓捏、是否可以叠积木、是否可以抓笔画图形等
3. 语言能区测试	●主要筛查儿童听觉、理解力和语言的使用 ●包括在相应的年龄段筛查儿童：对铃声是否有反应、能否发出笑声及尖叫声、能否咿呀学语及逐步说出话语、是否理解图片及意有所指、是否能说出反义词等
4. 大运动能区测试	●观察儿童坐、走、跳和整体大肌肉的动作发展 ●包括在相应的年龄段筛查儿童：是否能够俯卧抬头、翻身、拉物站起、自己坐下、独站、双足跳、独足站等
5. 测试程序	●每个能区先做靠近年龄线左侧的动作，至少要做3个，每个动作可测试3次 ●年龄线上的动作要全做，如果全部通过，可以再做年龄线右侧的动作 ● “P”表示通过，“F”表示失败，“R”表示不合作，“NO”表示儿童没有机会或者没有条件表演

续表

操作步骤	要点
6. 测试结果判断	●年龄线左侧的动作如果没有通过，认为该项发育延迟。可以指导家长加强该项动作的训练，2～3周后复试 ●如果复试未通过，应做诊断性测试，以确定是否为发育异常 ●年龄线上的动作如果未通过，不能判定为发育延迟，可以指导家长后续进行该项动作训练即可

【注意事项】

1. 操作表中横条内"R"表示该项目可以通过向家长询问而得到结果。

2. 检查过程中检查者不能暗示家长。

3. 检查过程中检查者要观察儿童的行为、注意力、自信心、与家长的互动性等。

【知识拓展】

0~3 岁儿童发育指标和水平

1个月：俯卧位时骨盆抬高，膝大部分时间屈曲在腹下方，偶尔伸髋伸膝，下颌偶尔抬离床面。扶成坐位时，头偶尔能竖立片刻，手经常呈握拳状，母亲与其对话时能注视母亲面孔。

2个月：俯卧位时下颌能间断抬离床面，扶成坐位时头能支持片刻，手经常打开，握持反射很弱。当对其说话时能微笑并"咕咕"发音。仰卧位时，能注视移动的悬挂玩具。

3个月：俯卧位能抬头，上肢可支持部分体重，下颌与肩可离开床面，面部与床的角度成45°～90°。手经常打开，握持反射消失。高兴时会哇哇乱叫。

4个月：俯卧位时头及胸能抬离床面，面部与床成90°。扶成坐位时，头能竖立，不前后倾倒，但向左右倾斜时头仍摇摆不停。仰卧位时两手经常放在眼前，端详并玩弄双手，称为“凝视手动作”。会拉衣服盖在脸上，会摇“拨浪鼓”，会大声笑。

5个月：扶成坐位时头不再摇摆不停，仰卧位时手脚可以放到嘴边，手能随意抓东西，能把纸弄皱，洗澡时会拍击水，会对镜中影像笑，会拍打奶瓶。

6个月：俯卧位时前臂可伸直持重，胸及上腹部可离开床面。能独坐，但两手支撑在前方，两手能握奶瓶，会用手掌抓积木块，当父母要抱他时，会伸直两臂，对生疏的人害怕和害羞，当杯子放到他嘴边时，会张嘴用杯喝水。

7个月：可以从仰卧位翻成俯卧位，扶成立位时能高兴地上下跳，能将积木从一只手倒给另一只手，会咀嚼饼干，叫其名字有反应，能发出“ba”“da”“ka”等音节。

8个月：能坐得很稳，坐位时会向前弯腰探着身体去拿东西，俯卧位能试着爬，有时会先向后爬，能发出“baba”“mama”等重复音节。

9个月：扶床能站，会用拇指和其他指前端去拿葡萄干大小的物品，能将手掌蒙在脸上不让母亲给他洗脸。

10个月：爬得很好，但腹部尚不能离开床面，拉着东西能自己坐起来，能用手指物品，对一些简单的句子有反应。如问他“爸爸在哪？”能朝其父望去，会做“再见”摇手样动作。

11个月：扶物站立时能抬起一条腿，爬时脚着地，腹部离开床面，母亲给他穿衣时，能伸臂帮助，但往往将上臂伸到袖子外面，会摇头表示“不”。

1岁：能手足并用像熊一样爬，牵一只手能行走，会故意往地上扔东西，替他捡起来后继续扔，能说两三个字，能理解较多词汇。

1岁半：能独立在平地行走，牵一只手能上楼，会独立坐在椅子上，能将3~4块方积木搭在一起，会指出身体部位，能控制少数小便，白天基本不尿湿裤子。

2岁：能独自上下楼，但需要两脚重复踏一个台阶，能跑，拾物起来不会跌倒，会旋转门把手，转动圆的瓶盖，会洗手并擦干，会穿鞋、袜、裤，能用语言表示喝水、大小便、吃饭等，会用代名词“你”“我”，临睡前排尿后夜晚不再尿床。

3岁：上楼一步一个台阶，下楼时再一步一个台阶，能单脚独立数秒钟，会骑儿童车，能穿、脱鞋，但有时需要家人帮助分清鞋的左右，会解开衣服前面及侧面的纽扣，需要别人帮助系扣，会说一些儿歌，可以数1到10的数，言语内容增多，不停地询问各种问题。

四、计划免疫技术

计划免疫是根据某些特定传染病的疫情监测和人群免疫状况分析，按照规定的免疫程序，有计划、有组织地利用疫苗进行免疫接种，以提高人群的免疫水平，达到控制乃至最终消灭相应传染病的目的。我国于20世纪50年代普及接种牛痘疫苗、卡介苗、百白破疫苗；60年代普及接种麻风疫苗；70年代中期，在全国范围内开始实行计划免疫，使得绝大多数疫苗针对的传染病得到了有效控制。

【适宜对象】

0~6岁适龄儿童。

【目的】

预防相应传染病。

【操作内容及要点】

1. 确定接种对象，准备接种用具：签字笔、75%酒精、棉签、免洗洗手液、一次性空针、一次性针头、利器盒、污物桶。

2. 检查急救箱内急救药品及物品。

3. 接种人员穿戴工作衣、帽、口罩，双手洗净。

4. 按照接种流程进行预防接种。

5. 预防接种技术操作步骤及要点见表2-2-19。

表 2-2-19 预防接种技术操作步骤及要点

操作步骤	要点
1. 通知儿童监护人	●可采取口头预约、书面预约、电话联系、手机短信（微信）告知、公示告知等方式告知 ●告知接种疫苗的种类、时间、地点和相关要求 ●热情接待儿童家长，回答家长提出的有关问题
2. 进行预检登记	●根据接种通知及预约情况，检查儿童预防接种证/卡，核对接种对象姓名、性别、出生日期，核实接种对象以及这次需要接种的疫苗 ●接种前，操作者应当告知监护人所接种的疫苗的种类、作用、适应证、禁忌证、副反应及其注意事项；询问受种者的健康状况以及是否有接种禁忌等情况，必要时检查体温和其他有关体征，并如实记录告知和询问情况。对有禁忌者不得接种
3. 进行预防接种	● 接种操作前再次进行“三查七对”，无误后方可按照疫苗接种途径进行接种 ●接种前打开或取出注射器材 ●儿童疫苗接种证登记和发放：与儿童监护人预约下次接种疫苗的种类、时间和地点 ●接种后告知家长观察30分钟，无不适方能离开
4. 预防接种后	●清理器材：清洁冷藏设备、清点注射器 ●处理剩余疫苗、冷藏设备内未开启的疫苗做好标记，于有效期内在下次预防接种时首先使用 ●统计本次接种情况和下次接种的疫苗使用计划，并按规定上报

【注意事项】

1. 预约登记时，发现原始记录中接种对象姓名、出生年月日有误，应及时更正。对不属于本次接种的对象，向儿童家长或其监护人做好说服解释工作。

2. 在注射过程中防止被针头误伤，注射完毕后应将注射器具直接或毁形后投入利器盒内，按照医疗废物管理规范统一回收销毁。

3. 受种者或其监护人有权了解预防接种的相关知识，并应当如实提供受种者的健康和预防接种禁忌情况等信息。

4. 儿童预防接种管理实行居住地属地化管理，接种工作人员应定期对系统管理儿童及流动儿童进行清理，对应种未种和逾期未种儿童采用各种通知方法进行通知。

5. 出现疑似预防接种异常反应（AEFI），接种人员应告知家长处理方法，并按照报告流程进行上报。

【知识拓展】

疫苗的由来

目前已知最早使用的疫苗注射可溯源至种痘技术，这项技术可能起源自中国。据清代医家朱纯嘏在《痘疹定论》中记载，宋真宗（公元998—1022年）或宋仁宗（公元1023—1063年）时期，四川峨眉山有一医者能种痘，被人誉为神医，后来被聘到开封府，为宰相王旦之子王素种痘获得成功。后来王素活了67岁，这个传说或有讹误，但也不能排除宋代有产生人痘接种萌芽的可能性。

到了明代，随着对传染性疾病的认识加深和治疗痘疹经验的丰富，便正式发明了人痘接种术。乾隆时期，医家张琰在《种痘新书》中也说："余祖承聂久吾先生之教，种痘箕裘，已经数代。"又说："种痘者八九千人，其莫救者二三十耳。"这说明，中国已逐步推广人痘接种术，而且世代相传，师承相授。18世纪初种痘技术由君士坦丁堡引入西方。1760年，丹尼尔·伯努利成功地让世人发现，尽管种痘技术有其危险，仍能为预期寿命延长三年。

英国医师爱德华·金纳听闻民间普遍相信牛痘可以预防人类天

花，因感到好奇的他，于1796年5月14日对一名儿童接种由感染牛痘的农妇手中抽取的脓汁作为疫苗，三个月后，他将天花接种至儿童身上，并证实该名儿童对天花免疫，这个方法因此传遍整个欧洲，因此在使用拉丁字母的语言中，皆以拉丁文中，代表“牛”的“vacca”作为字源，纪念爱德华·金纳使用牛痘作为疫苗实验的里程碑。

路易·巴斯德进一步阐释接种的意义和目的，与其同事顺着罗伯·柯霍提出的假说，将微生物和该疾病的关系确立。这项发现使巴斯德得以改良接种技术，随后于1881年5月5日成功研发绵羊的霍乱疫苗，并于1885年6月6日让一位儿童接受狂牛病的疫苗注射。倘若不以“疫苗”的初始定义来看，这便是人类史上第一剂疫苗。

参考文献

1. 杜雪平，王永利 . 实用社区护理 [M]. 北京：人民卫生出版社，2018.
2. 秦怀金，陈博文 . 国家基本公共卫生服务技术规范 [M]. 北京：人民卫生出版社，2012.
3. 郑修霞 . 妇产科护理学 [M]. 第 5 版 . 北京：人民卫生出版社 ，2012.
4. 谢幸，孔北华，段涛 . 妇产科学 [M]. 第 9 版 . 北京：人民卫生出版社，2018.
5. 朱丽萍，华嘉增 . 社区孕产妇健康管理 [M]. 北京：北京大学医学出版社，2008.
6. 王惠珊，曹彬 . 母乳喂养培训教程 [M]. 北京：北京大学医学出版社，2014.
7. 毛萌 . 儿科专科医师规范化培训儿童保健学分册 [M]. 北京：人民卫生出版社，2017.

第三章

儿童及青少年护理适宜技术

第一节　学龄前期儿童护理技术

一、营养保健与喂养技术

学龄前期儿童体格发育开始稳步增长，智力发展快，活动范围扩大，自理能力和机体抵抗力增强，语言和思维能力也进一步发展，是性格形成的关键时期。

【适宜对象】

3周岁到入小学前（6~7岁）这一时期的儿童。

【目的】

1. 保证足够的营养摄入。
2. 合理安排进餐时间和营养分配。

3. 促进儿童正常生长发育。

【操作内容及要点】

1. 三餐两点心。
2. 平衡膳食。
3. 培养良好的饮食习惯。
4. 学龄前儿童营养及喂养技术操作步骤及要点见表2–3–1。

表2–3–1 学龄前儿童营养及喂养技术操作步骤及要点

操作步骤	要点
1. 选购新鲜、品种多样的食材	●每日食材多样化，颜色多样化，制作多样化，并做到粗、细、荤、素食品搭配，保证热能和蛋白质的摄入
2. 蔬菜洗净切碎	● 先洗后切、急火快炒、开汤下菜、炒好即食，消化吸收功能低下者，蔬菜可切碎或制成馅
3. 肉类和鱼类可去骨剔刺，切成肉丝或肉末	● 避免纤维较粗，不宜咀嚼，防止鱼刺骨刺卡喉。 ● 食物应粗细搭配，不散、不黏、易消化
4. 合理烹调、清淡饮食	●尽量采用炖、煮、蒸等方法进行烹调，少煎炸、熏烤 ●每日食用油25～30 g，食盐2～3 g ●避免坚硬、油腻或辛辣刺激性食物
5. 选择高钙、高维生素、优质蛋白质食物，少食零食，预防佝偻病、身材矮小、龋齿	●每天摄入液态奶或奶制品200～300 g，豆制品及坚果30～50 g、鱼虾类40～50 g，禽兽肉类30～40 g，蛋类60 g，蔬菜类200～250 g，水果类150～300 g，谷类（米饭、面条等）180～260 g，适量饮水
6. 菜肴为主，搭配水果	●蔬菜水果不能替换，水果是膳食纤维、微量营养素的良好来源 ●不偏食，不挑食，防止营养不良（消瘦、贫血）或营养过剩（超重或肥胖）
7. 每日饮水量不低于600 ml	●少量多饮，每次600～800 ml，饮洁净水，少喝含糖饮料
8. 亲近与爱惜食物	●让宝宝学会自己独立进食，较大的宝宝可以参与食物的制作，但要注意安全，防止烫伤等

续表

操作步骤	要点
9. 养成良好的饮食习惯	●一日三餐两点。三次正餐，上午及午睡后各加一次点心。不要吃零食和饮料。饭前便后要洗手，培养良好的饮食卫生习惯
10. 合理安排作息时间，保证充足的睡眠	●每日睡眠时间需11~12小时，睡前不宜过度兴奋或进行剧烈运动，培养小儿午睡习惯
11. 加强体格锻炼	●每日户外活动不少于120分钟，全天内各种类型的身体活动量时间应累计达到180分钟。运动以愉快的游戏为主要形式，兼顾该阶段快速发展的身体素质，还应适应儿童身体状况，循序渐进，不能操之过急

【注意事项】

学龄前期儿童体格发育达到稳步增长，智力发育更趋完善，求知欲强，能做较复杂的动作，学会照顾自己，语言和思维能力进一步发展。应根据这一时期具有的高度可塑性的特点，从小培养良好的卫生、学习和劳动习惯，为入小学做好准备。

【知识拓展】

了解儿童的生长发育规律，评估和预测儿童生长发育情况，及时给予科学指导和干预，更好地促进儿童的体格健康。

1. 儿童身高体重对照见表2-3-2

表 2-3-2　儿童身高体重对照表

年龄	体重（kg）		身高（cm）	
	男	女	男	女
2岁	11.2~14.0	10.6~13.2	84.3~91.0	83.3~89.8
2.5岁	12.1~15.3	11.7~14.7	88.9~95.8	87.9~94.7

续表

年龄	体重（kg）		身高（cm）	
	男	女	男	女
3岁	13.0~16.4	12.6~16.1	91.1~98.7	90.2~98.1
3.5岁	13.9~17.6	13.5~17.2	95.0~103.1	94.0~101.8
4岁	14.8~18.7	15.0~19.4	98.7~107.2	97.6~105.7
4.5岁	15.7~19.9	15.0~19.4	102.1~111.0	100.9~109.3
5岁	16.6~21.1	15.7~20.4	105.3~114.5	104.0~112.8
5.5岁	17.4~22.3	16.5~21.6	108.4~117.8	106.9~116.2
6岁	18.4~23.6	17.3~22.9	111.2~121.0	109.7~119.6
7岁	20.2~26.5	19.1~26.0	116.6~126.8	115.1~126.2

2. 小儿身长预测成年时身高

（1）出生时身长预测法

男性身高=出生时身长（cm）÷0.2949

女性身高=出生时身长（cm）÷0.3109

注意：此公式只适用于正常足月新生儿，测量时精确到0.1 cm更准确。

（2）遗传法则（人体标准身高预测公式）

男性身高=3岁时身高×0.545+父母平均身高×0.544+37.69（cm）

女性身高=3岁时身高×0.545+父母平均身高×0.544+25.63（cm）

（3）遗传学原则（高加高生高，高加矮生高，矮加矮生矮）

男性身高=（父亲身高+母亲身高）×1.08÷2（cm）

女性身高=（父亲身高×0.923+母亲身高）÷2（cm）

二、学龄前教育、安全教育保健技术

学龄前期儿童智力发展快，语言和思维能力也进一步发展，学龄前教育是为入小学打好基础。这一时期儿童喜欢运动，但机体发育尚未完善，动作不够协调，对安全性判断也不够准确。另外，此期儿童进入幼儿园，需要独自面对外界，而他们缺少生活实践经验，安全意识较差，容易发生意外伤害和丢失的危险。

【适宜对象】

3周岁到入小学前（6~7岁）这一段时期的儿童。

【目的】

1. 提高学习能力和分辨是非的能力。
2. 培养品格和独立生活能力。
3. 促进早期教育，依法保障儿童权益。
4. 加强安全意识，学会自我保护。

【操作内容及要点】

1. 通过日常生活，锻炼和提高自理能力。

2. 有意识的引导儿童进行较复杂的智力游戏，增强其想象思维能力和动手能力。

3. 安全措施及安全教育指导。

4. 学龄前儿童安全教育实施内容及要点见表2-3-3。

表 2-3-3　学龄前儿童安全教育实施内容及要点

内容	要点
1.自理能力的培养	●如进食、洗脸、刷牙、穿衣、如厕等。家长要积极鼓励儿童自理，不要催促，更不能包办

续表

内容	要点
2.思维训练及动手能力培养	●如讲故事、背古诗、玩智力玩具等。安排参观动物园、植物园和博物馆等
3.培养兴趣爱好	●手工制作、绘画、写字、弹奏乐器、唱歌、跳舞、玩球等
4.培养正确的坐、立、行等姿势	●此时期是骨骼成长发育的重要阶段，骨骼的可塑性很大。因此，培养正确的坐、立、行等姿势，避免听课、看书、写字时弯腰、歪头、扭身，站立、行走时歪肩、驼背等，及时发现并纠正，以防脊柱异常弯曲，促使胸廓正常发育
5.安全措施	●室内设置及物品摆放应遵循安全原则，并尽可能为儿童活动留出足够的空间。室内家具设置防撞措施，儿童床软硬适宜。儿童的床、窗口、楼梯、阳台等均应设有保护栏
6.安全教育	●外出活动告知儿童不要离开大人的视线范围，不要到河边或池塘边玩耍，以防溺水，不要攀爬，以防跌落等。不要玩电器或电器开关，以防触电
7.交通安全教育	●告知儿童过马路两边看，红灯停，绿灯行，遵守交通规则，确保安全通过。不让儿童单独乘坐电梯，乘坐电梯时要拉好扶手，不要在电梯上玩耍，以防意外。禁止玩火、擅自游泳、攀高等
8.防止动物咬伤	●告知儿童在与小动物玩耍的时候动作轻柔，不要激惹、争抢它的食物、玩具等，以防咬伤、抓伤

【注意事项】

1. 学龄前期儿童喜欢模仿，但对危险识别能力欠缺。

2. 学龄前期儿童喜欢活动，但机体发育尚未完善，动作不够协调。

3. 日常生活中去除危险因素，加强防范，防止烧伤、烫伤、跌伤、溺水、中毒、交通事故等意外的发生。

【知识拓展】

学龄前儿童意外伤害——气管异物的急救预防与处理

意外伤害指由突然发生的事件对人体所造成的损伤或死亡，气管异物是学龄前儿童常见意外伤害的一种，是指各种异物不慎被吸入呼吸道，可能停留在呼吸道的任何部位，重者可造成窒息死亡。由于学龄前儿童的身心特点，学龄前儿童意外伤害事件时有发生，已成为影响儿童生命安全和身心健康的重要因素。世界上许多国家中，意外伤害是导致儿童青少年死亡的第一死因。学龄前儿童常见的意外伤害包括车祸、溺水、高处坠落、气管异物、烧伤、烫伤、触电、煤气中毒、农药中毒、食物中毒等。影响意外伤害发生的因素涉及心理—行为、环境、年龄、季节、性别、家庭因素等。

（1）气管异物的预防

①决不可躺在床上吃饭或边跑边吃饭。

②吃饭时严禁嬉笑、哭闹。

③不给孩子强行灌药。

④纠正口中含东西的不良习惯。

（2）气管异物的处理流程见图2-3-1。

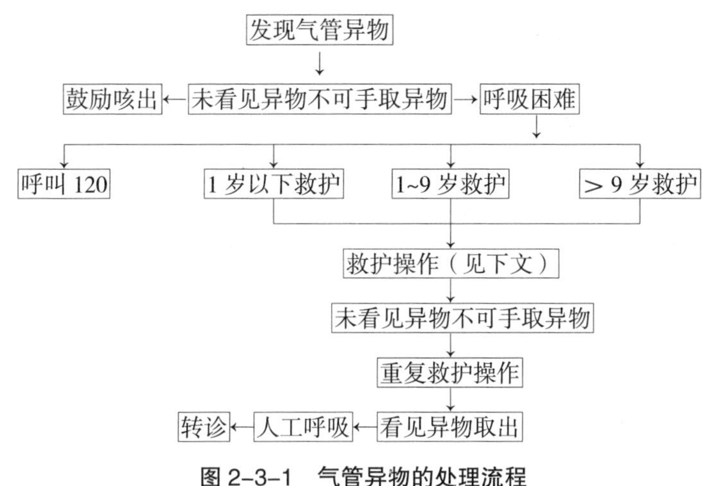

图 2-3-1　气管异物的处理流程

（3）气管异物的救护操作

①拍背法——让小儿趴在救护者膝盖上，头朝下，托其胸，拍其背部，使小儿咯出异物。

②催吐法——用手指伸进口腔，刺激舌根催吐，适用于较靠近喉部的气管异物。

③拍挤胃部法——救护者抱住患儿腰部，用双手食指、中指、无名指顶压其上腹部，用力向后上方挤压，压后放松，重复而有节奏地进行，使形成冲击气流，把异物冲出。

④鼓励孩子咳嗽将异物咳出。

⑤上述方法未奏效时，应分秒必争尽快送医院耳鼻喉科在喉镜直视下取出异物。对于呼吸停止者应给予口对口人工呼吸。

三、学龄前儿童常见疾病与健康问题的预防与护理技术

学龄前期儿童的体格发育进一步减缓，感觉、知觉继续发育，开始形成有意注意，但记忆能力有限，具有形象思维，情感不稳定，意志逐渐发展，初步形成个性，语言能力加强。此期，需要通过与其家长的交谈及体格检查以及儿童的心理、自理能力、压力水平及家庭应对等，对儿童做出正确的健康评估，并及时给予指导。

【适宜对象】

3周岁到入小学前（6~7岁）这一时期的儿童。

【目的】

1. 减少学龄前儿童常见病的发病率和患病率。
2. 提高学龄前儿童的健康水平。
3. 减少学龄前儿童父母亲的压力。

【内容】

1. 常见传染病防治。

2. 肠道寄生虫防治。

3. 小儿肥胖干预。

4. 保持口腔卫生，防龋齿。

5. 预防近视、弱视。

6. 常见心理疾病的预防及干预。

【操作步骤及要点】

1. 按时接种疫苗。

2. 养成良好的卫生习惯。

3. 调整饮食结构，合理膳食，加强体育锻炼。

4. 重视口腔卫生，正确刷牙。

5. 合理安排生活作息，避免眼睛过度疲劳。

6. 定期进行儿童保健，及时发现儿童心理疾病并给予帮助和干预治疗。

7. 儿童常见疾病预防和护理技术要点见表2–3–4。

表 2–3–4　儿童常见疾病预防和护理技术要点

儿童常见疾病	要点
1. 麻疹、水痘 （1）麻疹：由麻疹病毒引起的急性呼吸道传染病，通过飞沫传播和口鼻分泌物接触传染，感染后可获得终身免疫。属自愈性疾病，发病后7～10天痊愈，无须特殊治疗 （2）水痘：是由水痘—带状疱疹病毒引起的急性传染病。通过空气飞沫，直接或间接接触患者的皮肤或黏膜分泌物传染。冬春好发，感染后可获得持久免疫	●按时接种疫苗。麻疹，满8个月接种第一剂，18个月接种第二剂含麻疹的疫苗，满3岁再接种第三剂。水痘，1岁以上儿童接种第一剂，满4岁接种第二剂水痘疫苗 ●居家护理：患儿卧床休息至发热、咳嗽消失为止，并进行隔离。隔离期自发病之日起满14天 ●环境护理：保持室内环境安静舒适，光线柔和，空气清新，温湿度适宜，注意保暖

续表

儿童常见疾病	要点
	●饮食护理：提供高热量、高维生素、清淡、清凉、易消化的流食或半流食，保证充足的水分摄入 ●发热护理：发热时不宜强行降温，禁忌酒精擦浴，出现高热时可遵医嘱用小剂量退热药 ●眼部护理：避免强光刺激，用生理盐水清洗眼睛，并用抗生素眼药水或涂眼药膏，每日数次。补充维生素A以防角膜干燥、感染、溃疡等 ●口腔护理：保持口腔清洁，用生理盐水或多贝尔漱口液漱口 ●鼻腔护理：保存鼻腔通畅、清洁。轻拭鼻痂，并用凡士林油涂擦鼻孔及周围皮肤 ●耳部护理：防止眼泪及呕吐物等流入耳内，避免发生中耳炎 ●皮肤护理：保持皮肤清洁，忌用肥皂，可予温水擦浴，穿宽松衣服，勤剪指甲以防抓伤 ●心理护理：保持良好情绪 ●日常活动：鼓励患儿适当活动
2. 流行性腮腺炎：是由腮腺炎病毒引起的急性全身性感染，多见于儿童及青少年。以痛性腮腺肿大为主要临床特征，有时其他唾液腺亦可累及。脑膜脑炎、睾丸炎为常见合并症，偶尔无腮腺肿大。冬春季好发，通过飞沫或直接接触患者分泌物传染	●按时接种疫苗：腮腺炎疫苗，满18个月接种一剂疫苗，三岁加强接种一剂 ●居家护理：患儿卧床休息并隔离。隔离至腮腺肿大完全消退后3天 ●环境护理：保持室内环境安静舒适，光线柔和，空气清新，温湿度适宜 ●饮食护理：提供清淡、易消化、无刺激的流食或软食，保证充足的水分摄入 ●发热护理：发热时对症处理 ●肿大腮腺护理：局部冷敷，也可用仙人掌捣敷在患处，以消炎止痛

续表

儿童常见疾病	要点
3. 肠道寄生虫病：儿童常见的寄生虫包括蛔虫病、蛲虫病等	●驱虫护理：遵医嘱给予驱虫药，并观察用药后的反应及大便中有无虫体排出 ●饮食护理：予高蛋白、高热量、高维生素且易消化的食物 ●症状护理：如有腹痛症状，应观察腹痛的性质、发作时间、程度、部位和伴随症状，以及有无肌紧张、压痛、反跳痛等。轻者可予局部按揉、热敷，必要时予解痉镇痛药物。急腹症征象应及时就医 ●日常护理：注意保持肛周和会阴部卫生，每日晨起、睡前用温水清洗肛周和会阴部，勤换内裤，避免反复感染。加强个人卫生、环境卫生和粪便管理 ●集中管理：加强幼儿园、学校等集体儿童的管理，定期普查，并定期服药
4. 龋齿	●居家护理：重视口腔卫生，少吃甜食，早晚正确刷牙各1次。使用含氟牙膏，补充维生素C、维生素D及无机盐等 ●家庭健康教育：加强父母有关儿童口腔卫生的健康教育，定期带儿童接受牙齿检查，及时发现和治疗龋齿
5. 近视和弱视	●生活护理：合理安排生活作息，劳逸结合，限制近距离用眼时间。用眼45~60分钟应休息、眺望远处 ●重视阅读、书写时的正确姿势，采用适合身材的桌椅，眼与书本的距离保存在30～35 cm。不能躺着或走路看书，看书时保证光线充足 ●定期检查视力，学会做好眼保健操，有问题及时采取矫治措施

续表

儿童常见疾病	要点
6. 自闭症	●采用一对一的治疗/游戏及行为矫正等方法来增加儿童的社会适应能力 ●改善语言沟通及减少异常行为 ●减少身体刺激和身体接触，分析患儿的日常行为，维持一个可处理、可导向的治疗环境 ●对患儿的指示应具体明确，使患儿对周围的环境和人产生信任感
7. 多动症	●及时发现并到相关机构进行咨询，通过正规系统的训练和治疗，使患儿在较短时间内达到注意力相对稳定 ●组织患儿成立特殊的集体，采用启发式、形象生动的教育方法，培养儿童的学习兴趣。如：跳跃、翻滚、攀爬、溜滑梯等活动，使儿童前庭区及运动感觉系统运作正常，从而促进脑部发育成熟 ●给予患儿心理支持，为其创造良好的学习环境，避免经常训斥和打骂，缓解精神压力 ●鼓励家长多与患儿交谈，帮助其重建自信心及自尊心 ●鼓励患儿克服过多的运动和注意力不集中的毛病，加强自我控制能力，逐渐形成良好的行为 ●指导家长耐心帮助和教育患儿，经常督促，有计划地管教 ●多采用行为改变的方法来矫正不良行为。从易到难 ●对良好行为予以适当的肯定和表扬，对不适宜的行为给予惩罚

【注意事项】

学龄前期儿童脑的形态发育已基本完成，感觉、知觉不断加强，抽象思维、记忆、情感、意志都有较大的发展，开始逐步掌握书面语言，此期要重点关注儿童的心理、社会发展情况。

【知识拓展】

多动症的表现

多动症又称注意缺陷多动障碍（ADHD），是儿童期很常见的一种精神失调，以多动、注意力不集中、参与事件能力差，但是智力基本正常等为表现的一种疾病。多动症是学龄前儿童常见疾病之一，及早发现和科学处理可以缓解患儿的症状，促进患儿康复和健康成长。多动症的表现详见表2–3–5。

表 2–3–5 多动症的表现

注意力项	多动项
易受外来影响而激动	在教室常常离开座位
无监督时难以有始有终完成任务	常未加思考即开始行动
难以持久性集中注意（作业、游戏）	集体活动中常不按次序
听不进别人在说什么	常在问题尚未说完时即抢答
经常丢失生活及学校用品	难以安静地玩耍
在学校课堂注意力分散，成绩不佳	做出过分行动如爬高、乱跑
不能组织达到一定目的的活动	参与危险活动
一事未完又做另一事	坐立不安，动手动脚
	常干扰别人
	说话过多

第二节　青少年期保健技术

一、营养保健技术

青少年期生长发育迅速，代谢旺盛，各种营养素的需求量相对高于成人，应注意合理营养及平衡膳食。

【适宜对象】

11~18岁年龄段的人群。

【目的】

1. 养成良好的饮食习惯，保证平衡膳食摄入。
2. 避免青少年超重/肥胖或体重不足。
3. 促进青少年健康成长。

【操作内容及要点】

1. 提供足够的热能、优质蛋白质、各种维生素、无机盐和微量元素。吃富含铁和维生素C的食物。
2. 一日三餐，定时定量，合理膳食。
3. 培养良好的饮食习惯，纠正不良的饮食习惯。不抽烟、不喝酒。
4. 每天进行充足的户外运动，以有氧运动为主。
5. 青少年营养保健技术内容及要点见表2–3–6。

表 2–3–6　青少年营养保健技术内容及要点

内容	要点
1.食物多样化，谷类为主	●平均每天摄入12种以上的食物，每周25种以上。每天摄入谷薯类食物250~400 g，其中全谷物和杂豆类50~150 g，薯类50~100 g。合理分配三餐：早30%，中40%，晚30%

续表

内容	要点
2.多吃蔬菜和水果	● 做到餐餐有蔬菜，保证每天摄入300~500 g蔬菜，深色蔬菜应占1/2 ●天天吃水果，保证每天摄入200~400 g新鲜水果，果汁不能替代鲜果
3.奶制品	●吃各种各样的奶制品，相当于每日液态奶300 ml。经常吃豆制品和适量的坚果，每日30~50 g
4. 适量吃鱼、禽、蛋、瘦肉	●鱼、禽、蛋和瘦肉摄入要适量。每天吃鱼虾50~100 g，畜禽肉50~75 g，蛋类25~50 g，每天摄入总量120~200 g。优选鱼和禽类，少吃肥肉、烟熏和腌制肉制品
5. 少盐少油	●培养清淡饮食习惯，少吃高盐和油炸食品。每日食盐不超过6 g，烹调油25~30 g
6. 控糖限酒	●控制糖的摄入量，每天不超过50 g，最好控制在25 g以下。反式脂肪酸每日摄入量不超过2 g。儿童青少年不应饮酒和吸烟
7. 足量饮水	●每日7~8杯水（1 500~1 700 ml），提倡饮用白开水，不喝或少喝含糖饮料
8. 良好的饮食习惯	●三餐定时定量，保证吃好早餐，避免盲目节食。吃富含铁和维生素C的食物，预防贫血
9. 吃动平衡，健康体重	●食补不过量，控制总能量摄入，保持能量平衡。坚持日常身体活动，每周至少进行5天中等强度身体活动，累计150分钟以上，有氧运动为主。每天步行最好6 000步以上，同时进行充足的户外运动，接受一定量的紫外线照射有利于体内维生素D合成，保证骨骼的健康发育，以增强体质和耐力，提高柔韧性和协调性，预防和控制肥胖

【注意事项】

1. 青少年正处于迅速生长发育阶段，良好的饮食习惯和生活方式对其健康体魄的形成至关重要。

2. 青少年求知欲旺盛，对事物充满好奇，但社会经验欠缺，对事物的判断和抉择能力不足，必须加强远离烟、酒和毒品的宣传。

3. 关心孩子身高，应对明显身高偏离的3~6岁的孩子多加关注，必要时检测骨龄。在进入青春发育前期做骨龄检测（女孩8岁左右，男孩10岁左右），有助于了解孩子的发育水平和发育速度，做到早检查、早发现、早调整，以保证孩子的发育和身高能够以正常的状态启动和加速。

4. 女孩12~13岁，男孩14~15岁做骨龄检测，以确定孩子的发育，尤其是身高是否正常。发育正常的女孩通常会在这个年龄段发生月经初潮，男孩会在这个年龄段出现首次遗精。

5. 影响身高的因素中，遗传因素占60%~70%，外界因素占30%~40%。外界因素一般是指合理膳食要均衡；体育锻炼要有度；心理平衡要减压；充分睡眠要按时。

6. 预防儿童、青少年肥胖。近年来，目前WHO已确认肥胖是一种疾病！并向全世界发出忠告：肥胖病将成为全球首要的健康问题。胎儿末期、婴儿期、青春期是导致肥胖的三个关键时期，儿童、青少年肥胖症的预防应从这三个关键时期进行干预，做到早发现、早干预、早调整。

【知识拓展】

青少年期的关注重点

孩子是家庭的希望，是国家的未来，儿童、青少年的健康关系到国民的体质和素质。“少年强，则中国强”，因此，必须重视儿童、青少年的健康，重视他们的生长发育和学习智力的发展，这关系到国家的人才培养，科教兴国和中华民族的复兴富强。做好青少年的身高、体重、体质指数、匀称度、肥胖度以及未来成年后的遗传身高等信息监测和收集，可用于预测和提前干预，对培养好下一代具有非常重大的意义。

体质指数（BMI）是国际上常用来衡量人体胖瘦程度以及是否健

康的一个指标，是用体重（kg）除以身高（m）的平方得出的数值。根据BMI分为体重过低、体重正常、超重、肥胖前期、Ⅰ度肥胖、Ⅱ度肥胖和Ⅲ度肥胖，不同国家对肥胖的界定标准稍有差异，详见表2–3–7。

表 2–3–7 体重对健康的影响及肥胖判断标准

BMI分类	WHO标准	亚洲标准	中国参考标准	相关疾病发病的危险性
体重过低	BMI<18.5	BMI<18.5	BMI<18.5	低（但其他疾病危险性增加）
正常范围	18.5≤BMI<25	18.5≤BMI<23	18.5≤BMI<24	平均水平
超重	BMI≥25	BMI≥23	BMI≥24	增加
肥胖前期	25≤BMI<30	23≤BMI<25	24≤BMI<28	增加
Ⅰ度肥胖	30≤BMI<35	25≤BMI<30	28≤BMI<30	中度增加
Ⅱ度肥胖	35≤BMI<40	30≤BMI<40	30≤BMI<40	严重增加
Ⅲ度肥胖	BMI≥40	BMI≥40	BMI≥40	非常严重

二、青少年常见健康问题的护理技术

青少年期是体格发育的第二高峰期，是性成熟的阶段。此期身体各系统经历巨大的变化，尤其是生殖系统。同时又是心理发育和发展的巨变时期，是心理成长、智力发育、世界观形成和信念确立的关键时期。至本期末体格生长发育逐渐成熟，认知、心理社会和行为发展日趋完善，自我意识迅速发展，性意识不断增强，而对事物的判断和对社会的认识能力还不够成熟，极易导致心理障碍和心身疾病的产生。

【适宜对象】

从11~18岁年龄段的人群。

【目的】

1. 认识青春期身体发育的特点。
2. 普及青春期性教育。
3. 帮助青少年树立正确的人生观和世界观。

【操作内容及要点】

1. 指导正确认识青春期男孩遗精、女孩月经。
2. 及早进行青春期性教育，正确认识两性关系。
3. 多种途径开展青春期心理卫生教育和咨询。
4. 青少年常见问题指导及要点见表2-3-8。

表 2-3-8　青少年常见问题护理指导及要点

指导	要点
1. 遗精宣教：进入青春期后男孩子在没有性交或手淫等情况下出现的射精	●首先家长要告知这是正常的生理现象，不必惊慌 ●男性首次遗精在14~16岁，多发生在夜间睡眠中。每月2~3次属于正常现象 ●预防频繁遗精：合理安排学习生活，作息规律，劳逸结合且适度；内裤宜宽松柔软，不宜过紧过小；不宜睡过软过暖的床铺，临睡前避免看刺激性小说和录像；积极参加有益健康的文体活动和体育锻炼，逐步增强体质
2. 月经宣教：女性子宫内膜周期性地脱落并出血的现象。每28日左右一次，每次持续3~5天。一般在13~15岁开始来月经，第一次称为月经初潮	●首先家长要提前给女孩讲解月经的知识，告知是正常的生理现象，不必惊慌 ●教会女孩正确使用月经垫，并告知来月经时的注意事项：合理营养，忌酒及辛辣刺激性食物；保暖，避免寒冷刺激；保证充足的睡眠，避免疲劳、重体力劳动与剧烈运动；注意经期卫生，保持外阴清洁，禁盆浴；保持心情愉快，情绪稳定

续表

指导	要点
3. 痤疮指导：青春期内分泌比较旺盛，体内雄激素相对较多，导致皮脂腺分泌脂质增加，堵塞毛囊而形成痤疮	●讲解痤疮的形成原因和进展 ●指导注意饮食清淡，多吃富含维生素和纤维素的食物，少吃甜食、高脂肪及辛辣刺激性食物，禁吸烟和饮酒；保持愉快的心情，避免精神紧张；保持皮肤清洁，用温水和刺激性小的皂液清洗局部并用柔软的毛巾擦拭。不滥用化妆品，防止加重毛囊堵塞；切忌挤压，防止感染；症状严重者，应在医生指导下进行药物治疗
4. 女性痛经指导：在经期或经期前后出现比较严重的腹痛、腹坠或其他不适，甚至影响生活和工作。分为原发性和继发性两种，青春期痛经多为原发性	●健康指导：避免吃生冷、酸辣、酒类等刺激性食物；多喝白开水，注意适当休息和保持充足的睡眠；注意防寒，做好保暖措施，避免因冷而导致和诱发痛经或加重痛经的症状 ●痛经期间可以用手轻轻按摩下腹部，从上至下，轻重适宜 ●用热水袋热敷小腹以减少腰腹部疼痛感 ●严重者在医生指导下服药 ●一日三餐两点，避免坚硬、油腻或辛辣刺激性食物

【注意事项】

1. 保持心态平和。快乐的心态能使人体神经系统的兴奋水平处于最佳的状态，促进体内分泌有益的激素、酶类和乙酰胆碱，把血液的流量、神经细胞的兴奋调节到最佳状态，提高机体的控病能力。

2. 多安排一些能使其愉快的活动，如旅游、泡澡、听音乐等。

3. 走出家门常运动，如散步、慢跑、乒乓球、羽毛球、体操、健身等。

4. 饮食预防抑郁症。多吃营养美食，如深海鱼、香蕉、葡萄柚、菠菜、樱桃、南瓜等是能够振奋精神，减轻焦虑和抑郁情绪，提升自信，提神醒脑的营养美食。

【知识拓展】

青春期常见问题

1. 青春期叛逆

（1）叛逆期孩子出现以下行为

①处事很固执，爱说谎，不听家长话，沉迷网络。

②和父母唱反调，不理睬父母，不喜欢按照别人说的去做。

③如果家长再三叮嘱同一件事会使他感到厌烦。

④破坏性行为过多，比如生气就撕书，摔东西。

⑤跟其他孩子经常发生冲突，容易动手。

（2）孩子叛逆期是什么时候

人有三个叛逆期，不同的叛逆期，有不同的个性发展、心理生理发育特点，父母应对的方法也要不同。

①2~3岁时，出现的叛逆行为是人生第一个叛逆期的表现，称“宝宝叛逆期”。

②6~8岁时，则来到人生第二个叛逆期，称为“儿童叛逆期”。

③12~18岁时，是人生第三个叛逆期，这是大家最常见熟知的青春叛逆期。

（3）孩子叛逆期发展特征

①感受并学习处理更多的情绪。

② 是个追求自主的探险家。

③ 变得更为依赖。

④ 公然挑战父母，爱说不要。

⑤以为自己是宇宙的中心。

（4）孩子叛逆的心理原因

①我已经长大了，我能行。

②为什么我不能。

③试探家长的底线。

④ 想受到关注。

⑤ 我在表达自己的观点。

（5）预防和处理

①父母不要总把眼光盯在分数上，留心孩子的交友。

②父母主动与孩子“分离”，才是正确的爱孩子。

③父母和孩子之间建立良好的、有效的沟通。

④父母要赢得孩子的信任。

⑤父母要正确认识青春期的叛逆。叛逆并不可怕，你甚至可以欣赏孩子的叛逆。

⑥处理好亲子关系，夫妻关系。孩子该不该成为父母的最爱?

⑦做父母的切不可为了“爱孩子”而忽略配偶。

⑧青春期，父母引导孩子处理好与老师、同学间的关系。

⑨正确判断什么是成功。孩子快乐，就是成功。

2. 青春期早恋与性行为

青少年早恋的原因

①爱慕心理——仪表、专长、家庭背景。

②好奇心理——以建立恋爱关系为途径。

④愉悦心理——与异性密切交往的愉快体验。

④放松心理——解除来自沉重学业负担的压力。

⑤ 补偿心理——情感补偿（来自学业、家庭、社会的挫折；精神寄托、理解与支持）。

⑥逆反心理——两性交往中受到不恰当的干预。

⑦从众心理——青少年群体亚文化的影响（比较）。

⑧病理心理——身心早熟，变态心理。

⑨ 媒体影响——网络、影视、书刊。

3. 青少年暴力与犯罪

（1）内因与外因

①内因：情绪不稳定、易激惹、体能旺盛。

②外因：媒体影响（观察学习）、家庭教育（不吃亏）、学校教育（对差生的“歧视”；对学生了解不够）、缺乏解决人际冲突的方法（武力解决）、缺乏守法意识和法律知识。在我国主要表现为持械斗殴、打群架等。

（2）预防和处理

①加强与学生的沟通，充分了解学生。

②开展丰富多彩的校园活动，发挥各种学生的优势与特长。

③后果呈现，防患于未然。

④教给学生调节情绪的方法：转移注意力、宣泄、诉说。

⑤价值观教育。

4. 青少年网络成瘾（也称为精神性成瘾行为）

①内因：好奇、敏感、易接受新事物、缺乏人际沟通。

②外因：网络的独特魅力（拓宽信息途径；扩大了社交范围和沟通对象；花样繁多、引人入胜的娱乐活动）。学校和家庭疏于对孩子的管理。

5. 吸烟、酗酒、滥用药物

都属于物质成瘾性健康危险行为，近年来发生率在国内外都有显著增长趋势。

6. 易导致意外事故的行为

又称“非故意伤害行为”，是导致车祸、溺水、跌坠伤、中毒等事故的主要原因。

7. 自杀

包括自杀意念、自杀计划和自杀行为，近年来有明显增加趋势。原因复杂，除有一定家族性集聚现象外，与学习负担过重、社会竞争激烈等也有明显关系。40%~50%的自杀青少年有青春期抑郁症表现。

参考文献

1. 李继平 . 社区护理 [M]. 北京：人民卫生出版社，2000.
2. 刘素珍 . 社区护理 [M]. 北京：人民卫生出版社，2006.

第四章

老年人护理适宜技术

21世纪是人口老龄化的时代，随着我国老年人口的增多，疾病谱的不断变化，老年人的健康护理服务需求将成为影响社会发展的一个重要因素。护士应根据老年人生理和心理特点，为其提供健康护理服务，从而提高老年人的生活质量及健康水平。

WHO将年龄超过65岁者称为老年人，我国将60岁以上者称为老年人，并按不同年龄段将老年人分为三个期：45~59岁为老年前期，60~89岁为老年期，90岁以上为长寿期。

第一节　老年人日常生活护理技术

一、 饮食护理

老年人器官萎缩、胃肠蠕动慢、消化功能下降，容易发生代谢紊乱、营养缺乏。对老年人进行科学合理的饮食护理，是满足老年人生理需要的护理措施之一。

【适宜对象】

65岁及以上老年人，特别是消化吸收功能低下、吞咽功能障碍的老年人。

【目的】

1. 改善老年人的营养状况。
2. 增强抵抗力，预防疾病。
3. 提高老年人生活质量。

【操作内容及要点】

1. 每日少量多餐，软硬相宜。
2. 每日食材多样化，摄入营养丰富的食物。
3. 每日主动足量饮水，鼓励家人陪伴用餐。
4. 老年人日常生活护理操作步骤及要点见表2-4-1。

表 2-4-1　老年人日常生活护理操作步骤及要点

操作步骤	要点
1. 选购新鲜、品种多样的食材	●每日食材不少于12种，颜色多样
2. 蔬菜洗净切碎	●先洗后切、急火快炒、开汤下菜、炒好即食，消化吸收功能低下者，蔬菜可切碎或制成馅
3. 肉类和鱼类可去骨剔刺，切成肉丝或肉末	●避免纤维较粗，不宜咀嚼 ●食物应细软、不散、不黏、易消化
4. 合理烹调、清淡饮食	●尽量采用炖、煮、蒸等方法进行烹调，少煎炸、熏烤 ●少油少盐，盐<6 g/d，油25 g/d，糖<50 g/d
5. 选择高钙食物，预防骨质疏松	●每天摄入300 g液态奶或奶制品，还可选择豆制品、海产品、黑木耳、芝麻等高钙食品。

续表

操作步骤	要点
6. 菜肴为主，搭配水果	●蔬菜、水果不能替换，水果是膳食纤维、微量营养素的良好来源 ●高血压患者可食含钾高的水果，如香蕉、枣、龙眼 ●糖尿病患者可食低血糖生成指数（GI）水果如柚子、桃子
7. 每日饮水量不低于1 200 ml，以1 500～1 700 ml为宜	●少量多饮，每次50~100 ml，首选温热白开水，不能等到口渴了才饮水

【注意事项】

1. 老年人由于食物较精细，易缺乏纤维素或水分不足，对肠蠕动的刺激减少而易引起便秘，因此应多选用富含膳食纤维的蔬菜、水果，如韭菜、苹果等食物。

2. 对于有咀嚼功能低下的老年人可选择软食、半流质或糊状食物，液体食物应适当增稠，以免呛咳引起吸入性肺炎。饮食宜温偏热，一般50℃左右为宜。

3. 吞咽功能障碍者在进食时应采取坐位或半坐位，头稍前倾，偏瘫的老年人可采取健侧卧位，这种体位可减少食物向鼻腔逆流或误吸。

4. 家人应多陪老年人用餐，使老年人保持愉悦的心情，从而促进食欲。

【知识拓展】

老年人常受生理功能减退及食物摄入不足等因素的影响，而导致营养缺乏，所以护士可以在必要时采用综合评估法（MNA-SF）来判断老年人的营养状况，MNA-SF量表（见表2-4-2）总分为14分，12~14分为营养正常、8~11分为有营养风险、0~7分为营养不良。当评估发现有营养风险或营养不良时，应及时予以治疗或转诊上级医院。

表 2-4-2 MNA-SF 量表

1. 既往3个月是否由于食欲下降、消化问题、拒绝或吞咽困难而摄食减少？
0分：食欲下降明显
1分：食欲中等度下降
2分：食欲正常
2. 既往一个月体重下降多少？
0分：大于3 kg
1分：不清楚
2分：1~3 kg
3分：无体重下降
3. 活动能力
0分：需卧床或长期坐位
1分：能下床活动，但不能外出
2分：能独立外出
4. 既往3个月内有无重大心理变化或急性疾病？
0分：有
2分：无
5. 是否有神经心理问题？
0分：严重智力减退或抑郁
1分：轻度智力减退
2分：无问题
6. BMI
0分：BMI＜19
1分：19≤BMI＜21
2分：21≤BMI＜23
3分：BMI≥23

二、运动护理

人到老年，活动量减少，肌肉萎缩，如果适当地运动和锻炼，可以增强肌肉力量、延缓衰老、改善人体的心肺功能、调节情绪和改善心理、预防疾病发生，所以应为老年人做好运动护理。

【适宜对象】

60岁及以上老年人。

【目的】

1. 保持良好肌张力，提高身体活动的协调性。
2. 增加心肺功能，预防疾病。
3. 促进消化吸收，预防便秘。
4. 促进身心放松，帮助睡眠。

【操作内容及要点】

1. 运动时应保证安全。
2. 选择适合自己的运动方式。
3. 注意运动要循序渐进、量力而行、持之以恒。
4. 不可空腹或过饱运动，运动时间相对固定，以利于血压、血糖控制稳定。
5. 老年人运动护理操作步骤及要点见表2–4–3。

表 2–4–3 老年人运动护理操作步骤及要点

操作步骤	要点
1. 运动前准备	●选择合适场地，穿宽松舒适的衣服，穿防滑鞋并检查鞋内有无异物 ●先做热身运动，以预防肌肉拉伤
2. 运动中护理	●选择适合自己的运动方式 ●指导老年人自我监测脉搏、血压 ●肌肉力量锻炼时应避免阻力负荷过重，需隔天进行 ●出汗多时应及时补充水和盐 ●出现任何持续加重的不适感，应立即停止运动，及时就医
3. 运动后护理	●运动完后，应逐渐放松，不能立即停止运动 ●不能立即喝冷饮和立即洗澡，避免发生胃肠道疾病及心血管疾病

【注意事项】

1. 运动时选择合适场地，避免地质太硬、太滑，应选择地质表面平整、周围光线充足的场所。高龄老年人、不爱到室外运动的老年人、身体残疾不能外出运动的老年人可在室内运动，如做转动眼睛、擦面叩齿、搓胸揉腹、扩胸转腰等简易运动。

2. 运动时动作要和缓，不宜过快过猛，以免引起跌倒、扭伤及脑供血不足。

3. 运动量不宜过大，运动量和强度以身体健康状况为基础，强度由弱到强，动作由简单到复杂。

4. 糖尿病患者空腹血糖＞16.7 mmol/L、反复低血糖或血糖波动大、有感染或急性并发症时禁忌运动。血糖＜5.6 mmol/L时，应进食碳水化合物后才可运动。

5. 高血压患者，血压＞180/120 mmHg*时禁止运动。

【知识拓展】

运动强度的判断：运动后最适宜心率（170−年龄）次/分，运动结束后3分钟内心率恢复至运动前水平，说明运动量偏小；3~5分钟恢复至运动前水平，说明运动量适宜；在10分钟以上恢复者，或运动后感到疲惫、头晕、食欲减退、睡眠不良，说明运动量偏大。

三、用药安全护理

由于老年人常常患有多种疾病，需要服用的药物种类较多。一方面老年人记忆力减退容易出现漏服药或重复服药，另一方面他们机体生理功能降低影响药物的吸收、分布、代谢、排泄，同时他们也缺乏药物相关专业知识，因此非常容易出现药物不良反应，用药安全是值

---

* 1 mmHg=0.133 kPa

得关注的老年健康问题。护士应帮助老年人合理正确用药，避免不良反应的发生。

【适宜对象】

患有慢性疾病需要长期服药的老年人、备有家庭药箱的老年人。

【目的】

1. 帮助老年人承受最小的治疗风险，获得最大的治疗效果。
2. 保证老年人的用药安全。
3. 提高老年人治疗效果，促进老年人健康。

【操作内容及要点】

1. 遵医嘱用药。
2. 注意服药安全。
3. 观察药物不良反应。
4. 老年人用药安全护理步骤及要点见表2–4–4。

表 2–4–4　老年人用药安全护理步骤及要点

操作步骤	要点
1. 用药史评估	●详细评估老年人用药史，建立完整用药记录：包括既往和现在的用药记录、药物过敏史、引起副作用的药物
2. 服药能力评估	●评估老年人的视力、听力、记忆力、理解力、吞咽能力以及老年人对药物知识的了解情况
3. 身体状况评估	●评估各脏器功能情况，如肝功能、肾功能、血脂、血糖等
4. 指导正确服药	●遵医嘱定时定量服药，不得擅自加药、换药、停药 ●服药前检查药名、有效期、颜色、有无破损、明确用量。应站位、坐位、半卧位服药，避免发生呛咳。温热白开水送服药，多饮水，避免药片粘在食管壁而影响药物吸收

续表

操作步骤	要点
5. 观察药物不良反应	●服药后观察有无不良反应 ●一旦出现严重反应，立即停药及时就医
6. 正确保管药品	●定期整理药箱，清理过期、变质药品 ●严格按照说明书要求保存药物，如避光或者冷链保存

【注意事项】

1. 药品妥善保管：应放置在通风、干燥、清洁的地方，如遇特殊药品应按要求避光保存或放置在2~8℃冰箱内保存。

2. 避免用浓茶、咖啡、饮料、酒等送服药物。因为浓茶和饮料有可能会与药物中的某种成分发生反应，从而影响药效；用酒送服会加重药物的不良反应。

3. 不能干服药物，因为干服会让药物粘在食管壁上，从而降低药效，甚至还会损伤食管导致出血。

4. 加强对老年人及家属或照顾者的健康教育，增强其用药安全意识。

【知识拓展】

药物的相互作用

两种或两种以上药物联用时，可作用于同一部位、同一机制，也可作用于不同部位、不同机制产生药理上相似或相反的效应。所以，合并用药可产生相互作用而影响药效（表2–4–5）。

表 2–4–5　老年人常见药物的相互作用

主要药物	合用药物	结 果
苯巴比妥	氢化可的松、华法林、多西环素、洋地黄毒苷	合用药药效降低

续表

主要药物	合用药物	结 果
氯丙嗪	安乃近、降压药	体温剧降、严重低血压
阿司匹林	口服降糖药（甲苯磺丁脲等）	低血糖反应
保泰松	双香豆素抗凝药	出血倾向
地高辛等强心苷	排钾利尿剂、糖皮质激素	低血钾、增加心律失常
	利血平	心动过缓、易诱发异位节律
	氨基糖苷类抗生素	加强神经肌肉阻断，引起肌无力或呼吸暂停
普鲁卡因胺	磺胺类	抗菌作用降低
普萘洛尔	降糖药（胰岛素、甲苯磺丁脲）	加重低血糖反应、普萘洛尔可掩盖急性低血糖症状
利血平	去甲肾上腺素	α-受体敏感化，升压作用加强
胍乙啶	去甲肾上腺素	降压作用减弱
	抗抑郁药	降糖作用减弱
甲基多巴	普洛萘尔（静脉注射）	血压升高
可乐定	三环类抗抑郁药	降压作用明显减弱
呋塞米（速尿）依他尼酸（利尿酸）	氨基糖苷类、头孢菌素类抗生素	易致耳聋、增加肾损害
噻嗪类利尿剂	降糖药	对抗降糖作用
肝素	右旋糖酐、阿司匹林、双嘧达莫（潘生丁）	加强抗凝作用
口服抗凝药	保泰松、阿司匹林、广谱抗生素	出血倾向
磺脲类降糖药（甲苯磺丁脲）	氯霉素、阿司匹林、保泰松双香豆素	降糖作用加强
苯乙双胍	四环素	易致乳酸性酸中毒
氨基糖苷类抗生素	互相合用或顺序连用	增加听神经毒性
头孢菌素类、多黏菌素类抗生素	庆大霉素	加强肾毒性

四、环境安全管理

居家环境是老年人的主要活动场所，老年人随着年龄的增长，感觉功能逐渐减退，不适宜的地面、卫生设施、家具、灯光都容易引起跌倒等意外情况的发生，严重影响老年人的身心健康和生活自理能力，给家庭和社会带来巨大的负担。护士应关注老年人的居家环境安全，并给予现场指导，以改善居家环境，避免造成不必要的伤害。

【适宜对象】

60岁及以上老年人。

【目的】

1. 改善老年人的居住环境。
2. 减少意外伤害的发生。
3. 提高老年人生活质量。

【操作内容及要点】

老年人环境安全管理内容及要点见表2-4-6。

表 2-4-6　老年人环境安全管理内容及要点

内容	要点
1. 居室温度与湿度	●温度22~26℃，湿度50%~60%，随气候变化采取保暖或降温措施
2. 居室通风与光线	●冬季室内保持定时通风2~3次/日，20~30分钟/次；夏季保持空气清新，经常开窗通风 ●光线应分散柔和、避免过强或过弱，照明灯应安全、亮度合适、悬挂地点和高度适宜，开关置于易触及的地方
3. 居室布局	●居室应整洁美观、布置合理，物品放在伸手可及的地方 ●经常行走通道应有足够空间，地面干燥无障碍物，避免跌倒

续表

内容	要点
4.合适家具	●家具尽量不用有棱角的，使用圆角或用海绵包裹棱角 ●桌面的高度（高于60 cm），椅子要有椅背及扶手，高度以坐姿膝关节呈90°为宜，沙发不宜凹陷、松软或过低，便于老年人起身；床的高度以老年人坐床上时脚跟正好着地为宜，必要时设置活动床栏
5.浴室安全	●地面平坦防滑、保持干燥，最好安置扶手 ●卫生间内安置坐便器和扶手，便于老年人起坐方便
6.用电用火安全	●使用合格的电器产品，教会老年人基本的用电和防火常识。常检查用电、用火设施，及时更新陈旧的电器和燃气用具

【注意事项】

1. 在保证居家环境安全的情况下给老年人创造一个温馨、舒适、安全的居住环境。

2. 卧室、浴室内安置警报器，连接其他房间及物管值班室，以便老年人在紧急情况下的紧急呼救。

【知识拓展】

老年人环境安全评估工具

老年人居住环境存在安全隐患时最容易导致的就是跌倒，据报道，跌倒是我国伤害死亡的第四大原因，而在65岁以上老年人中占首位。老年人跌倒后最容易发生骨折，也可能发生脑出血、心律失常等严重后果，继而影响老年人的健康和生活质量。因此，护士做居家访视时及早使用老年人居家环境安全评估表（表2-4-7）进行评估，以便及早发现居家环境中存在的安全隐患，及时整改，从而避免跌倒等意外的发生，保证老年人的安全。

表 2–4–7　老年人居家环境安全评估表

场所	评估要素	评估结果	
		是	否
居室			
光线	是否充足	□	□
温度、湿度	是否适宜	□	□
地面	是否平整、干燥、无障碍物	□	□
家具	是否稳固、有序、有无障碍通道	□	□
衣架	高度是否适宜	□	□
床	高度是否适宜	□	□
电线	是否远离热源、火源	□	□
取暖设备	是否温度适宜、放置妥当	□	□
电话	紧急电话号码是否放在易见、易取处	□	□
厨房			
地板	是否有防滑措施	□	□
燃气	开、关按钮标志是否醒目	□	□
灶台	高度是否适宜	□	□
浴室			
浴室门	是否内外都可以打开	□	□
地板	是否有防滑措施	□	□
便器	是否高低合适，有无扶手	□	□
淋浴区	有无扶手和防滑措施	□	□

第二节　老年人常见症状护理技术

一、　失眠护理

失眠是老年人身心障碍中最常见的症状之一，常常表现为入睡困难、易惊醒、睡眠时间减少等。睡眠质量的好坏与老年人的生理、心理功能有着密切的关系，失眠会影响老年人的健康水平和生活质量，为老年人提供优质的睡眠护理就显得尤为重要。

【适宜对象】

60岁及以上有失眠症状的老年人。

【目的】

1. 消除疲劳，恢复体力。
2. 延缓衰老，促进长寿。
3. 保护大脑，保持思维清晰。
4. 改善老年人的睡眠质量 。

【操作内容及要点】

1. 提供舒适的入睡环境。
2. 规律的作息时间。
3. 适当锻炼，避免刺激。
4. 合理用药，辅助治疗。
5. 老年人失眠护理内容及要点见表2–4–8。

表 2–4–8 老年人失眠护理内容及要点

内容	要点
1. 创造舒适的入睡环境	●保持卧室清洁，无噪音和强光刺激，温度22~26℃、湿度50%~60% ●睡衣柔软宽松，枕头高度不超过肩到侧颈的距离
2. 规律作息时间	●提倡睡子午觉，晚上于22:00~22:30点开始准备入睡 ●白天于11:00~13:00午睡，时间以睡15 ~ 30分钟为宜
3. 采取适宜的助眠技巧	●饮食：晚餐不应过饱，睡前不喝浓茶、咖啡、酒、大量水 ●情绪：不看刺激性节目、不争论，睡前保持心情平静 ●用<40℃温水泡脚，时间不超过30分钟，可加强血液循环，促进睡眠 ●可饮250 ml热牛奶 ●听舒缓音乐，如《梦》《月光》 ●适当运动：白天多参加运动，睡前不做剧烈运动，但可选择穴位按摩（如足三里、三阴交）

续表

内容	要点
4. 心理治疗	●及时了解心理状况，必要时心理医生给予心理疏导
5. 合理用药	●在非药物治疗不能改善睡眠的情况下，可遵医嘱合理服用药物

【注意事项】

1. 白天处理好应激和重要事件，避免担心和焦虑情绪导致夜间失眠。

2. 积极应对疼痛、食管反流等躯体问题，以避免躯体问题而带来失眠。

3. 通过运动来帮助睡眠者，应在睡觉前4小时结束运动。

4. 有睡意即上床，不能睡前在床上看书、看电视、玩手机等。

5. 注意睡眠中的卧位。一般主张右侧卧位，因为右侧卧位可以减轻心脏受压；使肝脏处于相对最低位置，肝藏血最多，有利于食物的消化和营养物质的代谢；同时保持胃及十二指肠的出口处于下方，有利于肠内容物的排空。

【知识拓展】

失眠的相关知识

失眠可以是间歇性的，也可以是情境性的、持续的或反复发作的。前者主要与应激性事件的出现相关，后者主要与生活事件或快速改变的睡眠时间或环境相关，一般持续数天或数周。

失眠是许多躯体疾病包括糖尿病、冠心病、慢性阻塞性肺疾病、关节炎、纤维肌痛和其他慢性疼痛疾病常见的共病。风险的关系是双向的，失眠会增加患躯体疾病的风险，躯体疾患也会增加失眠的风险。

二、便秘护理

由于老年人胃肠蠕动减慢、运动量减少、摄入膳食纤维减少而常常导致便秘的发生。便秘是老年人常见的症状，长期便秘可诱发高血压及脑血管意外等疾病的发生。护士应充分关爱老年人，积极进行健康教育，帮助老年人养成良好的生活习惯，预防便秘的发生。

【适宜对象】

60岁及以上有排便困难或有排便不尽感的老年人。

【目的】

1. 保持身体的舒适感。
2. 保持大便通畅，预防其他疾病的发生。
3. 促进身心放松，帮助睡眠。

【操作内容及要点】

1. 养成良好饮食习惯。
2. 养成良好排便习惯。
3. 坚持运动。
4. 药物治疗。
5. 老年人便秘护理内容及要点见表2–4–9。

表 2–4–9　老年人便秘护理内容及要点

内容	要点
1. 良好饮食习惯	●定时定量规律进餐，食物荤素搭配、粗细搭配 ●摄入富含膳食纤维食物（如燕麦、绿豆、芹菜、红薯、香蕉），每日摄入膳食纤维25~35 g ●每日饮水2 000 ~ 2 500 ml

续表

内容	要点
2. 良好排便习惯	●定时蹲厕培养便意，有便意时立即排便，排便时不看手机、书报等
3. 坚持运动	●每日适当运动30~60分钟 ●顺时针按摩腹部每次20分钟，做收腹鼓腹运动、提肛运动，每项运动每次可做10分钟
4. 辅助措施	●辅以心理疏导，缓解烦躁、紧张等负性心理 ●遵医嘱服用通便药物 ●严重者可给予灌肠

【注意事项】

1. 找出引起便秘的原因，针对病因治疗。

2. 当老年人患有心脏病、高血压病等疾病时，保持大便通畅可防止心力衰竭和脑出血的发生。

3. 不能长期依靠药物和灌肠保持大便通畅，防止药物依赖性的发生。

4. 高龄、腿脚不便及体虚的老年人应使用坐便器或为其提供便器椅，以保证排便时的舒适感和安全。

【知识拓展】

老年人便秘的食疗法

1. 每日清晨起床后饮1杯温水或温水里加少许蜂蜜，可起到刺激胃–结肠反射，促进肠蠕动的作用。

2. 多吃富含益生菌的食物，维持肠道菌群平衡，如空腹时饮一杯酸奶。

3. 忌食辛辣刺激食物，如大蒜、辣椒、烈酒等。

4. 可适当增加花生油、芝麻油的摄入。

老年人便秘的并发症

慢性便秘最严重的并发症是粪嵌塞及失禁。粪嵌塞是指干硬粪便在直肠、结肠内不能排出，主要表现为腹胀、腹痛、发热、呕吐、厌食等。衰弱老人粪嵌塞可能表现为非特异性症状加重，甚至出现谵妄、心律失常、心力衰竭、呼吸衰竭、脑出血等严重并发症。粪嵌塞患者若无穿孔或大出血，可在手法帮助下将大块粪便细化成小块粪便，然后用温水及矿物油灌肠；当肠道被部分排空后，再给予聚乙二醇等药物口服通便。

三、尿失禁护理

尿失禁是老年人常见的健康问题之一，严重影响老年人的生活质量及心理健康，严重的可引起焦虑和抑郁。为老年人做好尿失禁护理，对提高他们的生活质量有着重要的意义。

【适宜对象】

60岁及以上意识清醒、有认知能力的尿失禁老年人。

【目的】

1. 缓解尿失禁症状。
2. 保持皮肤的完整性。
3. 降低并发症的发生。
4. 提高老年人的日常生活能力和生活质量。

【操作内容及要点】

1. 询问病史，了解引起尿失禁的原因。
2. 选择合适的护理用具。
3. 做好皮肤护理和心理护理。

4. 做好康复训练。

5. 老年人尿失禁护理内容及要点见表2-4-10。

表 2-4-10　老年人尿失禁护理内容及要点

内容	要点
1. 询问病史，了解原因	●询问病史（包括日常生活能力、发生尿失禁的相关病史），明确引起尿失禁的原因 ●可使用“3项尿失禁问题问卷”来鉴别尿失禁的类型
2. 选择护理用具	●根据老年人的失禁情况选择合适的护理用具 便盆、尿壶：用于意识清醒的老人 护垫、纸尿裤：用于老年女性 避孕套式尿袋：用于老年男性 导尿管：用于骶尾部有压疮者及躁动不安的老年人
3. 皮肤护理	●及时更换尿布，温水清洗会阴部、臀部，保持皮肤清洁干燥 ●留置导尿者保持尿道口清洁，用0.5%碘伏棉球消毒尿道口，保持会阴部皮肤清洁干燥 ●及时更换打湿的衣物及床单，勤翻身观察皮肤受压情况 ●有皮肤破溃者，按压疮进行护理
4. 康复训练	●盆底肌训练：适合轻度尿失禁的老年女性。收缩尿道、会阴部、肛门肌肉5~10秒后放松，放松5~10秒后再次重复以上动作，每次10分钟 ●膀胱行为训练：适合急迫性尿失禁老人。在两次排尿间出现尿急时通过收缩肛门、两腿交叉的方法来控制排尿，然后逐渐延长排尿间隔时间
5. 心理护理	●做好患者及家属的健康教育 ●建立良好的护患关系，用心倾听和关爱老年人，明白他们的需求 ●利用社会资源帮助老年人多参加社交活动，运用转移法、沟通调节法、适当发泄法等调节情绪，降低老人的负性心理
6. 其他	●鼓励多饮水（每日2 000~2 500 ml）促进排尿反射，睡前2小时限制饮水，以免夜尿增多 ●应按时提醒或协助功能性失禁、行动不便的老人排尿

【注意事项】

1. 清淡饮食，摄入富含膳食纤维的食物，避免由于便秘引起腹压增高而导致尿失禁。

2. 指导老年人、家属或照顾者正确使用护理器具，切忌在使用便盆和尿壶时拉、扯、拽，以免导致皮肤破损。

3. 镇静剂、钙拮抗剂等可引起或加重尿失禁，应遵医嘱改用其他药物。

【知识拓展】

尿失禁是一种多因素相关综合征，以膀胱不能维持其控制排尿的功能、尿液不由自主地流出为特征，发病随年龄的增长而增加。尿失禁分为暂时性和持续性尿失禁，前者主要反映泌尿系统以外的因素，后者主要为下尿路疾病所致。持续性尿失禁分为急迫性尿失禁、压力性尿失禁、充盈性尿失禁、混合型尿失禁，在临床上可使用“3项尿失禁问题问卷”（见表2-4-11）来鉴别急迫性尿失禁和压力性尿失禁。

表 2-4-11 3 项尿失禁问题问卷

1.在过去3个月中，你有漏尿吗？（即使少量漏尿）
□有 □无（如选择“无”，结束问卷）
2.在过去3个月中，你曾有漏尿？（可以多选）
□当你进行某些体力活动时，如咳嗽、打喷嚏、提重物或运动
□当你尿急或想排空膀胱时，你没有足够的时间到达卫生间
□没有进行体力活动，也无明显尿急感
3.在过去3个月中，你经常漏尿（只选一项）
□当你进行某些体力活动时，如咳嗽、打喷嚏、提重物或运动
□当你尿急或想排空膀胱时，你没有足够的时间到达卫生间
□没有进行体力活动，也无明显尿急感

续表

□体力活动和尿急感均会导致漏尿且发生频率相等	
根据对以上3个问题的回答结果，确定尿失禁的类型	
对3个问题的回答结果	尿失禁的类型
体力活动时经常发生漏尿	单纯压力性尿失禁或以压力性尿失禁为主
经常有尿急感、想排空膀胱	单纯急迫性尿失禁或以急迫性尿失禁为主
不进行体力活动，无尿急感	其他原因或以其他原因为主
体力活动和尿急感均会导致漏尿且发生频率相等	混合性尿失禁

四、疼痛护理

疼痛是一种复杂的不愉快的生理心理活动，是机体受到伤害性刺激后做出的反应，也是一些疾病的信号。疼痛也是老年人常见的症状，对老年人的生活质量及社交活动带来明显影响。疼痛护理是一门特殊的护理技术，需要护士综合运用医学、心理学、语言学等多学科的知识来为疼痛的老年人提供护理。

【适宜对象】

60岁及以上具有疼痛症状的老年人。

【目的】

1. 缓解或消除症状，提高生存质量。
2. 解除骨骼肌或平滑肌痉挛，松解局部挛缩组织。
3. 改善神经营养，恢复正常神经功能。

【操作内容及要点】

1. 有效沟通，评估了解老年人的疾病史、用药史、生活状况、心理状况等，以便制定合理的护理方案。

2. 在对老年人进行评估时应遵循常规、量化、全面、动态的评估原则。

3. 应对老年人疼痛症状进行持续、动态的评估，包括疼痛的程度、性质、部位、持续时间，处理后疼痛症状有无加重或缓解以及不良反应。

4. 在确定药物治疗方案后，应向老年人及家属解释药物治疗的相关知识，使其提高老年人的依从性和家属的配合度。

5. 老年人疼痛护理内容及要点见表2–4–12。

表 2–4–12 老年人疼痛护理内容及要点

内容	要点
1. 评估内容	●健康史：疼痛的部位、性质；发生的时间、持续时间；疼痛强度、频率；影响疼痛的因素 ●身体状况：疼痛对睡眠、食欲、日常生活的影响；有无头痛、胸痛、高血压及重要脏器的功能改变 ●心理评估：抑郁、焦虑等情绪
2. 评估方法	●使用疼痛程度评估量表来评估疼痛程度 ●常用量表有：面部表情疼痛量表、数字评分量表（NRS）等
3. 有效干预措施	●药物干预：遵医嘱定时定量给予镇痛药，并观察用药后的效果及有无不良反应 ●非药物干预：根据情况选择热疗、冷疗、按摩、听音乐等措施
4. 健康教育	●运动：根据身体情况尽量选择适合自己的有氧运动 ●心理护理：护士及家属要重视和关心老年人的疼痛感受，常常给予安慰和鼓励 ●学会自我管理：帮助老年人掌握非药物止痛的方法和正确服药的方法
5. 社会支持	●鼓励多参加社会活动，分散注意力，并争取亲属、朋友的支持

【注意事项】

1. 向患者及家属清楚地介绍疼痛治疗方案和护理措施。

2. 老年人在服用镇痛药后若出现严重不良反应时，应及时就医。

3. 理解和关爱老年人，尊重他们对疼痛感受的诉说，不能以自己对他们的行为表现来做评定判断。老年人的主诉是评估疼痛程度的金标准。

4. 对患者及家属进行非药物治疗疼痛的健康教育，因为使用药物和非药物治疗相结合是预防和治疗疼痛的最有效方法。

【知识拓展】

第五生命体征

目前在国际上，疼痛被认为是继呼吸、脉搏、血压、体温之后的第五个生命体征。在对疼痛进行有效、合理的治疗及护理前，需做好疼痛评估，并根据老年人的情况选择适合的疼痛评估量表。

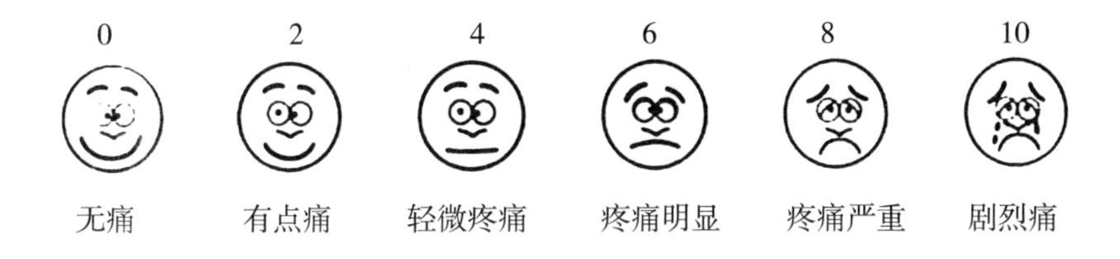

图 2-4-1　面部表情疼痛量表

现在临床使用的疼痛评估量表有数字评分量表、面部表情疼痛量表、视觉模拟量表、词语描述量表、晚期老年痴呆疼痛评估量表。但老年人更适合面部表情疼痛量表（见图2-4-1）和数字评分量表（见图2-4-2）。面部表情疼痛量表适合无认知功能障碍或轻中度认知功能受损、表达困难的老年人，因为老年人对面部表情评定法更易理解和接受，能迅速有效的表达疼痛评分。数字评分量表更细化，用0~10代表不同程度的疼痛：无痛（0），轻度疼痛（1~3），中度疼痛

（4~6），重度疼痛（7~10），此表可将老年人的疼痛更准确地用数字表达出来，便于医生对治疗方案的调整，从而更准确地控制疼痛。护士应准确掌握各种量表的使用方法，为老年人做出准确的疼痛评定。

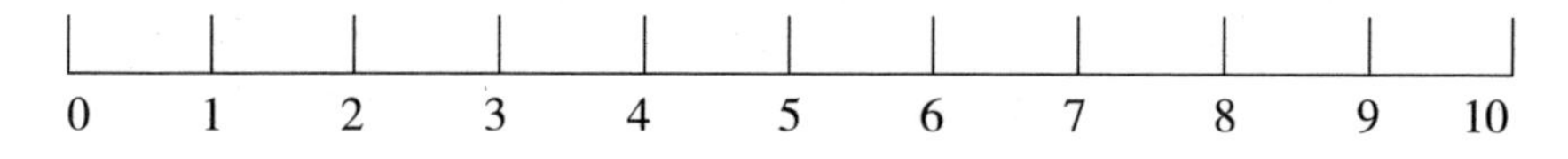

图 2-4-2　数字评分量表

参考文献

1. 中国营养学会 . 中国居民膳食指南（2016）[M]. 北京 : 人民卫生出版社，2016.
2. 中国疾病预防控制中心营养与食品安全所 . 中国食物成分表 [M]. 北京 : 北京大学医学出版社，2009.
3. 董碧蓉 . 医养结合下的老年护理适宜性技术 [M]. 成都 : 四川大学出版社，2017.
4. 董碧蓉 . 新概念老年医学 [M]. 北京 : 北京大学医学出版社，2015.
5. 李玮 . 社区老年人睡眠质量相关因素及睡眠养生教育干预研究 [D]. 北京：北京中医药大学，2010.
6. 美国精神医学学会 . 精神障碍诊断与统计手册 [M]. 北京 : 北京大学出版社，2015.
7. 关绍晨，吴晓光，王淳秀，等 . 北京社区老年人尿失禁患病率及其对生活质量自评的影响 [J]. 中华老年医学杂志，2018，37（3）：333.
8. 梁梅兴，陈素红，陈春霞，等 . 两种疼痛评估量表在老年患者癌痛护理中应用效果分析 [J]. 中国现代医生，2014，52（16）：94.

第五章

慢性病患者护理适宜技术

第一节 慢性阻塞性肺疾病患者的居家护理技术

一、 排痰技术

【适宜对象】

气管、细支气管和毛细支气管内有分泌物的慢性阻塞性肺疾病（COPD）患者。

【目的】

1 . 咳出痰液，保持呼吸道通畅。

2. 预防肺部感染，促进肺部炎症痊愈。

（一）自我咳痰技术

【适宜对象】

能自行咳嗽、咳痰的COPD患者。

【操作步骤及要点】

1. 护理人员准备：洗手、戴口罩，站在患者身边，指导有效咳嗽、咳痰。

2. 用物准备：纸巾、漱口水、漱口杯、痰盂。

3. 环境准备：环境整洁、舒适，光线柔和。

4. 患者准备：取舒适体位（立位、坐位或半卧位），注意保暖，避免迎着风吹。

5. 自我咳痰技术操作步骤及要点见表2-5-1。

表 2-5-1　自我咳痰技术操作步骤及要点

操作步骤	要点
1. 携用物至床旁，解释操作目的	● 解释咳痰的必要性，取得患者配合 ●耐心解释，避免患者过度紧张
2. 指导咳痰 （1）方法一：指导患者取立位、坐位或半卧位，上身略前倾 指导正确的咳痰方法：先行5～6次深呼吸，最后一次深吸气末屏住气，然后用力（腹肌和肋间肌参与）将痰排出 （2）方法二：协助患者取坐位，两腿上置一枕头顶住腹部，咳嗽时身体前倾，头颈屈曲，张口咳嗽将痰液排出 患者采用用力呼气法，由1~2次用力呼气组成，然后咳出痰液。咳痰后放松呼吸一段时间再重新开始	●协助取合适卧位，便于咳痰 ●调整好呼吸，指导咳痰技巧 ●咳嗽时注意收缩腹肌，或用自己的手按压上腹帮助咳嗽 ●咳痰无力者前倾身体并用枕头抵住腹部促进膈肌上抬，促进痰液排出 ●用力呼气时不关闭声门

【注意事项】

1. 反复练习，避免呛咳。

2. 排痰完毕后做好患者的口腔护理。

3. 指导补充足量水分，避免痰液黏稠不易咳出。

（二）手法排痰护理技术

【适宜对象】

长期卧床，久病体弱、无力咳痰的患者。

【操作步骤及要点】

1. 护理人员准备：洗手、戴口罩。站在患者身边，解释操作的目的。

2. 用物准备：纸巾、漱口水、漱口杯、痰盂、薄毛巾。

3. 环境准备：环境整洁、舒适，光线柔和。

4. 患者准备：取舒适体位（立位、坐位或半卧位），注意保暖，避免迎着风吹。

5. 手法排痰技术操作步骤及要点见表2–5–2。

表 2–5–2　手法排痰技术操作步骤及要点

操作步骤	要点
1. 携用物至床旁，解释操作目的	● 解释咳痰的必要性，取得患者配合 ●耐心解释，避免患者过度紧张
2. 患者取侧卧位或坐位，护理人员手指并拢手掌弓成杯形，以手腕力量，从肺底由下向上、由外向内叩拍胸壁，迅速而有节律地震动气道，边拍边鼓励患者咳嗽、排痰	● 每侧肺叶反复叩击1～3分钟 ● 叩击频率120～180次/分 ● 叩击时间5～15分钟为宜 ●叩击时应发出空而深的拍击音

【注意事项】

1. 低血压、容易发生病理性骨折患者（重度骨质疏松，骨肿瘤等）禁止叩击。

2. 叩击力量适中，以患者不感疼痛为宜。

3. 宜安排在餐前30分钟或餐后两小时进行。

4. 叩击时避开乳房和心脏，避开骨突起部位，如胸骨、肩胛骨和脊柱。

5. 为预防直接叩击胸部引起皮肤发红，宜用薄毛巾覆盖皮肤。

6. 操作时询问患者的感受，观察患者神志、生命体征、主诉及咳痰情况。

7. 操作完毕后做好口腔护理。

二、家庭氧疗护理技术

【适宜对象】

呼吸困难伴低氧血症者。

【目的】

1. 改善呼吸功能。

2. 纠正缺氧症状，提高血氧含量。

【操作步骤及要点】

1. 护理人员准备：洗手、戴口罩。站在患者身边，解释本操作的目的。

2. 用物准备：氧气瓶或制氧机、鼻导管或面罩、棉签、胶布、蒸馏水、湿化瓶。

3. 环境准备：环境整洁、舒适，光线柔和。

4. 患者准备：取舒适体位（立位、坐位或半卧位），注意保暖，避免迎着风吹。

5. 家庭氧疗技术操作步骤及要点见表2-5-3。

表 2-5-3　家庭氧疗技术操作步骤及要点

操作步骤	要点
1. 备齐用物，携至床旁	● 做好解释，取得患者的配合
2. 解释氧疗目的	●鼓励安慰患者，增强其战胜疾病的信心
3. 安装流量表并检查通气情况	●做好用氧安全指导，做好四防：防火、防尘、防热、防油
4. 观察鼻腔情况用湿棉签清洁双侧鼻腔	
5. 连接吸氧管或氧气面罩，并调节氧流量检查通气情况	● 低流量吸氧，氧流量1～2 L/min
6. 鼻导管轻塞于鼻腔或氧气面罩轻盖于鼻部，并固定好	
7. 协助患者置于舒适卧位，整理好床单位	
8. 记录用氧时间	●每天用氧时间≥15小时

【注意事项】

1. 供氧装置周围严禁烟火，防止氧气燃烧爆炸。

2. 氧疗装置应定期更换、清洁、消毒。

3. 每周更换鼻导管2次，及时清理鼻腔分泌物，防止导管堵塞。

4. 使用面罩吸氧时注意保持面部的清洁与干燥，注意防止局部压疮发生。

三、呼吸功能训练技术

【适宜对象】

康复期的COPD患者。

【目的】

1. 帮助患者控制呼吸频率，减少呼吸功耗。

2. 增大通气量，降低呼吸频率，缓解呼吸困难症状。

（一）缩唇呼吸训练技术

【操作步骤及要点】

1. 护理人员准备：站在患者身边，解释本操作的目的并进行示范指导。

2. 环境准备：环境整洁、舒适，空气清新，光线柔和。

3. 患者准备：取舒适体位（立位、坐位或半卧位），注意保暖，避免迎着风吹。

4. 缩唇式呼吸功能训练技术操作步骤及要点见表2–5–4。

表 2–5–4　缩唇式呼吸功能训练技术操作步骤及要点

操作步骤	要点
1. 解释操作目的，取得配合	●态度真诚，指导耐心细致
2. 指导呼吸训练 （1）通过鼻子缓慢地深吸气，直到无法吸入为止 （2）缩唇，如吹口哨状 （3）保持缩唇姿势缓慢呼气，将气缓慢呼出，同时收紧腹部	●一般吸气2秒后在4～6秒内呼出 ●吸气与呼气的时间比例为1∶2或1∶3 ●每次10～20分钟，每天两次 ●注意观察患者反应

【注意事项】

1. 掌握要领，坚持训练。

2. 宜选择空气清新的场所进行。

3. 以不感疲惫为宜。

（二）腹式呼吸训练技术

【操作步骤及要点】

1. 护理人员准备：站在患者身边，解释本操作的目的并进行示范指导。

2. 环境准备：环境整洁、舒适，空气清新，光线柔和。

3. 患者准备：取舒适体位，注意保暖，避免迎着风吹。

4. 腹式呼吸功能训练技术操作步骤及要点见表2–5–5。

表 2–5–5　腹式呼吸功能训练技术操作步骤及要点

操作步骤	要点
1. 解释操作目的，取得配合	●态度真诚，指导耐心细致
2. 指导呼吸训练 （1）患者取立位或坐位，一手放于胸前，一手放于腹部 （2）闭嘴用鼻子吸气，胸部不动，尽量挺腹 （3）呼气时用口呼出，同时收缩腹部，胸廓保持最小活动度	●深吸气（鼓起肚子）3 ~ 5秒，屏气1秒 ●慢呼气（回缩肚子）3 ~ 5秒，屏气1秒 ●呼吸时间掌握在15秒左右 ●注意观察患者反应

【注意事项】

1. 掌握要领，坚持训练。

2. 每次15分钟，每天两次。

3. 训练以患者耐受为宜。

【知识拓展】

家庭氧疗的意义

家庭氧疗是慢性病患者在家庭中进行氧疗，是医院外治疗低氧血症的重要手段之一。美国和英国曾分别进行了两项大规模的氧疗临床实验，参与的老年阻塞性肺气肿患者共100多人，为期4年之久。美国的实验结果显示：24小时氧疗患者的存活率比夜间氧疗患者高出32%；英国的实验结果显示：12~15小时氧疗患者的存活率则较无氧疗患者高出15%。研究结果表明：氧疗纠正了低氧血症，有效防止和改善缺氧所致的组织损伤和器官功能障碍，同时供给机体充足的氧气，改善机体的活动耐力，坚持长期氧疗的患者不仅在生活质量、自我照顾起居方面有所改善，而且还降低了入院率，减少了治疗费用和不便。氧疗是慢性阻塞性肺疾病患者居家治疗不可或缺的选择。

第二节　糖尿病患者的居家护理技术

一、皮下注射胰岛素技术

【适宜对象】

需要皮下注射胰岛素的居家糖尿病患者。

【目的】

1. 准确皮下注入胰岛素，血糖控制好。
2. 局部无红肿、疼痛等感染症状。

【操作步骤及要点】

1. 护理人员准备：穿戴整齐、洗手、戴口罩。
2. 用物准备：胰岛素注射器、胰岛素药液、75%的乙醇、无菌棉签。
3. 环境准备：整洁宽敞，光线充足。
4. 患者准备：取舒适体位，充分暴露注射部位。
5. 皮下注射胰岛素操作步骤及要点见表2-5-6。

表 2-5-6　皮下注射胰岛素操作步骤及要点

操作步骤	要点
1. 携用物至床旁，解释操作目的，取得患者合作	●耐心细致，通俗易懂

续表

操作步骤	要点
2. 协助患者取舒适体位，选择注射部位	●环境宽敞，充分暴露注射部位
3. 查对胰岛素名称、剂量、有效期等，准确抽吸胰岛素	
4. 75%乙醇消毒皮肤，待干	●消毒2次，充分待干
5. 注射时用一只手轻轻捏起注射部位2~3 cm宽的皮肤，并引起轻微疼痛，另一手握胰岛素注射器，将针头以45°~90°角快速注入皮肤，推注药液，然后放松提起的皮肤。体瘦者和儿童以45°进针注射，体胖者以90°注射	●保证药液充分吸收 ●严格无菌操作 ●讲解低血糖症状及危害，指导患者注意有无低血糖反应 ●指导患者随身准备一些糖果或饼干，以防低血糖发生 ●教会患者或长期照顾者掌握胰岛素皮下注射技术
6. 推药：抽动活塞，如无回血，缓慢推注药液	
7. 注射后迅速拔出针头，拔针时不改变方向，用无菌棉签压迫注射部位10~20秒	
8. 协助患者取舒适体位	
9. 收拾用物，洗手、记录	

【注意事项】

1. 注射前核对胰岛素的名称、剂型、有效期，检查胰岛素的外观有无异常。

2. 速效胰岛素和短效胰岛素为澄清、无色透明液体，可直接注射，混悬型胰岛素使用前要充分混匀。

3. 使用短效胰岛素或含短效与中效成分的预混胰岛素时要保证在注射后30分钟内进食。

4. 避免在痣、瘢痕组织、红肿硬结、皮肤隆起、脂肪增生（凸起）或萎缩（凹陷）的地方注射。

5. 计划运动的患者，应该选择受运动影响最小的部位进行注射。

二、居家血糖监测技术

【适宜对象】

需要进行血糖监测的居家糖尿病患者。

【目的】

监测血糖，掌握血糖控制情况，为诊疗提供依据。

【操作步骤及要点】

1 .护理人员准备：穿戴整齐、洗手、戴口罩。

2.用物准备：血糖仪一套（血糖仪、采血针、试纸）、75%的乙醇、棉签、锐器盒、医用垃圾袋。

3.环境准备：整洁宽敞，光线充足。

4.患者准备：取舒适体位，充分暴露穿刺部位。

5.居家血糖监测技术操作步骤及要点见表2–5–7。

表 2–5–7　居家血糖监测技术操作步骤及要点

操作步骤	要点
1. 携用物至床旁，解释操作目的，取得患者合作	●环境宽敞，充分暴露注射部位
2. 为患者取舒适体位，检查、核对试纸有效期	
3. 用75%乙醇消毒穿刺部位，待干	●穿刺部位手指消毒2次，充分待干 ●严格无菌操作 ●讲解血糖监测的意义 ●教会患者或长期照顾者掌握血糖监测技术
4. 将试纸插入血糖仪中，等待出现滴血符号	
5. 用采血针穿刺，干棉签拭去第一滴血	
6. 将在功能状态的血糖仪靠近穿刺点，吸进血液	
7. 读取、记录测试结果	
8. 分类处理用物，洗手	

【注意事项】

1. 采血部位以手指两侧为宜（血管丰富，血液充足，神经末梢分布少，痛感不明显）。

2. 采血前将手臂下垂10～15秒，使手指充血，待进针后轻轻推压手指两侧血管至指前端1/3处，让血慢慢溢出即可。

3. 注意保持试纸干燥，取出试纸后立即盖上盖子，避免试纸暴露在空气中时间过长。

4. 血糖仪的使用环境不宜过冷或过热，湿度不能太大。清洁血糖仪时，不能用清洗剂或酒精擦洗测试区，也不要使血糖仪进水。

5. 定期使用校准液校准血糖仪，每三个月在相同条件下（如同一时刻下）的检查结果与医院检验结果对比。

三、 糖尿病足的预防护理技术

【适宜对象】

血糖控制欠佳，并发周围神经、血管病变的糖尿病患者。

【目的】

消除炎症，改善局部血液循环，预防足部感染。

【操作步骤及要点】

1. 护理人员准备：穿戴整齐、洗手、戴口罩。

2. 用物准备：家人自备温水、水温计、脚盆、毛巾、指甲刀。

3. 环境准备：整洁宽敞，温度、湿度适宜，光线充足。

4. 患者准备：取舒适体位，充分暴露双足。

5. 糖尿病足预防护理技术操作步骤及要点见表2–5–8。

表 2-5-8　糖尿病足预防护理技术操作步骤及要点

操作步骤	要点
1. 携用物至床旁，解释操作目的，取得患者合作	
2. 协助患者取舒适体位	
3. 示范教会患者及家人监测足背动脉：找到足背动脉搏动位置(在踝关节前方，内、外踝连接中点，拇长伸肌腱外侧可触及其搏动)，双手食指指腹施加相同压力感受双侧足背动脉，搏动有力为良好，搏动细弱为一般，需密切观察	
4. 示范教会患者及家人足部日常护理方法：每天用温水洗脚，水温不超过40℃，洗脚时间不超过10分钟，使用不含致敏物质的中性香皂清洗足部。洗完后用浅色、柔软、吸水性强的毛巾擦干足部，尤其是脚趾缝。皮肤干燥时可使用润肤露，脚趾间不用	●使用水温计测试水温，避免患者用脚测试水温，防烫伤
5. 示范教会患者及家人定期修剪指甲：修剪脚趾甲最好是在洗脚后进行，趾甲不能剪太短，长度应与趾尖齐平，趾甲边缘要修剪光滑平整	
6. 示范教会患者及家人每天做足部检查：检查足背、足底、脚趾、趾甲、趾缝，重点检查足变形部位。注意观察其色泽、温度、有无鸡眼、胼胝、趾甲内陷、皲裂；有无擦伤、裂伤、抓伤及水疱等异常情况；趾缝间是否有破溃	
7. 做好健康教育：讲解糖尿病足的发生发展及危害；强调日常护理的重要性；指导穿透气、柔软的鞋袜；避免足部受伤；发现异常及时处理	

【注意事项】

1. 切忌赤脚行走，避免穿露趾凉鞋。

2. 冬天不要用电热毯、热水袋、加热器暖脚，避免烫伤。

3. 足部检查时要在光线充足的情况下进行。

4. 鞋子宜宽松，不挤压脚趾，透气性好，袜子选择吸水性好、透气性强、松软的棉制袜子。

【知识拓展】

“苏木杰现象”和“黎明现象”

“苏木杰现象” 的实质是一种反应性高血糖现象，是由于夜间发生的低血糖诱使升糖激素如糖皮质激素、儿茶酚胺、胰高糖素分泌导致的清晨高血糖。

“黎明现象”是由于胰岛素分泌不足，不足以抵抗晨起不断升高的糖皮质激素、儿茶酚胺水平，从而导致黎明时血糖逐渐升高。

为了鉴别两种现象，我们可以监测凌晨2~3点的血糖，若发生低血糖则次日清晨的高血糖为“苏木杰现象”，否则为“黎明现象”，鉴别明确后可采取相应的治疗措施。

第三节　高血压患者的居家护理技术

一、家用电子血压计的使用技术

【适宜对象】

居家高血压患者。

【目的】

1. 监测血压，为用药、调整剂量提供依据。
2. 了解自身血压控制情况。

【操作步骤及要点】

1. 护理人员准备：穿戴整齐、洗手、戴口罩。
2. 用物准备：家用电子血压计。

3. 环境准备：整洁宽敞，温度、湿度适宜，光线充足。

4. 患者准备：取坐位或平卧位，暴露测量手臂。

5. 家用电子血压计的使用技术操作步骤及要点见表2–5–9。

表 2–5–9　家用电子血压计的使用技术操作步骤及要点

操作步骤	要点
1. 携用物至床旁，解释操作目的，取得患者合作	
2. 协助患者取坐位或卧位	
3. 示范教会患者或家属正确使用家用电子血压计	
4. 裸露被测手臂，手心向上平伸，肘部位于心脏水平，患者上臂穿过血压计袖带环，袖带底边在肘上方1~2 cm，袖带上的标志置于肱动脉上。首次测量的血压值不计数，如果后两次收缩压读数相差8 mmHg以上，或舒张压相差4 mmHg以上时，应再次测量，取后两次平均值	●测量过程中，测量手臂保持不动
5. 记录，收拾用物	

【注意事项】

1. 测量前30分钟内禁止吸烟和饮浓茶、咖啡，排空膀胱，安静休息5分钟。

2. 测量血压应做到四定：定时间、定部位、定体位、定血压计。

3. 定期校准血压计。

二、降压体操运动技术

【适宜对象】

可以做体操运动的高血压患者。

【目的】

稳定血压，提高心肺功能，缓解心理压力。

【操作步骤及要点】

1. 护理人员准备：着运动装。

2. 用物准备：小型背景音乐播放器。

3. 环境准备：宽敞，温度、湿度适宜，光线充足。

4. 患者准备：着运动装。

5. 降压体操运动技术操作步骤及要点见表2-5-10。

表 2-5-10 降压体操运动技术操作步骤及要点

操作步骤	要点
1. 选择宽敞的空地播放轻柔的背景音乐	
2. 闭上双眼，深吸一口气，全身肌肉放松、精神放松	
3. 吸气时，两臂由体侧慢慢提起，至侧平举，掌心向下。呼气时，两臂由体侧向前放松落下，同时两腿半蹲	●重复操练8次
4. 伸臂扩胸：站立位，两臂自然下垂，慢慢自体前向上高举过头。两臂向两侧平举扩胸	●还原后重复
5. 左右摆动：左臂屈肘于胸前，右臂外展平举，分腿直立。左腿弯曲，同时两臂经下向左上方摆至左臂斜上举右臂屈肘于胸前	●反方向重做
6. 双手划桨：站立位，两手握拳至肩部，拳心向前。左足向左前跨弓步，重心前移同时两臂经前上方成弧形向前下方推出。身体后坐成右弓步，两臂由前上方收回至肩部	●还原后换方向做
7. 侧屈展臂：两臂侧平举，手心向上。重心移至右腿成侧弓步，右臂上举，上体向左侧屈，掌心相对	●还原后换方向做
8. 马步举掌：取骑马步，两臂外展平举，再逐渐伸直上举。两臂经体侧平举下落，同时两腿逐渐直立，双手收回至腰部	●缓慢逐渐还原
9. 弓步推掌：直立，稍宽于肩，两臂屈肘握拳于腰侧拳心向上。上体向左转45°，面向左斜方成弓步，同时右手立掌，手指向上，向前推出，左手握拳于腰侧	●逐渐还原反方向再做

续表

操作步骤	要点
10. 上托下按：两臂屈肘于胸前，掌心相对，左手在上右手在下，两手相距约30 cm，两腿分立，与肩同宽。右手向上穿掌至右臂上举成托掌，左手向下按掌至后下方，指尖向左上体保持直立，同时屈右膝向右移重心成右弓步	●还原后换方向再做
11. 两手托天：两手提至腹部前，四指相对，掌心向上，同时鼓腹。两手沿胸前上托至脸前，反复上举，眼看两手同时收腹，两臂由体侧下落逐渐还原成立正姿势	
12. 拳击腰背：两足站立，与肩同宽，两手半握拳，放在腰脊两侧。两拳由下向上捶击4次，同时上体逐渐前倾约45°，两拳由上向下捶击4次，同时上体逐渐后仰	
13. 前后踢腿：两手叉腰，脚与肩同宽。前踢腿：右腿屈膝上提，绷直脚面，向前下方踢腿，同法踢左腿。后踢腿：右腿屈膝向后踢，还原后同法踢左腿	
14. 内外踢腿：两手叉腰，脚与肩同宽。内踢腿：右腿屈膝向内踢，还原后同法屈膝踢左腿。外踢腿：右腿屈膝向右外侧踢，还原后同法屈膝踢左腿	

【注意事项】

运动时配合呼吸，缓慢放松，动作轻柔。每节做2~4个八拍。

【知识拓展】

高血压高危人群的确定标准

1. 血压测量为正常高值：收缩压120~139 mmHg或舒张压80~89 mmHg。

2. 超重：BMI≥24或腰围男≥90 cm，女≥85 cm。

3. 高血压家族史：一、二级亲属。

4. 长期过量饮酒：每日饮白酒≥100 ml且每周饮酒4次以上。

5. 长期高盐膳食。

具有以上1项或1项以上的危险因素，视为高血压高危人群。

第四节　脑卒中患者的居家护理技术

一、基础护理技术——排泄护理技术

【适宜对象】

脑卒中后活动受限、卧床的患者。

【目的】

1. 维持患者的正常排泄功能，满足其排泄需要。
2. 让患者获得健康和舒适的状态。
3. 保持患者的尊严。

【操作步骤及要点】

详见本书第三篇第八章。

二、基础护理技术——压疮护理技术

【适宜对象】

脑卒中后活动受限、长期卧床的患者。

【目的】

1. 保护患者皮肤完整性。
2. 预防压疮的发生发展。
3. 减轻患者痛苦，促进康复。

【操作步骤及要点】

详见本书第三篇第五章。

三、康复训练技术——床上康复训练技术

【适宜对象】

脑卒中后偏瘫、卧床期患者。

【目的】

1. 保持肢体功能位，防止关节痉挛和肌肉萎缩。
2. 促进血液循环，防止静脉血栓形成。

【操作步骤及要点】

1. 护理人员准备：衣帽整洁，洗手，戴好口罩。
2. 用物准备：软毛巾、软枕（数个）。
3. 环境准备：整洁舒适，光线适宜。
4. 患者准备：穿透气、舒适、有弹性的棉质衣裤。
5. 床上康复训练技术操作步骤及要点见表2-5-11。

表 2-5-11 床上康复训练技术操作步骤及要点

操作步骤	要点
1. 携用物至床旁，解释操作目的，取得患者配合	
2. 良肢位摆放训练：平卧位时，肩关节屈45°，外展60°无内外旋；肘关节伸展位；腕关节背伸位，手心向上，手指各关节稍屈曲可手握软毛巾，保持拇指的对指中间位；髋关节伸直，防止内外旋，膝关节屈曲20°~30°（约一拳高），下垫一软枕；踝关节置于中间位，摆放时托起足跟，足底垫软枕，防止足下垂。健侧卧位时，健肢屈曲外展，健手屈曲，背部垫软枕，患手置于胸前并垫上软枕，屈曲呈轻握毛巾状，手心向下；肘、腕关节伸直位，患侧下肢置于软枕上，关节屈曲20°~30°或伸直。患侧卧位时，背部垫软枕，60°~80°的倾斜度为宜，患肢肘关节屈曲90°于枕边，健手可放于胸前或身上，健肢屈曲，患侧下肢屈曲，双下肢之间垫软枕	●保持患者舒适体位 ●预防或减轻肌肉强直、挛缩

续表

操作步骤	要点
3. 床上被动运动训练：协助患者先从健侧开始，肩关节外旋、外展和屈曲，肘、腕和手指关节伸展，髋关节外展和伸展，膝关节伸展，足背屈和外翻	●每次全身锻炼15~30分钟，每天2~3次
4. 床上翻身训练。向健侧翻身：协助患者用健手握住患手手腕，屈膝，健腿插入患腿下方。交叉的双手伸直举向前方，做左右侧方摆动，借助摆动的惯性，让双上肢和躯干一起翻向健侧。护理人员可协助其转动盆骨或肩胛 向患侧翻身：患者取仰卧位，协助其双手相握向上伸展上肢，健侧下肢屈曲，双上肢左右侧方摆动，当摆向患侧时，顺势将身体翻向患侧	●避免长期固定于一种姿势而导致压疮或肺部感染等
5. 桥式运动训练：协助患者取仰卧位，双腿屈曲，足踏床，慢慢抬起臀部，维持一段时间后慢慢放下。双桥式运动能完成后护理人员协助患者开始单桥式运动。护理人员协助患者悬空健腿，仅患腿屈曲，足踏床抬臀	●避免以后行走时出现偏瘫步态。维持时间从5秒开始，渐至1~2分钟，每日2~3次，每次5下

【注意事项】

护理人员协助患者运动时注意动作强度，切忌粗暴，以患者能忍耐为宜。

四、康复训练技术——离床活动训练技术

【适宜对象】

脑卒中后偏瘫、离床期患者。

【目的】

增强肌肉力量，恢复肢体正常功能。

【操作步骤及要点】

1. 护理人员准备：衣帽整洁，洗手，戴好口罩。

2. 用物准备：手杖。

3. 环境准备：地面平整宽敞、光线充足。

4. 患者准备：穿宽松、舒适、有弹性的棉质衣裤。

5. 离床活动训练技术操作步骤及要点见表2–5–12。

表 2–5–12　离床活动训练技术操作步骤及要点

操作步骤	要点
1. 携用物至床旁，解释操作目的，取得患者配合	
2. 行走训练：患者患腿向前迈进时，躯干伸直，用健手扶墙重心移至健腿，膝关节屈曲。护理员扶助其骨盆，协助患侧骨盆向前下方运动。患者健腿向前迈步时，躯干伸直，健手扶墙，重心前移，护理员站在患者侧后方，一手放置于患腿膝部。另一只手放置于患侧骨盆部。健腿开始只迈至与患腿平齐位，随着患腿负重能力的提高，健腿可以适当超过患足	●防止患腿迈步时外旋 ●防止患者迈步时发生膝反张
3.上下楼梯训练：上楼时，手杖和健足先放在上级台阶，伸直健腿，协助患者将患腿提到同一台阶。下楼时手杖与患足先下到下一级台阶，然后健足迈下到同一台阶	

【注意事项】

1. 移开部分家具，保持练习场地宽敞无阻碍。

2. 做好保护措施，防止患者跌倒。

五、康复训练技术——语言康复训练技术

【适宜对象】

脑卒中后语言功能障碍的患者。

【目的】

对语言功能障碍者进行矫治，恢复和改善其语言能力。

【操作步骤及要点】

1. 护理人员准备：衣帽整洁、态度亲切。

2. 用物准备：图片、识字卡、家庭常用实物（就地取材：如遥控板、水杯等患者常用物品）。

3. 环境准备：地面平整宽敞、光线充足。

4. 患者准备：穿宽松、舒适、有弹性的棉质衣裤。

5. 脑卒中语言康复训练技术操作步骤及要点见2-5-13。

表 2-5-13　脑卒中语言康复训练技术操作步骤及要点

操作步骤	要点
1.携用物至床旁，解释操作目的，取得患者配合	
2.口腔操：护理人员教患者噘嘴、鼓腮、叩齿、弹舌头	●每个动作重复5～10次
3.舌运动：张大嘴，做舌的外伸后缩运动，将舌尖尽量伸出口外舔上、下嘴唇，左右口角，做舌绕口唇环绕运动、舌舔上颚运动	●每项运动重复5次，每天2～3次
4.发音练习：护理员教患者学习“Pa，Ta，Ka”的发音	●先单个重复练习，发音准确后，三个音连着一起重复训练
5.看图识物：护理人员用图片、识字卡片和患者熟悉的家里实物，请患者读出其名称	●督促患者大声读，反复地读以刺激强化患者记忆

【注意事项】

1. 发音训练时，护理人员示教口型，发音正确。

2. 纠正错误语言，耐心教导日常用语。

3. 教会长期照顾者训练患者，鼓励患者在家进行自我训练。

【知识拓展】

脑卒中简易判断法

判断一个人是否发生了脑卒中，用简单的“微笑、举手、说一句话”三个办法，准确率可达90%。

一是对着镜子微笑一下，看两边的嘴角是否对称。

二是平举双手，看10秒钟之内是否有一侧的手臂控制不住向下落。

三是说一句比较复杂的话，看是否说不出，或者含混不清。

这三个问题中，只要有一个是肯定答案，很有可能就是发生了脑卒中。

第五节　心功能不全患者的居家护理技术

一、脉搏测量技术

【适宜对象】

服用洋地黄的心功能不全患者。

【目地】

1. 评估服药治疗的效果。
2. 协助诊断，预防洋地黄中毒。

【操作步骤及要点】

1. 护理人员准备：穿戴整齐、修剪指甲、洗手、戴口罩。
2. 用物准备：秒表、记录本、笔、听诊器（必要时）。
3. 脉搏测量技术步骤及要点见表2-5-14。

表 2-5-14　脉搏测量技术步骤及要点

<table>
<tr><th>操作步骤</th><th>要点</th></tr>
<tr><td>1. 携用物品至床旁，解释操作目的</td><td rowspan="2">●关心患者，态度诚恳</td></tr>
<tr><td>2. 患者取卧位或坐位，手臂取舒适位置，手腕伸展放松</td></tr>
<tr><td>3. 测量：以食指、中指、无名指的指端按压在手腕桡动脉搏动处，按压力量适中，以能清楚测得脉搏搏动为宜</td><td>●压力太大会阻断脉搏搏动，压力太小则感觉不到脉搏搏动</td></tr>
<tr><td>4. 计数：正常脉搏测30秒，乘以2。若发现脉搏短绌，应由两人同时测量，一人听心率，另一人测脉率，由听心率者发出“起”和“停”口令，计时1分钟</td><td>●脉搏短绌：以分数式记录，记录方式为心率/脉率</td></tr>
</table>

【注意事项】

1. 勿用拇指诊脉，因拇指小动脉的搏动较强，易与患者的脉搏混淆。

2. 异常脉搏应测量1分钟；脉搏细弱难以触诊时，应测心尖搏动1分钟。

3. 每次应用洋地黄前应测量脉搏，必要时测心率。当脉搏<60次/分或节律不规则时，应停药并告知医生。

二、排便异常（便秘）的护理技术

【适宜对象】

便秘的心功能不全患者。

【目的】

1. 缓解便秘，避免用力排便时腹压骤增，大量静脉血回到心脏，使心脏负荷加重。

2. 避免用力排便时诱发心力衰竭或使心力衰竭加重。

【操作步骤及要点】

1. 护理人员准备：穿戴整齐、修剪指甲、洗手、戴口罩。

2. 用物准备：缓泻剂、剪刀、橡胶手套、手纸、便盆。

3. 心功能不全患者便秘护理技术操作步骤及要点见表2–5–15。

表 2–5–15 心功能不全患者便秘护理技术操作步骤及要点

<table>
<tr><th>操作步骤</th><th>要点</th></tr>
<tr><td>1. 携用物至床旁，解释操作目的</td><td rowspan="3">●操作者态度体贴、关心
●增加腹内压，促进排便</td></tr>
<tr><td>2. 协助患者取适宜排便的姿势。最好采取坐姿或者抬高床头，病情允许患者可以入厕排便</td></tr>
<tr><td>3. 排便时用单手或双手的食、中、无名指重叠在左下腹乙状结肠部位深深按压并做环状按摩，或指端轻压肛门后端也可以促进排便</td></tr>
<tr><td>4. 使用缓泻剂时，嘱患者取左侧卧位，放松肛门外括约肌。护理人员在使用开塞露时，先将封口端剪去，挤出少许液体润滑开口处，然后将开塞露的前端轻轻插入肛门，将药液全部挤入直肠内，保留5～10分钟后排便</td><td></td></tr>
<tr><td>5. 粪便嵌塞者，可采取人工取便法：护理人员协助患者取侧卧位，露出肛门。护理员戴手套的食指涂上润滑剂，轻轻插入肛门，用食指勾住粪便移出，直到护理人员的手指感受不到粪便</td><td rowspan="4">●动作宜轻柔，避免或减少黏膜的损伤</td></tr>
<tr><td>6. 排便后用手纸清洁患者肛门，必要时温水清洗</td></tr>
<tr><td>7. 协助患者取舒适体位</td></tr>
<tr><td>8. 整理用物，清洗消毒</td></tr>
</table>

【注意事项】

1. 人工取便容易刺激迷走神经，患有心脏病、脊椎受损者慎用，如操作中患者不适，立即停止操作。

2. 操作中注意观察患者的神志、脉搏、呼吸和反应。

三、家庭氧疗护理技术

【适宜对象】

左心功能不全的患者。

【目的】

1. 纠正缺氧，缓解呼吸困难。
2. 保护心脏功能，减少重要器官的功能损害。

【操作步骤及要点】

详见本章第一节表2-5-3家庭氧疗技术操作步骤及要点，吸氧流量以4~6 L/min为宜。

四、 皮肤护理技术——床上温水擦浴技术

【适宜对象】

心功能不全、长期卧床的患者。

【目的】

1. 保持皮肤清洁干燥，促进身心舒适。
2. 促进皮肤血液循环，增强皮肤排泄功能。
3. 预防感染和压疮的发生。

【操作步骤及要点】

1. 护理人员准备：衣帽整洁，修剪指甲，洗手，戴口罩。
2. 用物准备

（1）浴巾2条、毛巾2条、浴皂 、小剪刀、梳子、浴毯、50%乙

醇、护肤用品（润肤剂、爽身粉）。

（2）脸盆2个、水桶2个（一桶盛热水，根据患者的情况增减水温；另一个桶用来接盛污水）、清洁衣裤和被服、另备便盆和便盆巾。

3. 床上温水擦浴技术操作步骤及要点见表2-5-16。

表 2-5-16　床上温水擦浴技术操作步骤及要点

<table>
<tr><th>操作步骤</th><th>要点</th></tr>
<tr><td>1. 携用物至床旁，解释温水擦浴的目的，取得患者的配合</td><td rowspan="3">●保持室内环境舒适，光线充足
●取舒适卧位</td></tr>
<tr><td>2. 关好门窗、拉好窗帘，室温保持在24℃以上</td></tr>
<tr><td>3. 协助患者移近操作者，盖好被盖</td></tr>
<tr><td>4. 根据患者情况放平床头或床尾支架，松开被盖移至床尾，浴毯遮盖患者</td><td>●注意保暖和保护患者隐私</td></tr>
<tr><td>5. 将脸盆和浴皂放在床旁桌上，倒入2/3满温水</td><td>●水温47～50℃</td></tr>
<tr><td>6. 擦洗面部和颈部
（1）将一条浴巾铺于患者枕上，另一条浴巾盖于患者胸部。将毛巾叠成手套状，包于护士手上，并将毛巾彻底浸湿
（2）先用温水擦洗患者眼部，由内眦到外眦，使用毛巾的不同部位轻轻擦干眼部
（3）面部擦洗顺序前额、面颊、鼻翼、耳后、下颌直至颈部</td><td>●避免使用浴皂，以免引起眼部刺激症状
●浴皂和清水各擦洗一次</td></tr>
<tr><td>7. 擦洗上肢和手
（1）为患者脱去上衣，盖好浴毯
（2）移去近侧上肢浴毯，将浴巾纵向铺于患者上肢下面
（3）将毛巾涂好浴皂，擦洗患者上肢直至腋窝，再用清水洗净，用浴巾擦干皮肤
（4）将浴巾对折，放于床边。置脸盆于浴巾上，协助患者将手浸于温水中，洗净并擦干。根据患者情况修剪指甲。同法擦洗对侧肢体</td><td>●擦洗时力量足以刺激肌肉组织，促进血液循环</td></tr>
</table>

续表

操作步骤	要点
8. 擦洗胸、腹部 （1）将浴巾盖于患者胸部，将浴毯向下折叠至患者脐部。护士一手掀起浴巾一边，一手用包着毛巾的手擦洗患者胸部。擦洗女性患者乳房时应环形用力，并注意擦净皮肤皱褶处 （2）分别将两条浴巾纵向盖于患者胸、腹部　将浴毯向下折叠至会阴部。护士一手掀起浴巾一边，一手用包着毛巾的手擦洗患者腹部。同法擦洗另一侧腹部，并擦干腹部皮肤	●注意遮挡，减少身体暴露，避免身体受凉 ●注意洗净脐窝和腹股沟等皮肤皱褶处 ●注意用清水擦净皂液，用浴巾擦干皮肤
9. 擦洗背部、臀部 （1）协助患者取侧卧位，背向护士，将浴巾纵向铺于患者身下 （2）将浴毯盖于患者肩部和背部 （3）按擦洗胸腹部手法依次擦洗后颈部、背部至臀部 （4）协助患者穿好清洁上衣，平卧 （5）将浴毯盖于患者胸、腹部。换水	●注意擦净臀部和肛门部位皮肤皱褶处 ●勤换水，保证清洁卫生 ●注意擦洗顺序，避免肛周细菌污染会阴和其他部位
10. 擦洗下肢、足部及会阴部 （1）将浴毯撤至床中线处，盖于远侧腿部，遮盖住会阴部。将浴巾纵向铺于近侧腿部下面 （2）依次擦洗大腿、膝关节、小腿和踝部，洗净后彻底擦干 （3）移盆于足下，盆下垫浴巾 （4）一手托起患者小腿部，将足部浸泡于盆水中，彻底洗净擦干，根据患者情况修剪脚趾甲。足部皮肤过于干燥可使用润肤剂 （5）护士移至床对侧，同法洗净另一侧下肢。换水 （6）用浴巾盖好上肢和胸部，用浴毯盖好下肢，只暴露会阴部，洗净并擦干会阴部 （7）协助患者穿好清洁裤子 （8）协助患者取舒适体位，为患者梳头。开窗通风，整理床铺，收拾用物	●擦洗过程中注意患者的反应 ●擦洗过程中注意观察皮肤有无破损、发红、硬结、皮疹及毛囊炎等

【注意事项】

1. 擦浴时注意患者保暖。控制室温，及时调节水温，及时盖好浴毯。

2. 操作时动作敏捷、轻柔，减少翻动次数，在15~30分钟完成擦浴。

3. 擦浴时注意保护患者隐私，减少暴露。

4. 擦浴中注意观察患者的病情变化和皮肤情况，及时处理。

【知识拓展】

洋地黄中毒的相关知识

洋地黄的治疗量和中毒量相近，且无已知的解毒药，每次应用洋地黄类药物前都应测量脉搏，必要时听心率，当脉搏＜60次/分或节律不规则时，应停药并告知医生。

洋地黄类药物应单独服用。不能与奎尼丁、普罗帕酮、维拉帕米、胺碘酮、钙剂等药物合用，以免增加药物毒性作用。如患者服药后呕吐，要与医生联系，决定补服或通过其他途径给药。

洋地黄的疗效指标：心率减慢、呼吸改善、尿量增加、安静、食欲好转等。

洋地黄的毒性反应：心率过慢、心律失常、恶心呕吐、食欲减退、视物模糊、嗜睡等。

β受体阻滞剂可产生心肌收缩力减弱、心率减慢、低血糖、支气管痉挛等副作用，应用此药应从小剂量开始，不能突然停药，用药期间应自测心率，心率＜50次/分应慎用。

第六节　肾功能不全患者的居家护理技术

一、皮肤护理——温水擦浴护理技术

【适宜对象】

肾功能不全伴有水肿且身体衰弱的患者。

【目的】

1. 保持皮肤清洁干燥，促进身心舒适。

2. 促进皮肤血液循环，增强皮肤排泄功能。

3. 预防感染和压疮的发生。

【操作步骤及要点】

详见本章表2–5–16床上温水擦浴技术操作步骤及要点。

二、口腔黏膜护理技术——口腔护理技术

【适宜对象】

肾功能不全中、晚期患者。

【目的】

1. 观察口腔黏膜情况，保持口腔清洁湿润。

2. 去除口臭，减少恶心感。

3. 防止细菌和真菌的生长。

【操作步骤及要点】

1. 护理人员准备：衣帽整洁，修剪指甲，洗手，戴口罩。

2. 用物准备。

3. 患者准备。

4. 环境准备。

5. 口腔护理技术操作步骤及要点见表2-5-17。

表 2-5-17 口腔护理技术操作步骤及要点

操作步骤	要点
1. 备齐用物，携至患者床旁	●环境及用物摆放便于操作
2. 协助患者侧卧或仰卧	●便于口腔分泌物流出，防止反流造成误吸 ●使病人移近护士，利于操作时节力
3. 铺治疗巾于患者颈下，置弯盘于患者口角旁	●防止床单、枕头及病人衣服被浸湿
4. 倒漱口液，润湿并清点棉球数量	
5. 湿润口唇，协助患者用吸水管吸水漱口	●防止口唇干裂者直接张口时破裂出血
6. 口腔评估：嘱患者张口，护士一手持手电筒，一手持压舌板观察口腔情况，昏迷或牙关紧闭者可用开口器协助张口	●便于全面观察口腔内情况（溃疡，出血点及特殊气味） ●开口器应从臼齿处放入，牙关紧闭者不可使用暴力使其张口，以免造成损伤 ●有活动义齿者，取下义齿并用冷水刷洗，浸于冷水中备用
7.用弯止血钳夹取含有口腔护理液的棉球，拧干，按顺序擦洗 （1）嘱患者咬合上、下齿，用压舌板撑开左侧颊部，纵向擦洗牙齿左外侧面，由臼齿洗向门齿。同法擦洗牙齿右外侧面 （2）嘱患者张开上、下齿，擦洗牙齿左上内侧面、左上咬合面、左下内侧面、左下咬合面，弧形擦洗左侧颊部。同法擦洗右侧牙齿 （3）擦洗舌面、舌下及硬腭部 （4）擦洗完毕，再次清点棉球数量	●棉球应包裹止血钳尖端，防止钳端直接触及黏膜和牙龈 ●止血须夹紧棉球，每次一个，防止棉球遗留在口腔内 ●擦洗动作轻柔，特别是对凝血功能有障碍的患者，应防止碰伤黏膜及牙龈。棉球不可重复使用，一个棉球擦洗一个部位 ●棉球不可过湿，以不能挤出液体为宜，防止因水分过多造成误吸 ●勿过深，以免触及咽部引起恶心 ●防止棉球遗留口腔内

续表

操作步骤	要点
8. 协助患者再次漱口，纱布擦净口唇	●有义齿者，协助患者佩戴义齿
9. 再次评估口腔状况	●确定口腔清洁是否有效
10. 口唇涂液状石蜡或润唇膏，酌情涂药	●防止口唇干燥、破裂 ●如口腔黏膜有溃疡，局部用药
11. 协助病人取舒适卧位，整理床单位	●确保患者舒适、安全
12. 整理用物，洗手，记录	●用物放入医用垃圾桶内，重复使用物品消毒晾干后备用 ●记录口腔牙齿、黏膜等情况

三、尿毒症腹膜透析患者敷料更换护理技术

【适宜对象】

尿毒症期行腹膜透析需更换敷料的患者。

【目的】

1. 保持敷料清洁干燥，保持患者舒适。

2. 预防透析伤口感染和透析管口污染。

【操作步骤及要点】

1. 护理人员准备：衣帽整洁，洗手，戴口罩。

2. 用物准备：一次性换药包、消毒液、生理盐水、无菌棉签、胶布、医用垃圾袋。

3. 环境准备：整洁宽敞、光线明亮。

4. 腹膜透析敷料更换护理技术操作步骤及要点见表2–5–18。

表 2-5-18 腹膜透析敷料更换护理技术操作步骤及要点

操作步骤	要点
1. 携用物至床旁，解释更换敷料的目的取得患者的配合	
2. 协助患者取舒适体位	
3. 备胶布、戴手套，取下外层敷料	
4. 再用无菌钳取下内层敷料	
5. 检查出口处是否干燥、有无红肿、有无脓性分泌物，沿隧道方向自远端向隧道出口挤压，观察有无疼痛及分泌物	
6. 静脉接头使用0.5%聚维酮碘按顺时针、逆时针、顺时针分别消毒两次	●消毒范围>7 cm，超过无菌敷料 ●去除管口周围皮肤细菌及污垢，避免滋生细菌及污物进入创口及管口
7. 创口皮肤先用75%乙醇顺时针消毒，再逆时针消毒一次	
8. 待干，无菌纱布覆盖，胶布固定	
9. 收拾用物，脱去手套放于医用垃圾袋中	
10. 洗手，协助患者取舒适体位	

【注意事项】

1. 更换敷料30分钟前避免整理房间，减少走动，关闭门窗，保持环境整洁。

2. 一旦放置好无菌纱布，切勿再移动。

3. 摄入量和排出量的测量均使用量筒，视线平视刻度读取数据，精确到毫升。

4. 摄入量包括所有经口的液体（水、奶、茶、果汁等）和静脉输入的液体，排出量包括尿液、呕吐物、腹泻物和创伤引流物等所有排出物。

5. 做好摄入量和排出量的准确记录。

第七节　阿尔茨海默病（老年痴呆）患者居家护理技术

【适宜对象】

老年痴呆患者。

一、安全护理技术

【目的】

1. 预防自伤的发生。

2. 保证患者的安全。

【操作步骤及要点】

1. 护理人员准备：穿戴整齐、佩戴好胸牌。

2. 用物准备：电脑、日常生活能力量表。

3. 老年痴呆患者安全护理技术操作步骤及要点见表2-5-19。

表 2-5-19　老年痴呆患者安全护理技术操作步骤及要点

操作步骤	要点
1. 备齐用物，携至患者家中，向家属说明来意，取得配合	●态度真诚，表达清晰
2. 使用日常生活能力量表对患者进行能力评估	●在患者情绪平稳的状态下进行评估，减少影响评估的不利因素
3. 对环境进行评估	●房间：房间要宽敞整洁，地面要防滑，台阶做好标识；房间、走廊、浴室、厕所安好扶手。利用鲜明的标志区分卧室、卫生间。高层楼房居住的患者应做好防护装置，防止患者不慎坠楼 ●家具摆放：家具摆放简单，保持固定位置 ●照明：晚间卧室、厕所 安放小夜灯 ●物品：家里的药品、化学品、日用品、热水瓶、玻璃制品、刀、剪刀等危险物品放在安全的地方；煤气、电源设置安全装置；家里配备灭火器、安装烟雾报警器
4. 对进食进行评估	●根据患者的吞咽功能选择饮食种类，食物要切成小块方便入口 ●液体食物和固体食物要分开，防止噎食或呛咳。对暴饮暴食者要控制量，可将食物分成几小份，一份一份地吃，防止因消化不良出现呕吐腹泻 ●餐具最好选择不锈钢制品，避免使用铝制餐具，避免使用尖锐的刀叉进食

续表

操作步骤	要点
5. 防走失措施评估	●避免患者单独外出；佩戴联系卡，注明患者姓名、地址、病情、联系人电话；佩戴有定位功能的手表或其他装置。条件允许，专人陪护

【注意事项】

1. 护理人员做评估时要求准确、仔细，及时发现安全隐患。
2. 及时和患者家属沟通，做好防护工作，确保患者安全。

二、 智能康复训练技术

【目的】

1. 促进记忆恢复。
2. 延缓大脑老化。

【 操作步骤及要求】

1. 护理人员准备：穿戴整齐、佩戴好胸牌。
2. 用物准备：电脑、训练器材。
3. 智能康复训练技术操作步骤及要点见表2–5–20。

表 2–5–20 智能康复训练技术操作步骤及要点

操作步骤	要点
1. 备齐用物，携至患者家中向家属说明来意，取得配合	●态度真诚，表达清晰
2. 记忆训练 （1）瞬间记忆训练：护理人员念一串不按顺序排列的数字，念完后立即让患者复述，直至不能复述为止	

续表

操作步骤	要点
（2）短时记忆训练：给患者看几样物品，如：手机、梳子、苹果、水杯等，然后马上收起来，让其回忆刚才看到的东西 （3）长时记忆训练：启发患者回忆过往的事情，如前几天看过的报纸内容、原单位同事的姓名等 （4）强化记忆训练：对容易忘记的事或经常出错的程序设立提醒标志，反复强化	●从三位数起，每次增加一位。如：356、4213、5730 ●物品数量由少到多，逐渐增加，观看的时间由长到短
3. 智力康复训练：拼图游戏；对一些图片、实物单词进行归纳、分类；进行由易到难的数字概念和计算训练	
4. 社会适应能力训练：结合日常生活对患者进行训练，如鼓励与他人接触交流、参与日常家务活动等	

【注意事项】

训练由简单到复杂，持之以恒。

三、吞咽功能训练技术

【适宜对象】

有吞咽功能减退的老年痴呆症患者。

【目的】

预防误咽与呛咳。

【操作步骤及要点】

1. 护理人员准备：穿戴整齐、佩戴好胸牌。

2. 用物准备：棉签。

3. 吞咽功能训练技术操作步骤和要点见表2–5–21。

表 2-5-21 吞咽功能训练技术操作步骤和要点

操作步骤	要点
1.备齐用物，携至患者家中向家属说明来意，取得配合	●态度真诚，表达清晰
2.基础训练 （1）颈部的活动度训练 （2）颊肌、喉部内收肌运动。患者先张口后闭上，使双颊部充满气体，鼓起腮，随呼气轻轻吐出，也可将患者手洗净后做吮手指动作，以收缩颊部及轮匝肌运动 （3）咽部冷刺激与空吞咽训练：使用棉签蘸少许水，轻轻刺激软腭、舌根和咽后壁，然后嘱患者做吞咽动作 （4）咳嗽训练：深呼吸→憋气→咳出 （5）模拟吞咽训练 ：吸气→屏气→吞咽→唾液→呼气 →咳嗽	●利用颈部屈曲位，帮助患者引起咽下的反射 ●2次/天，每次反复做5遍 ●3次/天，每次反复做5遍 ●提高咳出能力，防止误咽
3. 进食训练 （1）根据病情嘱患者坐起或抬高床头45° （2）一口量：每次喂食取适于患者的吞咽量	●一般从2~4 ml开始逐步增加；也可每次进餐后饮少量碳酸饮料1~2 ml刺激诱发吞咽反射

【注意事项】

进食训练时，把握好吞咽量。吞咽量过多，食物会从口中漏出或在咽部滞留，增加误吸的风险。吞咽量过少，难以触发吞咽反射。

四、 基础护理技术

【适宜对象】

终末期老年痴呆患者。

【目的】

1. 保持患者的舒适度。
2. 预防感染、压疮等并发症的发生。

（一）口腔护理技术

详见本章第六节口腔护理技术。

（二）皮肤护理技术

详见第三篇第五章压疮护理技术。

（三）排泄护理技术

详见第三篇第八章排泄护理技术。

【注意事项】

基础护理要做到三勤：勤翻身、勤擦洗、勤换尿布。

【知识拓展】

老年痴呆的预防

日本一项研究针对70岁以上的老年人认知情况进行了调查，有七成人每天至少喝两杯绿茶，在这些人中，老年痴呆患病率是最低的。这与绿茶中所含儿茶素有很大的关系，儿茶素是绿茶中茶多酚的主要成分，也是一种重要的抗氧化物质，可以清除人体内有害的自由基，从而对预防和改善早老性痴呆症症状有很强的功效。

多项研究表明喝咖啡有助于降低老年痴呆和早老性痴呆症危险。专家建议老年痴呆患者每天喝一杯咖啡，可以使记忆丧失的危险下降40%。

第八节　精神障碍患者的居家护理技术

【目的】

1. 提升精神障碍患者的生存质量。

2. 提高患者家属的居家护理技巧。

3. 营造和谐的社区氛围，促进精神障碍患者融入社区日常生活。

【适宜对象】

经治疗后回归家庭和社区的精神障碍患者。

【操作步骤及要点】

1. 护理人员准备：洗手、戴口罩，站在患者身边，陪伴家属一名。

2. 精神障碍患者的居家护理技术主要内容及要点见表2-5-22。

表 2-5-22　精神障碍患者的居家护理技术主要内容及要点

主要内容	要点
1. 个人卫生及环境护理	●指导患者做好个人清洁卫生，注意仪表，居室布置要求安全、简洁、阳光充足，通风好
2. 饮食方面的护理	●保证充足营养。中老年饮食要以高蛋白、高维生素、低糖、低盐、低胆固醇、热量适中食物为主，食物要易于咀嚼和消化，忌烟忌酒。适当进食健脑食品，如核桃、黑芝麻、小米、玉米、大枣、栗子、花生、瓜子等，反应迟钝的患者可多进食鱼、虾、鸡蛋、牛奶、豆腐、豆浆、瘦肉等，水果蔬菜中含丰富的维生素和纤维素，可有效缓解便秘。注意安全，勿食用引起兴奋的食物

续表

主要内容	要点
3. 睡眠护理	●保持安静，合理安排作息时间。白天除午休外（时间以1小时左右为宜）不要卧床，尽量安排活动或体育锻炼，有利于夜间正常睡眠 ●入睡困难者指导其睡前喝一杯热牛奶，不宜看刺激性的书籍和电视，用热水泡脚或沐浴，有利于睡眠 ●观察患者有没有早醒。早醒会加重病人的抑郁情绪，许多自杀自伤都在清晨，家属尤其要注意 ●平时注意摄取具有补心安神、促进睡眠的食物，如：核桃、百合、桂圆、莲子、灵芝、西洋参等，晚餐不可过饱，不宜大量饮水，以免造成夜尿增多而影响睡眠，更不宜睡前服用刺激性食物
4. 安全防范护理（预防自杀、自伤或伤人）	●室内不可放置造成自伤或伤人的危险品，如：水瓶、刀剪、绳索、农药等 ●保持周围环境无障碍物，地面要防滑，特别是卫生间和浴室须加防滑垫，床铺高度以病人坐在床沿脚能够着地为宜 ●经常使用的东西，放在伸手易拿取的地方

【注意事项】

1. 吞咽困难者指导缓慢进食，防止发生噎呛、窒息。

2. 精神障碍患者禁忌食用导致兴奋的食物，如咖啡、浓茶、酒等。

3. 老年患者宜进食清淡易消化食物，少食油腻，忌辛辣、生冷、坚硬食物。

4. 居住环境应避免强光和噪音刺激，适量安排一些力所能及的事情和社会活动。

5. 安全防范不容忽视，有自杀、自伤或伤人倾向者，应24小时监护或住院治疗。

精神障碍患者居家用药护理技术

【适宜对象】

需要长期服用精神类药物的患者。

【操作步骤及要点】

1. 护理人员准备：洗手、戴口罩。站在患者身边，解释目的。
2. 用物准备：血压计、毛巾。
3. 精神障碍患者居家用药护理技术操作步骤及要点见表2-5-23。

表 2-5-23 精神障碍患者居家用药护理技术操作步骤及要点

操作步骤	要点
1. 指导遵医嘱坚持服药	●家属和患者要了解药物的作用和副作用，了解维持量的重要性，家属监督患者按时按量，服后检查，避免藏药，药物由家属妥善保管，特别防止一次性大量吞服药物的不良反应
2. 抗精神病药物常见不良反应与处理。	●过度紧张、镇静、乏力、头晕发生率超过10% ●直立性低血压。服药后常于直立位时血压骤然下降，可引起患者摔倒，此时应让患者平卧，头低脚高位（脚抬高30°），监测血压 ●流涎。此症状在睡眠时最明显，患者尽量侧卧入睡 ●便秘。可多食水果蔬菜，适量运动，必要时用导泻药帮助排便 ●心电图改变。定期复查心电图，如有心慌、气短、胸闷应及时告知医生 ●药源性癫痫。突然意识丧失，倒地，四肢抽搐，应防止患者跌伤，牙关垫毛巾，数分钟后自行缓解 ●皮疹。服药期间避免直接在阳光下暴晒，防止日光性皮炎
3. 服用抗精神病药不合作者的护理	●认为自己没病不愿意服药。劝解无效时，指导家属将药片捣碎与饭菜搅拌给患者服下 ●认为自己已好，不愿意服药。为患者做好解释工作，说明服药对防止复发的重要性，患者一般能够接受 ●因耐受不了药物的不良反应，影响工作和生活不愿服药。鼓励患者克服困难，配合治疗，如有条件可以选择副反应较小的药物，减轻患者痛苦，增加其服药依从性 ●认为得了精神病服药也治不好，对治疗失去信心而拒绝服药。帮助患者面对现实，端正态度，树立信心，使其认识到病情稳定与坚持服药的关系

【注意事项】

1. 长期坚持抗精神病药的维持治疗。

2. 教会家属必须熟练掌握药物的名称、剂量、用法、服用时间、药物不良反应及应对措施。

3. 家属加强药物的保管，每次只拿一次的量，督促患者严格按医嘱服药，服药后张口检查，确保药物已经服下。

4. 更换精神病药、骤增剂量、联合用药、突然停药都会导致严重的不良反应。

【知识拓展】

同精神障碍患者打交道的技巧

精神疾病是一种长期性的疾病，精神障碍患者的认知功能、理解能力、应对方式不同于健康人，且具有敏感、多疑的特点，家属和照顾者需要逐步适应自己的新角色，日常生活交流和照顾中需要特别注意。

（1）与精神障碍患者交流时语速要慢，情绪要平和，内容要明确。

（2）如果要向他提出问题，或者叫他完成什么事情，每次只能说一件，一下子说好几件就会让他无所适从。

（3）讲话态度要专注而亲切，即使他看来注意力分散，也不要忽视他。

（4）经常用行动和语言来表现你对他的关爱，有时也可以谈谈童年生活的回忆，或许可以创造一个比较愉快的气氛。

（5）多给予肯定和鼓励。不论他在生活和工作中，有了多么微小的进步，要充分地加以鼓励，借此重建患者的自尊，尽量避免抱怨和责备。

（6）对于患者明显脱离现实的想法，不要试图去说服他，不要同他争辩，更不要嘲笑他，因为这样做不仅于事无补，反而降低患者对你的信任，甚至加重患者的病情。

（7）培养患者更多的兴趣和爱好，适当地为患者提供社交机会，并鼓励他表达自己的喜怒哀乐。

（8）在同患者充分协商的基础上，为患者制定一个生活日程表。

总之，由于精神障碍本身的特殊性，对精神障碍患者家属和照顾者也提出了很多的要求，护理人员要指导家属和照顾者提高照顾技巧和自身素质，并做好“打持久战”的心理准备。

第九节　透析患者的居家护理技术

一、血液透析患者的居家护理技术

血液透析是根据膜平衡原理，将患者的血液通过半透膜与一定成分的透析液相接触，利用弥散、对流作用和两侧可透过半透膜的分子跨膜移动，达到动态平衡，从而清除血液中的各类代谢产物。

【目的】

肾脏不能发挥其正常功能时，去除体内代谢废物和不纯物质。

【适宜对象】

1. 急性肾功能衰竭患者。
2. 慢性肾功能衰竭患者。
3. 危及生命的水中毒或毒物中毒患者。
4. 急性药物中毒患者。

【操作步骤及要点】

1. 护理人员准备：洗手、戴口罩，站在患者身边。

2. 用物准备：血压计、血糖仪、听诊器、手套、橡皮圈、宽松衣物。

3. 血液透析患者居家护理技术操作步骤及要点见表2-5-24。

表 2-5-24　血液透析患者居家护理技术操作步骤及要点

操作步骤	要点
1. 血液透析患者居家血管通路护理的健康教育	●教会患者判断动静脉内瘘通畅的方法。每天早上起床、中午、晚上睡觉前，在吻合口处触摸震颤以及听血管杂音，如果消失或减弱即标识不通畅，应立即就医 ●有效促进动静脉内瘘尽快成熟。教会患者健瘘操，方法：挤捏橡皮圈，捏橡皮圈时可用另一只手握住术侧上臂以增加血流，加速自体内瘘的成熟 ●指导患者切勿穿紧身衣、小袖口的衬衫，不能在行内瘘的手上戴手表 ●指导患者切勿用有瘘的手提重物、挂袋子或用此手臂当枕头，避免造瘘处受压 ●有动静脉内瘘的一侧不能进行输液、抽血和测量血压 ●在下次透析前一定要清洗手臂 ●在穿刺针拔出后，要以和缓的压力加压止血，应以瘘口处仍能摸到震颤为宜。及早去除加压止血带，以不出血为原则，越早去除越好 ●如出现局部皮肤红肿、有分泌物溢出、扩散性的淤血，或是在皮肤表面出现搏动性的硬结物，手部感到冰凉、麻木、酸痛或无力，或是瘘管震颤搏动消失都应立即就医
2. 血液透析患者居家饮食护理	●限盐：有高血压或浮肿的患者需要限盐，以每日不超过5 g为宜，同时注意减少酱油、蚝油的摄入 ●限水：每日饮水量为“500 ml+24小时尿量（前一天）” ●血肌酐高的患者伴血钾高的患者要注意低钾饮食。低钾饮食指避免进食含钾高的食物，例如香蕉、菠萝、枣、菠菜、芹菜、胡萝卜以及浓菜汤、浓肉汤都是含钾丰富的食物，透析患者禁止服用 ●低磷饮食：避免服用坚果、浓茶、巧克力、虾皮、动物内脏等

续表

操作步骤	要点
3. 血液透析患者居家用药护理	●降压药的正确服用：经常监测血压，将血压控制在140/90 mmHg以内，血压过高易导致高血压危象，过低则容易出现动静脉瘘管内凝血。上午做透析的患者，交代患者停服早上的降压药；下午做透析的患者，交代停服中午的降压药。但若患者停服后血压发生严重升高，则不能停药 ●补铁药：透析患者常常会出现慢性失血，当血浆铁蛋白低于100 μg/L时，说明体内铁缺乏，需要遵医嘱服药，如果血浆铁蛋白高于300 μg/L时，说明体内铁过剩，应禁止补铁 ●钙磷代谢药的服用：单纯靠透析或者低磷食物，高磷血症难以纠正，需要使用碳酸钙、醋酸钙等磷结合药，该药必须要与食物中的磷相结合才能减少吸收，因此嘱患者一定要同餐服用 ●降糖药：糖尿病肾病透析患者，维持血糖水平尤为重要，需定期监测血糖。透析过程中易发生低血糖反应，建议患者透析前停止注射胰岛素或是停止口服降糖药

【注意事项】

1. 注意血液透析期间有无高血压、高血糖、高磷症发生。
2. 任何操作必须轻柔，注意保护血液透析通路。

二、腹膜透析患者的居家护理技术

腹膜透析是利用腹膜作为半透明膜，将配置的适量透析液引入腹腔并留置一段时间，通过灌入腹腔的透析液与腹膜另一侧的毛细血管内的血浆成分进行溶质和水分的交换，体内潴留的水、电解质、代谢产物及毒素扩散到腹腔，透析液中的钠、氯、钙、乳酸盐等通过物质交换进入血液，以达到清除体内潴留的代谢产物和过多水分，同时通过透析液补充机体所必需的物质，纠正水电解质紊乱和酸碱失衡的目的。

【适宜对象】

1. 患者血清肌酐≥707 μmol/L，或血肌酐清除率<10 ml/min。

2. 糖尿病引起者可放宽指征为血肌酐清除率<15 ml/min。

3. 某些不适合做血透的患者，如有明显出血倾向者，或有心功能不稳定者。

4. 抢救重症药物中毒无血液灌流装置时。

5. 高分解代谢型急性肾衰竭患者。

6. 65岁以上老人、儿童慢性肾衰竭及反复血管造瘘失败者。

【操作步骤及要点】

1. 护理人员准备：洗手、戴口罩。站在患者身边，解释本操作的目的。

2. 用物准备：手套、无菌纱布多个、血压、血糖仪、体温计、碘伏。

3. 腹膜透析患者居家护理技术操作步骤及要点见表2-5-25。

表 2-5-25 腹膜透析患者居家护理技术操作步骤及要点

操作步骤	要点
1. 引流不畅或腹透管堵塞的护理	●多因移位，扭曲，受压，纤维蛋白堵塞，大网膜粘连等所致 ●改变体位，轻压腹部或稍移动导管方向必要时X线下调整位置
2. 心理护理	●耐心解答问题，帮助正确认识疾病 ●指导进行居家透析治疗，适应新的生活方式，尽早回归社会 ●做好家属的指导和支持。家属起到至关重要的作用，动员家属悉心照料，营造良好氛围，增强患者的家庭支持系统

续表

操作步骤	要点
3. 腹膜炎的预防	●观察腹膜透析流出液的颜色、量的变化 ●加强锻炼，增强体质。室内通风、干燥，注意个人卫生。每日透析前需将导管及皮肤出口处3%碘伏消毒，盖以敷料，敷料保持干燥，如有潮湿，立即更换
4. 外接短管脱落的护理	●处理：腹透管与钛接头不慎分离脱落，应立即用夹子将近皮肤侧的透析管夹住，决不能再将其连接上，钛头开口端用无菌纱布包裹，立即到医院进行消毒并更换腹透短管

【注意事项】

1. 注意透析期间有无高血压、高血糖、高磷症发生。

2. 任何操作必须轻柔。

3. 一旦敷料潮湿立即更换。

第十节　脑死亡患者的居家护理技术

一、鼻饲技术

【目的】

从胃管内注入流质食物、药物、水分。

【适宜对象】

不能或不允许由口腔进食的患者，如昏迷患者。

【操作步骤及要点】

1. 护理人员准备：洗手、戴口罩，站在患者身边，为患者家属解释操作目的。

2. 用物准备：一次性胃管、20 ml注射器、一次性无菌纱布1块、棉签数根、液状石蜡油、一次性换药包（内含镊子、弯盘、棉球、治疗巾）、胶布、听诊器、别针、夹子、压舌板、温开水适量。

3. 鼻饲技术操作步骤及要点见表2–5–26。

表 2–5–26　鼻饲技术操作步骤及要点

<table>
<tr><th>操作步骤</th><th>要点</th></tr>
<tr><td>1. 将鼻饲用物端至患者床旁，放置于床旁桌上，向家属解释安鼻饲管的目的，以取得合作</td><td></td></tr>
<tr><td>2. 患者平卧于床上，颌下铺治疗巾，清洁鼻腔</td><td>●动作需轻柔，以免损伤食管黏膜</td></tr>
<tr><td>3. 测量胃管插入的长度，用液状石蜡油润滑胃管前段，左手以纱布托住胃管，右手持镊子夹住胃管前端，轻轻插入一侧鼻腔，当胃管插至会厌部（15 cm）时，嘱患者做吞咽动作</td><td rowspan="3">●插入长度45~55 cm，相当于病人前额发际到剑突的长度
●确认胃管在胃内的方法：
（1）用注射器抽吸，有胃液抽出，说明在胃内
（2）向胃内注入10~20 ml空气，同时用听诊器置于胃部能够听见气过水声，说明在胃内
（3）将胃管开口端放于盛有水的换药碗里，无气体逸出，说明在胃内，若随呼气有气体逸出，说明误入气管内</td></tr>
<tr><td>4. 为昏迷患者安置胃管时，因其不能做吞咽动作，为提高插管成功率，在插管前将患者头向后仰，插入胃管至会厌部时，将患者头部前曲使其下颌靠近胸骨柄，以增大咽喉部通道的幅度，便于管端沿后壁滑行徐徐插入至适宜长度</td></tr>
<tr><td>5. 插至适宜长度后，用胶布将胃管固定于鼻翼部，检查胃管是否在胃内，确认插入胃内后，先注入少量温开水，再缓慢注入流质或药液，最后再注入少许温开水冲洗胃管，以免食物或药物存积于管腔内</td></tr>
<tr><td>6. 将胃管开口端反折后，用纱布包好，夹子夹紧，然后用别针固定于病人枕旁，将注射器用开水洗净后放入弯盘内，盖上治疗巾备用</td><td></td></tr>
<tr><td>7. 需要拔管更换胃管时，患者仍取平卧位，置弯盘于颌下，将开口端用夹子夹紧放入弯盘内，轻轻揭去固定胶布，用纱布包裹近鼻腔处鼻管，徐徐拔出胃管，边拔边用纱布擦胃管，当拔至咽喉部时迅速拔出，以免液体滴入气管，拔出后将胃管盘起放入碗盘，清洁患者面部</td><td></td></tr>
</table>

【注意事项】

1. 每次鼻饲前均应检查胃管是否在胃内，方可注入流质或药液。

2. 每次注入流质或药液前后都应该用少许温水冲洗胃管。

3. 每次注入液量不得超过200 ml，再次鼻饲间隔时间不得少于2小时。

4. 鼻饲只能注入流质或药液，片剂应研碎用水溶解后方可注入。

5. 鼻饲液温度为38~40℃。

6. 长期鼻饲患者每日更换鼻饲用物（注射器、弯盘、治疗碗），普通胃管每周更换一次，硅胶胃管每月更换一次。具体方法：前一天晚上最后一次注入流质和药液后拔出，次日注入流质和药液前再插入胃管，并改为另一侧鼻孔插入。

7. 每天早晚行口腔护理一次。

二、床上洗头技术

【适宜对象】

昏迷、长期卧床、生活不能自理的患者。

【操作步骤及要点】

1. 护理人员准备：站在患者身边，向家属解释本操作的目的。

2. 用物准备：量杯、梳子、面盆、洗发露、电吹风、热水（水温≤40℃）、水桶、大小橡胶单各一张、大小浴巾各一张、纱布、别针、弯盘、马蹄形槽一个、不吸水棉球两个。

3. 床上洗头技术操作步骤及要点见表2-5-27。

表 2-5-27　床上洗头技术操作步骤及要点

操作步骤	要点
1. 携用物至床旁，酌情关好门窗，移开床旁桌椅，垫小橡胶单及浴巾于枕上，松开患者衣领并内折，将大毛巾围颈部，用别针固定	●避免对流风

续表

操作步骤	要点
2. 协助患者斜角仰卧，头靠近床边，移枕于肩下垫马蹄形垫及大橡胶单于患者后颈部，使头部枕于槽中，大橡胶单成槽形，下接水桶，用棉球塞双耳，纱布遮盖双眼	●注意保暖，避免受凉
3. 松开患者头发，先用热水淋湿，再用洗发露揉搓后热水冲净，擦去发上积水，解下颈部毛巾包住头发，除去耳内的棉球，揭开眼上纱布，用患者的面巾擦干面部	●避免打湿衣服，如有打湿及时更换 ●水温略高于体温，不超过40℃
4. 托起患者颈部，迅速取下大橡胶单和马蹄形垫，协助患者卧于床正中，将枕头、橡胶单、浴巾一起移至床头，使患者舒适睡于枕上	●保证病人安全，防止坠床和跌倒
5. 用包头的毛巾揉搓头发，再用浴巾擦干，梳顺，或用吹风机吹干理顺，长发则编成辫	
6. 整理用物	

【注意事项】

1. 随时观察病情变化，如面色、脉搏、呼吸有异常时，应立即停止操作，衰竭患者不宜洗头。

2. 注意室温、水温，避免沾湿衣服和床单，及时擦干头发，防止患者受凉。

三、床上擦浴技术

【适宜对象】

昏迷、长期卧床患者。

【目的】

1. 保持患者清洁、舒适。

2. 促进血液循环，预防皮肤感染及褥疮等并发症。

3. 观察病人皮肤情况，如有无皮疹、出血等。

【操作步骤及要点】

1. 护理人员准备：站在患者身边，向患者家属解释本操作的目的。

2. 用物准备：毛巾、浴巾、面巾、面盆2个、热水（水温47~50℃），污水桶、清洁衣裤、50%酒精、小剪刀、梳子、屏风、便盆及盖布。

3. 床上擦浴技术操作步骤及要点见表2-5-28。

表 2-5-28　床上擦浴技术操作步骤及要点

操作步骤	要点
1. 备齐用物至床旁，向患者及家属做好解释工作，关好门窗，遮挡患者	●尊重关心患者
2. 根据病情适当调节体位，松开床尾盖被	●调节室温>24℃
3. 置面盆于床旁桌上，倒入热水2/3满，将毛巾打湿包在手上，为病人洗脸，顺序为：眼—额—鼻—面颊—耳后—颌下—颈，至少洗两遍	●注意毛巾干湿适度
4. 为病人脱下衣服，先脱近侧衣袖，后脱对侧衣袖，如有外伤，先脱健侧，后脱患侧。在擦洗部位下铺上浴巾，先擦洗近侧上肢，腹部和另一侧上肢，然后协助家属将病人翻身侧卧，依次擦洗颈部、背部和臀部，并用按摩油/膏/乳按摩受压部位，为病人穿好清洁上衣（穿衣顺序与脱衣顺序相反）。脱裤，擦洗双下肢及会阴，为病人穿上清洁裤子，擦洗下肢和会阴部	●擦洗时先用肥皂，后用清水直至擦净，再用大毛巾擦干，擦洗过程中，酌情更换清水
5. 用浴巾擦干，穿好清洁衣裤，整理床铺，清理用物	

【注意事项】

1. 注意观察病情变化。

2. 操作中尽量减少翻动和暴露患者，酌情添加热水以保持水温，防止受凉。

四、留置尿管患者居家护理技术

【适宜对象】

留置尿管的昏迷患者。

【目的】

1. 保持床铺清洁干燥，促进患者舒适。
2. 避免尿液浸湿引起皮炎、皮肤破溃等。

【操作步骤及要点】

1. 护理人员准备：站在患者身边，解释本操作的目的。
2. 用物准备：一次性导尿包、碘伏、橡胶手套、薄膜手套。
3. 留置尿管患者居家护理技术操作步骤及要点见表2–5–29。

表 2–5–29　留置尿管患者居家护理技术操作步骤及要点

操作步骤	要点
1. 每日定时倾倒尿液，测量尿量，并记录	
2. 每日定时更换引流袋，根据尿管材质每1~4周更换尿管一次	●保持引流管末端低于趾骨联合，防止尿液逆流引起感染
3. 保持尿道口清洁，每日用消毒棉球消毒1~2次，若分泌物过多，可用0.3%碘伏消毒会阴及尿道口	●男性患者需消毒尿道口、龟头以及包皮周围的分泌物等
4. 长期留置尿管易发生泌尿系结石和感染，应摄入足量水分有利于排尿，达到冲洗的目的	●病情许可，每日摄入水量大于2 000 ml
5. 保持尿管引流通畅，防止受压扭曲	
6. 每周做尿常规检查一次，如有尿路感染，及时治疗	●严格按无菌操作留取尿液标本

【注意事项】

1. 严格遵循无菌操作原则。

2. 若膀胱极度充盈，患者又极度衰竭时，第一次放尿不应超过1 000 ml，因大量放尿，可导致腹腔内压力突然降低，大量血液滞留于腹腔血管内，引起血压下降产生虚脱，另外膀胱突然减压，可引起膀胱黏膜急剧充血，发生血尿。

【知识拓展】

“死亡”文化

中国的文化传统忌讳谈论“死亡”，对人的死亡以“仙游”“辞世”“驾崩”等词语来讳饰，这在相当程度上阻碍了人们对死亡问题的探索和研究。只有对自己未来死亡事实有“可以接受”的观念和心理准备，才能坦然的讨论死亡，才能在重视生命质量的基础上，希望提高死亡的质量，使死亡过程更舒适，更宁静，更有意义，更能体现人的价值和尊严，摆脱病痛、恐惧、遗憾的折磨。因此，脑死亡患者以及临终患者的终末期居家护理更具有浓厚的人道主义色彩，使之竖起了生命尊严的旗帜。

第十一节　骨质疏松症患者的居家护理技术

【适宜对象】

骨质疏松症患者。

【目的】

1. 改善骨质疏松症患者的功能状态。
2. 提高骨质疏松症患者的生活质量。

【操作步骤及要点】

骨质疏松症患者居家护理技术操作步骤及要点见表2-5-30。

表 2–5–30　骨质疏松症患者居家护理技术操作步骤及要点

<table>
<tr><th>操作步骤</th><th>要点</th></tr>
<tr><td>1. 饮食护理：饮食宜合理搭配，摄食含钙、磷和维生素D丰富的食物，例如豆腐、鸡蛋、虾、白菜、芹菜、紫菜、胡萝卜等</td><td rowspan="3">●每日钙摄入量为800~1 200 mg
●各类食物含钙量：
黄豆367 mg/100 g
豆腐277 mg/100 g
虾皮2 000 mg/100 g
海带1 177 mg/100 g
木耳357 mg/100 g
紫菜343 mg/100 g
黑芝麻800 mg/100 g
扁豆1 167 mg/100 g
●根据医嘱长期规范服药</td></tr>
<tr><td>2. 疼痛护理：卧硬板床休息；腰背部疼痛者使用护腰带；局部红外线理疗、热敷；必要时服止痛药</td></tr>
<tr><td>3. 药物护理：主要以补钙、补充维生素D为原则，维生素D增加肠道对钙、磷的吸收。碳酸钙、乳酸钙、氯化钙是社区老人补钙的常用药物，服用钙和维生素D是骨质疏松症最为重要的治疗方法</td></tr>
<tr><td>4.运动指导：年轻人可选择较大强度的运动，老年人适合逐渐加量的力量训练，强调户外运动至少每天1小时，运动后心率为最大心率的60%~80%（最大心率等于220–年龄）</td><td>●可散步、慢跑、打太极拳等，运动量以身体能适应为原则，由小到大，以感轻度疲劳为限</td></tr>
<tr><td>5.预防并发症护理：尽量避免弯腰、负重等行为，选择舒适防滑的平底鞋，防止跌倒和撞击等，避免发生骨折。对已发生骨折的患者，两小时翻身一次，防止压疮的发生；指导有效的呼吸和咳痰训练，拍背排痰，防止肺炎发生</td><td>●加强防范和观察，防止并发症的发生</td></tr>
</table>

【注意事项】

1. 女性30岁以上、男性40岁以上即需重视补充钙的摄入，必要时补充钙剂和维生素D。

2. 男性50岁以后，女性绝经期后就应及早检查骨密度，防止骨折。

3. 患者在变换体位时动作应缓慢。

【知识拓展】

骨质疏松的危害

社区老年人骨质疏松发病率较高，全球有2亿骨质疏松患者，并且女性多于男性。根据世界卫生组织的标准，美国国家健康和营养调查结果表明，骨质疏松严重影响老年人的生活质量，50岁以上人群中，1/2的女性和1/5的男性一生中都会出现骨质疏松性骨折，一旦经历了第一次骨质疏松性骨折，继发骨折的危险明显加大。有学者对1995~1996年美国骨质疏松、心肌梗死、卒中和乳腺癌的年发生数进行调查显示，每年骨质疏松性骨折150万次，其中椎体骨折70万次，腕部骨折20万次，髋部骨折30万次，其他骨折30万次，高于心肌梗死、卒中和乳腺癌的发生数。我国老年人口居于世界榜首，现有骨质疏松患者9 000万，占总人口的7.1%，随着社会老龄化的进程，骨质疏松的发病率呈上升趋势，预计到2050年将增加到2.21亿，那时候全世界一半以上的骨质疏松性骨折将发生在亚洲，绝大部分在我国。骨质疏松将严重影响我国老年人的健康和生活质量，需要加以重视并做好防范。

第十二节　肿瘤患者的居家护理技术

一、肿瘤患者伤口护理技术

【适宜对象】

肿瘤晚期有手术伤口或是癌性伤口的居家患者。

【目的】

减轻患者的局部症状，预防或减轻感染，促进伤口愈合。

【操作步骤及要点】

1. 护理人员准备：洗手、戴口罩，站在患者身边，耐心解释，缓解其紧张情绪。

2. 用物准备：纸巾、换药包、一次性薄膜手套、一次性无菌橡胶手套、无菌敷料、0.3%碘伏、血压计。

3. 肿瘤患者伤口护理技术操作步骤及要点见表2-5-31。

表 2-5-31　肿瘤患者伤口护理技术操作步骤及要点

操作步骤	要点
1. 手术伤口护理：清洁伤口用生理盐水棉球从伤口中央由内向外环状清洗，而感染伤口则是由外向内环状清洗。然后用2%~3%过氧化氢溶液或0.5%的氯己定棉球均由内向外环状消毒伤口周围皮肤	●分为清洁伤口和感染伤口 ●按照外科无菌技术操作步骤进行换药
2. 癌症伤口护理：评估伤口大小、深度、基底组织的颜色，有无结痂、腐肉、肉芽或上皮形成及伤口渗液的颜色、性状、量和黏稠度，根据评估选择不同的敷料	●目前常用的伤口敷料有：薄膜类敷料、水胶体敷料、水凝胶敷料、藻酸盐敷料、泡沫类敷料、含银离子抗菌敷料及含生长因子的活性敷料
3. 加强健康教育：与患者一起制定食谱，进食高热量、高蛋白、刺激性小、维生素含量丰富、易消化的食物，加强营养的摄入，增强机体抵抗力。向患者及家属介绍换药的目的、操作步骤、换药时间及注意事项，指导保持伤口敷料干燥，敷料潮湿即刻换药，如有伤口出血，及时就医。鼓励患者家属与患者沟通，做好心理支持，促进伤口愈合	

【注意事项】

1. 保持室内空气清洁，光线充足，温度、湿度适宜。换药前后勿掸灰、扫地等可能致尘埃飞扬的活动，防止污染伤口。

2. 换药前观察伤口情况，如伤口颜色，有无发红、肿胀、异味、渗出，观察渗出物颜色、性状、量及气味等，并做好记录。

3. 严格无菌操作，换药动作要轻柔、迅速，减少伤口暴露时间。

二、疼痛护理技术

【适宜对象】

肿瘤晚期癌性疼痛患者。

【操作步骤及要点】

1. 护理人员准备：洗手、戴口罩，站在患者身边，鼓励患者。

2. 疼痛护理技术操作步骤及要点见表2–5–32。

表 2–5–32 疼痛护理技术操作步骤及要点

操作步骤	要点
1. 准确进行疼痛评估	●评估疼痛的原因、程度、部位、性质、持续时间
2. 选择控制疼痛的方法	●根据病情，疼痛原因、程度、对患者影响程度等，采取不同的镇痛方法
3. 癌性疼痛非药物护理方法	●音乐疗法：适当放一些舒缓的音乐，以缓解患者紧张情绪，分散注意力 ●身心疗法：建立良好的医患关系，根据每个患者的具体情况，耐心听取患者的倾诉，详细解答各种问题，让患者接受身患癌症的现实，鼓励患者与病魔做斗争，组织肿瘤患者交流会，让其相互倾诉治疗过程中的感受，互相鼓励，互相学习自我照护技能
4. 癌性疼痛药物治疗方法：三阶梯镇痛（一级，疼痛较轻者选择非阿片类；二级，中度持续性疼痛者选择弱阿片类；三级，重度疼痛选择强阿片类）	●非阿片类首选阿司匹林 ●弱阿片类首选可待因 ●强阿片类首选吗啡、哌替啶

【注意事项】

1. 采用非药物治疗无效者，遵医嘱改为药物治疗，以达到患者舒适为宜。

2. 药物治疗过程中密切观察药物的不良反应及止痛效果。

三、肿瘤患者放化疗后的居家护理技术

【适宜对象】

接受放化疗后的居家肿瘤患者。

【目的】

1. 缓解放化疗后的不良反应。

2. 预防放化疗后并发症发生。

【操作步骤及要点】

1. 护理人员准备：洗手、戴口罩。站在患者身边，解释本操作的目的。

2. 用物准备：胶布、碘伏、棉签、手套、5 ml空针。

3. 放化疗后居家护理技术操作步骤及要点见表2–5–33。

表 2–5–33　放化疗后居家护理技术操作步骤及要点

操作步骤	要点
1.评估放化疗后患者的一般情况	●制定相应的护理计划和措施
2.判断有无不良反应发生，例如静脉炎、皮肤软组织损伤、骨髓抑制、胃肠道反应、肝肾功能损害、脱发、色素沉着、过敏反应等	●针对不良反应情况进行对症护理
3.发生静脉炎的处置：立即停止输液，肢体制动、抬高、局部硫酸镁湿敷、理疗等	

续表

操作步骤	要点
4.化疗药物外渗的护理：医务人员戴手套、口罩，立即停止输注，5 ml空针抽回血，拔掉针头，局部封闭	●用利多卡因或解毒剂封闭 ●患肢制动
5.放化疗后皮肤护理：保持皮肤清洁、干燥，避免刺激性物质接触皮肤	●忌抓挠，避免阳光直接暴晒，着棉质、宽松、柔软衣物
6.放化疗后口腔护理：保持清洁、舒适；进食清淡、易消化、营养丰富饮食，忌进食生冷、坚硬食物	●软毛牙刷早晚刷牙，饭后用漱口液漱口
7.放化疗患者的一般护理：创造良好的休息环境，减轻病人焦虑和恐惧；提高社会支持程度；饮食指导；营养支持；定期复查随访	●增强支持性治疗和护理

【注意事项】

1. 密切观察放化疗后的皮肤反应、口腔黏膜情况。

2. 胃肠道反应严重者多元化改善饮食口味。

【知识拓展】

肿瘤患者的家庭教育

肿瘤患者的家庭教育可根据患者不同的病情和个性需求，加入人文和精神关怀，更多注重患者生活质量的改善。家庭教育中通过宣教，可以消除患者对止痛药物会引起成瘾的顾虑，纠正患者认为口服药物止痛效果不佳的偏见，增加患者及其家属的信心（如告知患者如果药物不能良好的控制疼痛，还可以采用其他的手段），增加患者的依从性。一些性格较内向的患者对自己的病情容易胡思乱想，走极端，医护人员应当及时进行健康知识宣教，帮助患者客观地认识疾病，知晓疼痛的知识（疼痛产生的主要原因，疼痛发作类型，目前的治疗方法及有效性等），增强其信心，积极配合治疗。护理人员与患者多交流，建立良好的护患关系，用温和、体贴、理解和同情的态度，倾听患者的诉说，认可其疼痛感受，并帮助其减轻或消除疼痛；帮助患者放松，分散其注意力，消除不良情绪，以积极乐观的心态面对疾病。

第十三节 疼痛患者的居家护理技术

【疼痛的定义】

1986年国际疼痛学会将疼痛定义为“一种与实际的或潜在的损害有关的、不愉快的情绪体验”。而慢性疼痛指连续一个月以上的疼痛，也有人把慢性疼痛比喻为不死的癌症。目前，许多学者已将疼痛作为人的第五大生命体征。

【适宜对象】

慢性疼痛患者。

【目的】

1. 通过护理手段缓解患者的疼痛。
2. 提高患者生活质量。

【操作步骤及要点】

1. 护理人员准备：洗手、戴口罩，100 mm丝线一根，0~10的数字牌各一。

2. 疼痛护理技术操作步骤及要点见表2-5-34。

表 2-5-34　疼痛护理技术操作步骤及要点

操作步骤	要点
1. 评估患者的疼痛性质、时间等	●疼痛类别分为：躯体痛、神经痛、内脏痛、癌性疼痛、急性疼痛、慢性疼痛
2. 评估疼痛程度	●程度分为：轻度、中度和重度
3. 采用不同工具测量疼痛程度，根据评分的高低给予处理并判断效果	●测评方法：详见疼痛护理技术章节
4. 目测类比测痛法：用来测定疼痛幅度和强度的方法，准备一根100 mm的丝线，此线条可以是横线也可以是竖线，线的左端（或上端）表示无痛，线右端（或下端）表示无法忍受的痛，耐心给患者做好解释，让患者将他自己感受的疼痛强度以“I”标记在这条线上，线左端（上端）至“I”之间的距离（mm）为该患者的疼痛强度。每次测定前，让患者在未有画过的直线上再做标记，以避免患者比较前后标记而产生主观误差	
5. 数字疼痛评分法：是用数字计量评测疼痛的幅度或强度，数字范围为0～10，0代表“无痛”，10代表“无法忍受的痛”，嘱患者选择一个数字代表他自己感受的痛	
6. 不同的镇痛方法：物理治疗（电刺激镇痛疗法；热疗；冷疗；运动疗法；关节松动术）；心理治疗（能够有效地减少止痛药的服用量，缓解疼痛，改善机体功能）；传统医学（针灸可以减轻或者缓解疼痛，推拿和按摩有助于肌肉的放松，改善异常收缩，纠正关节紊乱，减轻活动时的疼痛）；神经阻滞疗法（经皮给药，痛点注射，腱鞘内注射，关节内注射，椎管内硬膜外给药；神经根封闭）	●按需给予缓解疼痛的处理

【注意事项】

1. 患者疼痛难忍，烦躁、焦虑时须停止交流，以抚触安抚为主。

2. 控制疼痛的过程中，注意观察患者的病情变化和用药反应。

【知识拓展】

慢性疼痛流行病学数据

研究表明，有慢性疼痛病史可占人口的25%~30%，而老年慢性疼痛患者占老年患病人口的50%~75%。其中半数以上患者部分或全部丧失生活、工作能力可达数周、数月、数年，或者导致永久性的伤残，给患者、家庭和社会造成了极大的负担。

第十四节　居家口腔保健护理技术

一、口腔检查技术

【适宜对象】

所有居民。

【目的】

尽早发现口腔疾病。

【操作步骤及要点】

1. 护理人员准备：洗手、戴口罩，站在被检查者一侧，一成年家属陪伴并协助操作。

2. 用物准备：纸杯盛水（放置义齿或牙套用）、棉签、纱布、一次性薄膜手套、一次性橡胶手套、手电筒。

3. 口腔检查技术操作步骤及要点见表2–5–35。

表 2-5-35　口腔检查技术操作步骤及要点

操作步骤	要点
1. 检查牙齿有无颜色、形态、质地、数量和排列的改变。如牙齿有发暗变黑或龋坏成洞应去医院检查治疗，如有牙齿磨损、牙根暴露，出现过敏等症状也应治疗	●检查牙齿有无松动，应由医生用器械检查
2. 检查牙周组织：检查牙龈，注意是否有红肿、触之易出血、糜烂、牙龈萎缩、溢脓、口臭等情况。对戴有义齿者，应注意检查有无压迫性疼痛、红肿溃疡等。发现上述情况应立即就医	●观察牙齿周围有无色素沉着、变色、牙石堆积等
3. 检查口腔黏膜：观察有无色泽变化、肿胀、溃疡、皲裂、白色或红色斑、瘢痕、结节等。在上颌第二磨牙平对的颊黏膜上，可见两个乳头状突起，此为腮腺导管的开口，在舌头抬起舌系带两侧可见下颌下腺导管的开口，均为正常结构	●检查口腔黏膜时应从外向内一次检查，顺序为上下口唇、口角、颊部、腭部、口底及咽部
4. 以双手食指摸两侧耳屏前的颞下颌关节，轻轻压迫及做张闭口运动，或者使用外耳道指诊法：用两手指末端伸进两侧外耳道内，贴近外耳道前壁进行触诊做开闭口运动和侧向运动，以了解髁突的活动度及冲击感，正常张口度约为3横指，无压痛，无弹响，无疼痛，张闭口均很自如。如出现张口时疼痛、弹响、张口困难及咬东西时疼痛，或下颌偏斜时应去口腔科检查治疗	

【注意事项】

1. 检查时动作应轻柔。
2. 检查过程中如出现不适反应，应立即停止检查。
3. 对孩子而言，早发现早治疗口腔疾病，可以保持牙列的完整。

二、　口腔清洁保健技术

【适宜对象】

所有居民。

【目的】

保持口腔清洁，预防细菌感染。

【操作步骤及要点】

1.护理人员准备：洗手、戴口罩，站在被检查者身边，解释本操作的目。

2. 用物准备：纸杯盛水（放置假牙或牙套用）、棉签、纱布、一次性薄膜手套、一次性橡胶手套、手电筒、牙线、牙刷、牙膏。

3. 口腔清洁保健技术操作步骤及要点见表2–5–36。

表 2–5–36　口腔清洁保健技术操作步骤及要点

操作步骤	要点
1. 正确刷牙：手持牙刷刷柄，先将刷头放置于口腔内一侧的后牙牙颈部，刷毛与牙长轴大约成45° 角，刷毛指向牙根方向（上颌牙向上，下颌牙向下），轻微加压，使刷毛部分进入牙龈沟内，部分置于牙龈上；以2～3颗牙为一组开始刷牙，用短距离水平颤动的往返动作在同一个部位至少刷十次，然后将牙刷向牙冠方向转动，继续抚刷牙齿的唇（颊）舌（腭）面；刷完第一个部位后，将牙刷移至下一组2～3颗牙的位置重新放置，注意与第一个部位保持有重叠的区域，继续进行下个部位的刷牙；刷上前牙舌面时，将刷头竖放在牙面上，使前部刷毛接触龈缘，自上而下抚刷。刷下前牙舌面时，自下而上抚刷；刷咬合面时，刷毛指向咬合面，稍用力做前后短距离来回刷	●刷牙要养成仔细认真的习惯，按全口牙上下、左右分成若干区域，按照顺序，先上后下，先左后右，先外后内，唇（颊）舌（腭）面，咬合面都能刷到 ●牙刷应2～3个月更换一次
2. 漱口：将漱口水含在嘴里，后牙咬紧，再利用唇颊及腮帮子（下颌）的肌肉运动，使漱口水通过牙缝，彻底润滑，洗刷口腔牙齿及黏膜	●常用漱口水：以白水为最佳选择。

【注意事项】

1. 做到牙刷每人一把，每2~3个月更换一次。

2. 药物性牙膏不能经常使用，因为一旦发生龋病和牙周炎等疾病，单靠药物牙膏刷牙是不能治愈牙病的，应及早就医。

三、常用口腔保健技术

【适宜对象】

所用居民。

【目的】

促进口腔健康，减少口腔疾病的发生。

【操作步骤及要点】

1. 护理人员准备：洗手，站在患者身边，解释本操作的目的。
2. 用物准备：棉签、纱布、手电筒、一次性橡胶手套和薄膜手套。
3. 口腔保健技术操作步骤及要点见表2–5–37。

表 2–5–37　口腔保健技术操作步骤及要点

操作步骤	要点
1.叩齿：每天早晚空咬合牙齿，轻叩牙齿数十次至上百次，以保护牙齿及牙周健康	
2. 牙龈按摩：将保健牙刷先后置于牙列的颊（外）侧和舌（内）侧，刷毛毛束尖端对着龈缘，覆盖牙龈3~4 mm，然后加压于刷头，并旋转刷柄使其与牙的𬌗面或切缘成45° 角，再顺近远中方向反复揉动刷毛约10次，最后向𬌗切方向移开牙刷	●不要使劲加压于黏膜，以防止其受伤
3. 男性更年期口腔保健操：第一节，揉穴。用手指揉按两侧的下关、颊车穴位，以促进唾液分泌，改善因口腔唾液减少而细菌滋生繁殖的状况。第二节，叩齿。两目虚闭，心绪稳定，轻叩上下牙齿。先叩后牙，后叩前牙，可增强牙周组织的抗病能力与咀嚼功能。第三节，搅海。用舌尖往返舔舌两侧的牙龈，促进血液循环，预防牙龈疾患。第四节，漱津。一手按摩上颌，另一手按摩下颌，至口中唾液分泌量较大时，就如同漱口水一样用唾液鼓漱，然后咽下，具有清除口内污物，减少口中细菌的作用。第五节，下颌运动。即速度缓慢，用力轻微的做张口、闭口、前伸、侧转的运动。具有增强下颌关节能力和固齿的作用	●长期坚持，反复训练

【注意事项】

牙周病患者，牙齿有松动或是有创伤咬合时，应消除创伤因素再行叩齿等训练。

【知识拓展】

口腔检查

在口腔疾病的防治中，定期进行口腔检查十分重要，通过口腔检查可以及早发现口腔疾病，以便可以早期治愈。也可以通过口腔检查，发现一些全身疾病，使其得到早期治疗。口腔检查可以与全身检查同时进行，也可以单独进行，如有条件，每年一次。口腔检查因年龄而有不同的重点。

（1）新生儿时期应着重检查有无唇裂、腭裂等先天性畸形。同时注意口腔有无诞生牙和“牙马子”的存在。

（2）在儿童时期，应注意牙的萌出与替换的情况，牙齿发育的如何、有无额外牙、先天性缺牙、牙列不齐、反殆及口腔不良习惯，如偏侧咀嚼、吐舌、咬唇等。还应注意其言语是否清楚、有无舌系带过短，在此阶段应特别注意有无龋齿的发生。

（3）在青少年时期，应检查有无龋病、牙周病。而且由于这阶段是第三磨牙萌出时期，应注意有无第三磨牙阻生及冠周炎，还应检查有无颌下关节弹响、疼痛、张口困难等下颌关节疾病。

（4）成年人牙齿龋病与牙周病的检查仍是重点，同时应注意有无口腔黏膜白斑、扁平苔藓等疾病，对于牙齿磨损和楔形缺损也应早期预防。

（5）老年时期着重注意老年性牙周炎与龋病的发生，同时注意缺牙和修复情况，以及剩余牙及压根的磨损情况，对老年性口腔白斑、红斑等癌前病变的检查特别重视，而对常见的口腔肿瘤也要有所警惕。

参考文献

1. 李小寒，尚少梅 . 基础护理学 [M]. 第 5 版 . 北京：人民卫生出版社，2012.
2. 毕清泉，李伦兰，汪根荣，等 . 内科护理学 [M]. 北京：中国协和医科大学出版社，2013.
3. 魏睿宏，纪文英，梁小兰，等 . 社区护理学 [M]. 北京：中国协和医科大学出版社，2013.
4. 杜雪平，王永利，赵红，等 . 实用社区护理 [M]. 北京：人民卫生出版社，2012.
5. 王东旭，金霞，刘令仪，等 . 实用老年家庭护理操作指南 [M]. 天津：天津科技翻译出版有限公司，2017.
6. 刘玉锦，李春玉，刘兴山，等 . 现代老年护理技术 [M]. 北京：人民卫生出版社，2018.
7. 孙红 . 老年护理学：问题与实践 [M]. 北京：人民卫生出版社，2018.
8. 姜小鹰 . 老年人家庭护理 [M]. 北京：人民卫生出版社，2013.
9. 徐军 . 常见老年人慢性病的防治与护理 [M]. 杭州：浙江大学出版社，2016.
10. 林娟，金爽 . 糖尿病专科护士实践手册 [M]. 北京：化学工业出版社，2013.
11. 蔡文智，罗翱翔 . 实用护理细节丛书：骨科护理细节问答全书 [M]. 北京：化学工业出版社，2013.
12. 缪景霞 . 实用护理细节丛书：肿瘤科护理细节问答全书 [M]. 北京：化学工业出版社，2013.
13. 张玉芹，陈雪丽 . 老年综合征的预防与康复 [M]. 北京：人民体育出版社，2014.
14. 储冰峰 . 老年人口腔保健 [M]. 北京：人民卫生出版社，2014.

第六章

社区护理急救技术

第一节　急性中毒的急救技术

一、 药物中毒的急救技术

【适宜对象】

误服或有意识服用超过安全用药界限的大剂量药品的人群。

【目的】

减轻中毒症状，保护患者生命安全。

【操作步骤及要点】

1. 护理人员准备：着装整洁，洗手，戴口罩。
2. 环境准备：环境整洁、安静、宽敞，光线适宜。
3. 药物中毒的现场急救技术操作步骤及要点见表2–6–1。

表 2-6-1 药物中毒现场急救技术操作步骤及要点

操作步骤	要点
镇静安眠类药物中毒的现场急救： 1. 接到急救电话后，立即携急救物品赶往现场 2. 如服药者意识清楚，立即催吐：协助患者喝下适量温开水，然后用勺子等刺激患者的舌根、咽后壁。使其产生呕吐，反复进行 3. 就近紧急送往医院进一步抢救	●根据初步判断携带相应急救物品。 ●催吐禁忌证：昏迷、惊厥，进食强腐蚀剂、煤油、汽油者以及妊娠者、严重心脏病者、食管静脉曲张者、胃溃疡出血者 ●昏迷患者保持气道通畅 ●如患者呼吸停止，应立即行人工呼吸和胸外心脏按压
鼠药中毒的现场急救： 1. 接到急救电话立即赶往现场 2. 疏散无关人员，创造良好急救环境 3. 立即催吐，必要时洗胃 4. 遵医嘱静脉滴入大量维生素K_1 5. 抽搐时注意保护患者，避免继发性伤害发生 6. 紧急就近送往医院进一步抢救	●紧急采取有效解毒方法 ●抽搐时用缠绕多层纱布的筷子从一侧嘴角放入，避免患者咬伤舌头

【注意事项】

1. 送患者入院时切记带上服剩的药片和药瓶，协助医生正确诊断和处理。

2. 指导患者或家属妥善保管居家药品，注明标签，以免误服。

3. 安抚患者和家属，指导其配合治疗。

【知识拓展】

常见中毒药物

药物中毒中最常见的为镇静安眠药，安眠药的种类较多，包括苯二氮䓬类（如安定）、巴比妥类（如鲁米那）等，这类药小剂量时为抗焦虑、镇静作用，大剂量时就有催眠、抗惊厥作用，中毒剂量可致呼吸麻痹而死亡。

常见药物中毒中另一类是毒鼠强，毒鼠强为一种中枢神经兴奋剂，有毒性极强的中枢神经刺激作用，特别是对脑干。人的口服致死量为0.1～0.2 mg/kg体重。毒鼠强中毒潜伏期较短，一般为10~60分钟，多数中毒者在进食30分钟左右出现症状，中毒者会出现全身出血、剧烈的强直抽搐、呼吸困难，因呼吸衰竭而死亡。敌鼠钠盐为淡黄粉末，可溶于水及乙醇，化学结构与香豆素相似，毒素通过干扰肝脏对维生素K_1的作用，影响凝血酶原和一些凝血因子的合成，损伤毛细血管。多于食后3～7天出现症状。

二、 一氧化碳（煤气）中毒的急救技术

【适宜对象】

煤气中毒者。

【目的】

减轻中毒症状，保护患者生命安全。

【操作步骤及要点】

1. 护理人员者准备：着装整洁，洗手，戴口罩。
2. 环境准备：环境整洁、安静、宽敞，光线适宜。
3. 煤气中毒的急救技术操作步骤及要点见表2–6–2。

表 2–6–2 煤气中毒的急救技术操作步骤及要点

操作步骤	要点
1. 接到急救电话，立即赶往现场	●携带必要的急救物品
2. 做好自我保护，排除险情	●关闭煤气总闸
3. 立即将门窗打开或将患者移至空气新鲜处，并注意保暖	●轻度中毒数小时后即可恢复，中、重度中毒应尽快送往医院进一步抢救

续表

操作步骤	要点
4. 保持患者呼吸道通畅，神志不清者应将头部偏向一侧，以防呕吐物吸入呼吸道引起窒息	●对昏迷或抽搐者，可头置冰袋
5. 如果患者心跳呼吸停止，应立即行心肺复苏（CPR）	●操作详见本章第七节
6. 紧急联系煤气公司排除故障	

【注意事项】

1. 严禁在现场打电话、点火和开启照明设备。

2. 当发现室内有大量煤气泄漏时，首先打开门窗并迅速关闭煤气总闸。

3. 救护人员应用湿毛巾捂住口鼻做好自身防护。

【知识拓展】

一氧化碳中毒的表现

日常生活中时而会遇到一氧化碳中毒的患者，特别是寒冷季节，人们习惯紧闭门窗，用电热器取暖、沐浴致使室内空气不流通，或者煤气泄漏，一氧化碳积聚室内导致中毒。向社区居民宣教一氧化碳中毒的表现，可有助于他们识别并尽早做好处理，防治严重后果的发生。一氧化碳中毒的分度及表现详见表2-6-3。

表 2-6-3　一氧化碳中毒的分度及表现

分度	表现
轻度	头痛、头晕、耳鸣、全身无力、恶心、呕吐、心悸
中度	轻度症状基础上出现面色潮红，口唇呈樱桃红色，躁动不安、呼吸脉搏加快
重度	中度症状基础上伴有面呈樱桃红色、昏迷、各种反射消失、大小便失禁、肺水肿、呼吸衰竭

三、 酒精（乙醇）中毒的急救技术

【适宜对象】

过量饮酒的患者。

【目的】

减轻中毒症状，保护患者生命安全。

【操作步骤及要点】

1. 护理人员：着装整洁，洗手，戴口罩。
2. 环境准备：环境整洁、安静、宽敞，光线适宜。
3. 酒精中毒的急救技术操作及要点见表2–6–4。

表 2–6–4　酒精中毒的急救技术操作及要点

操作	要点
院外急救： 1. 轻、中度酒精中毒者：卧床休息，可喝葡萄糖水促进酒精的排泄 2. 呕吐患者，取平卧位，头偏向一侧，注意保持呼吸道通畅 3. 重度中毒者：立即送往医院急救	●防止吸入气道，引起吸入性肺炎或窒息
院内急救： 1. 适度镇静：兴奋狂躁者可使用小剂量地西泮（安定）肌注 2. 静脉输液：静脉输入高渗葡萄糖、糖盐水、维生素B_6，可加速乙醇在体内的氧化，促进酒精代谢和排出 3. 保持呼吸道通畅，必要时给予氧气吸入	●酌情适度约束

续表

操作	要点
4. 对症处理：根据患者症状给予相应处理 5. 静脉滴注：纳洛酮0.4~0.8 mg可缩短昏迷过程，促进患者神志恢复	●纳洛酮首剂0.8~1.2 mg加入10%葡萄糖40 ml中静注，如仍不苏醒时，每小时再用0.4~0.8 mg加入10%葡萄糖40 ml中静注

【注意事项】

兴奋躁动者适当约束，防止跌倒和撞伤。

【知识拓展】

酒精中毒分期及表现见表2–6–5。

表 2–6–5　酒精中毒分期及表现

分 期	血液酒精浓度	表现
兴奋期	达到0.28 mmol/L	眼部充血，面色潮红或苍白，眩晕；超过0.42 mmol/L时，语言增多，兴奋，情绪无常；达到0.56 mmol/L时，易发生交通事故
共济失调期	达到0.83~1.11 mmol/L	动作笨拙，步态蹒跚，语无伦次，言语含糊不清等
昏睡期	达到1.67 mmol/L以上	面色苍白，皮肤湿冷，口唇微紫，心跳加速，瞳孔散大；超过2.22 mmol/L时，昏迷，抽搐，大小便失禁，血压下降，可因循环、呼吸衰竭死亡

第二节　蛇、虫咬伤的急救技术

【适宜对象】

被蛇咬伤者。

【目的】

防止蛇毒扩散与吸收，减少对重要脏器的损害，挽救生命。

【操作步骤及要点】

1. 护理人员：着装整洁，洗手，戴口罩。

2. 环境准备：环境整洁、安静、宽敞，光线适宜。

3. 毒蛇咬伤的现场急救技术操作步骤及要点见表2-6-6。

表2-6-6　毒蛇咬伤的现场急救技术操作步骤及要点

操作步骤	要点
1. 应保持安静，放低患肢（伤肢低于心脏）以使血液循环减慢	●被毒蛇咬伤后切忌惊慌、大声呼叫、奔跑，这样容易促进毒素吸收和扩散
2. 立即用止血带、橡皮带或布带在伤口近心端5~10 cm处绑扎。绑扎松紧度以阻断淋巴和静脉回流，减少毒素吸收为准，每隔20~30分钟放松一次，每次放松1~2分钟，以免肢体因血液循环障碍而坏死	
3. 在山林、田野被蛇咬伤，可立即用冷水或泉水冲洗伤口。有条件的用冷盐水、1∶5 000高锰酸钾溶液或肥皂水冲洗伤口。如有毒牙残留，应及时取出后，选用1∶1 000高锰酸钾、3%过氧化氢或1∶5 000呋喃西林溶液清洗伤口	
4. 清创排毒。伤口局部常规消毒后以牙痕为中心，用消毒手术刀作“十”字或“一”字切口，长1~2 cm达皮下即可。但若被蝰蛇、五步蛇、蕲蛇等咬伤，一般不用刀清创以免流血不止	●便于毒液外渗
5. 伤口清创后可以用负压吸引器，如吸奶器、拔火罐等具有负压吸引作用的器皿做负压吸引，尽量多吸出有毒污血	
6. 伤处冷敷。用冰块、冰水等冷敷伤口周围	●可减缓毒素扩散和吸收

续表

操作步骤	要点
7. 凡肢体剧痛、肿胀明显者，可用50%硫酸镁溶液冷湿敷（避开伤口），同时将患肢置于低位引流。恢复期伤口无毒液排出时应抬高患肢，加速肿胀消退	
8. 解毒新鲜草药外敷，如白花蛇舌草、半边莲、七叶一枝花等，具有解毒作用	●外敷药只能敷在伤口周围，不能覆盖伤口，避免影响毒液的排出伤口感染
9. 迅速送往医院，尽早应用抗蛇毒血清	

【注意事项】

1. 施救者应避免用口吸出毒液，如果口腔黏膜有伤口，可引起施救者中毒。

2. 被毒蛇咬伤后不能饮酒，因酒能促进血液循环，加速毒素扩散。

【知识拓展】

如何预防蛇咬伤

1. 在野外露宿时，必须住在帐篷之内，将四周的野草拔光，搬走乱石，并在四周外围喷洒杀虫类药物。

2. 在爬山和过草地、森林时，随身携带树枝、棍棒或手杖，边敲打边前进，可事先赶走毒蛇。

3. 夜间行走必须穿上靴子或球鞋，并带上手电筒。

4. 如遇毒蛇，手边又无物将其打死，则应避开蛇爬行的垂直方向。

第三节 蜂类蜇伤的急救技术

【适宜对象】

被蜜蜂、黄蜂或胡蜂等蜇伤者。

【目的】

解除中毒症状，减少对身体的伤害。

【操作步骤及要点】

1. 护理人员准备：着装整洁，洗手，戴口罩。
2. 环境准备：环境整洁、安静、宽敞，光线适宜。
3. 蜂类蜇伤的急救技术操作步骤及要点见表2–6–7。

表 2–6–7 蜂类蜇伤的急救技术操作步骤及要点

操作步骤	要点
1. 蜇伤处如有毒刺和毒囊遗留，应立即用针挑出或用镊子拔出，随后用拔火罐吸出毒液	●避免毒汁继续浸入体内
2. 蜜蜂蜇伤用肥皂水、3%氨水或5%碳酸氢钠溶液清洗伤口。胡蜂蜇伤用醋酸或3%硼酸溶液清洗伤口	●尽快去除或中和毒液
3. 也可在野外就地取材用野甘草叶子洗净榨汁，涂擦患部（或用鲜叶洗净揉擦），每隔5分钟擦药1次，一般涂擦1~6次，红肿灼痛即可减轻。胡蜂蜇伤时，用鲜马齿苋洗净挤汁涂擦局部	●就地取材，尽早处理蜇伤部位
4. 伤口周围选用中药鲜蒲公英、景天、三七、紫花地丁、青苔、七叶一枝花、半边莲、大青叶、薄荷叶等任何一种或数种捣烂外敷，或用南通蛇药、2%碘酊外涂；若局部瘙痒，可涂复方炉甘石洗剂	
5. 如蜇伤在口、咽喉部，可于伤处涂抹甘油或15%硼砂甘油，以消除水肿，0.5%~1%的麻黄碱、1%肾上腺素喷涂，效果亦佳	
6. 疼痛剧烈者于蜇伤部位皮下注射3%依米丁少许	

【注意事项】

现场处理完毕后应立即去医院就医，避免症状进一步加重。

【知识拓展】

蜂蜇伤

蜂类一般在遭碰撞、驱赶等情况下才会蜇人。但若有意无意捣毁蜂窝时，则蜂群会主动攻击人。蜂尾有管状尾刺，当蜂尾的尾刺刺入人的皮肤，毒液则沿着管状尾刺注入伤口。蜂毒成分复杂，不同蜂种也各不相同，主要为多肽类、胺类、激肽和酶类等，可引起溶血、出血、神经毒作用和中毒性肝、肾损害，此外蜂毒也可引起过敏反应，可致过敏性休克。

第四节　蜱虫咬伤的急救技术

【适宜对象】

被蜱虫叮咬的患者。

【目的】

消除症状，缓解疼痛，减轻对身体的损伤。

【操作步骤及要点】

1. 护理人员准备：着装整洁，洗手，戴口罩。
2. 环境准备：环境整洁、安静、宽敞，光线适宜。
3. 蜱虫咬伤的急救技术操作步骤及要点见表2–6–8。

表 2–6–8 蜱虫咬伤的急救技术操作步骤及要点

操作步骤	要点
1. 立即清除寄生于头发及皮肤表面的蜱虫	
2. 伤口用3%过氧化氢和生理盐水反复冲洗，并用碘酒或酒精局部消毒，如口器断入皮内应手术取出	●可用烟头烘或滴碘酒、酒精、乙醚、甘油或松节油等于其身上，使其自动松口脱落 ●发现蜱虫叮咬应及时就医
3. 伤口周围用0.5%普鲁卡因做局部封闭	
4. 全身症状严重者及时送医院治疗	

【注意事项】

1. 不要强行拔除蜱虫，以防撕伤组织，或使口器折断于皮内。

2. 尽量避免在草地、林区等处长时间坐卧。远离杂草、灌木丛。

3. 进入草原、林区旅游或野外作业，要穿鞋袜、长袖衣衫、长裤，扎紧袖口、裤管。

4. 皮肤暴露部位要涂擦驱虫剂（驱蚊液、风油精、花露水等）。

【知识拓展】

蜱虫

蜱俗称壁虱、扁虱、草爬子、狗豆子等，属蛛形纲寄螨目，主要分为硬蜱和软蜱二种，通常寄生在鼠类、家畜体表，是螺旋体、立克次体、病毒及细菌的传播媒介，可传播森林脑炎、新疆出血热、蜱媒回归热、莱姆病、发热伴血小板减少综合征、人粒细胞无形体病等传染性疾病。全世界已发现蜱有800余种，我国已知硬蜱有9属，软蜱2属，共11种。

第五节 溺水的急救技术

【适宜对象】

溺水者。

【目的】

解除窒息症状，挽救生命。

【操作步骤及要点】

1. 护理人员准备：着装整洁，洗手，戴口罩。

2. 环境准备：环境整洁、安静、宽敞，光线适宜。

3. 溺水的急救技术操作步骤及要点见表2-6-9。

表 2-6-9 溺水的急救技术操作步骤及要点

操作步骤	要点
水中救护： 1.应立即呼救 2.救护员下水救护，迅速接近落水者，从其后面靠近，托住落水者的头部采用仰泳姿势，将其带至安全处 3.有条件的采用漂浮脊柱板救护	●不要被慌乱挣扎中的落水者抓住
岸上救护： 1.将患者头偏向一侧，清除气道异物，保持其通畅，检查呼吸、脉搏 2. 给予控水，救护员立即取半跪姿势，将溺水者的腹部放在大腿上，使头部下垂，轻拍其背部，或采用海氏腹部冲击法。应在稍加控水后，再检查呼吸、脉搏 3. 如呼吸、心搏骤停，立即行CPR 4. 患者恢复心跳、呼吸，可用干毛巾擦全身，自四肢躯干向心脏方向摩擦，以促进血液循环	●若控水效果不佳，不要为此而耽误抢救时间 ●不要轻易放弃抢救，特别是低体温情况下 ●尽快送往医院进一步抢救

【注意事项】

1. 决定下水救人必须先脱掉衣物、鞋子，避免被溺水者缠住无法脱身。

2. 在水中要托着落水者的头颈与上背使成直线尽量不动，并维持脸朝上露出水面。

【知识拓展】

不同溺水的病理生理改变

淡水淹溺：淡水因低渗而由肺泡进入血液循环造成血容量增多可致肺水肿，造成红细胞破坏、溶血、高钾血症和脏器的组织细胞水肿、功能不全。此外，高血钾可致心搏骤停，溶血所致的血红蛋白在肾小管栓塞引起急性肾衰。同时，使得肺泡表面活性物质减少，产生严重缺氧。

海水淹溺：海水因高渗（约含3.5%的氯化钠和大量的钙盐和镁盐）吸入后水分自血管渗入肺泡致急性肺水肿和血液水分减少，而致血液浓缩，高渗血症导致血容量不足，组织灌注不良，同时海水中含有钙盐、镁盐所致的高钙血症可导致心动过缓、传导阻滞，甚至心脏骤停。高镁血症则对中枢神经产生抑制及扩张血管、降低血压等作用。

第六节　烧烫伤的急救技术

【适宜对象】

火焰、沸水、热油、电流、热蒸汽、辐射、化学物质（强酸、强碱）等原因导致的烧烫伤患者。

【目的】

加强创面护理，预防感染；减轻痛苦；促进愈合。

【操作步骤及要点】

烧烫伤的急救技术操作步骤及要点见表2–6–10。

表 2-6-10　烧烫伤的急救技术操作步骤及要点

操作步骤	要点
1. 立即拨打急救电话	
2. 先除伤因，脱离现场	●紧急将患者转移至安全场所
3. 保护创面 （1）Ⅰ度烧烫伤，先用冷水长时间冲洗然后将伤处放在凉水中浸泡30分钟 （2）Ⅱ度烧烫伤，如有水疱直径<0.5 cm不用特殊处理，保持表面清洁干燥，可自行吸收 （3）Ⅲ度烧烫伤，立即用清洁绒布包住创面，及时送医院	●降低表面温度
4. 迅速剪开并取下伤处的衣、饰物	●操作轻柔，不可粗暴剥离
5. 严重口渴者，可口服少量淡盐水、淡盐茶水或烧伤饮料	

【注意事项】

Ⅱ度烧烫伤患者，不要刺破表皮水疱，也不要在创面上涂抹任何药膏，以保护创面，防止感染。

【知识拓展】

烧烫伤的高危人群及常见诱因

烧烫伤在日常生活、生产劳动中常见，研究表明有80%在家庭中发生，其中50%发生在儿童和老年人。家用氧气罐、氧气瓶、制氧机的不正确使用；热水瓶、电熨斗、刚煮沸的饭菜和过烫的洗澡水；家中存放的易燃物、电源老化、电热毯等都是烧、烫伤的诱因。

第七节　高处坠落伤的急救技术

【适宜对象】

高处坠落伤者。

【目的】

减少继发性伤害，抢救生命。

【操作步骤及要点】

高处坠落伤的急救技术操作步骤及要点见表2-6-11。

表 2-6-11　高处坠落伤的急救技术操作步骤及要点

操作步骤	要点
1. 立即拨打急救电话	
2. 首先仔细观察患者的意识，有无骨折、内脏损伤、外伤等情况，并尽可能了解其落地时身体的着地部位	●拍打呼叫患者判断意识
3. 头部先着地，同时伴有呕吐、昏迷等症状，很可能是颅脑损伤，应立即送医院抢救。如果发现患者的耳朵、鼻子有血液流出，禁用手帕、棉花或纱布堵塞。为患者取头高位平卧，避免用力咳嗽、打喷嚏和擤鼻涕	●观察患者运动和反应，测量生命体征 ●避免颅内压增高或引起细菌感染
4. 腰背部先着地，很可能造成脊柱骨折、下肢瘫痪，这时不能随意搬动。搬动时要三人同时同方向将其平直抬到木板床上，保持身体在一条轴线上，切忌扭转脊柱。运送时要平稳，避免加重伤势	●初步现场处理伤情后，迅速转运到有条件的医院
5. 根据伤情进行相应急救处理 （1）头颈受伤时，头颈两侧用沙袋固定，有条件的最好上颈托 （2）胸、腰和下肢受伤时， 三处均要用绷带打结固定，以免搬运时加重损伤 （3）有出血者或骨折者应立即止血包扎和固定	●注意观察皮肤颜色、皮温，询问患者感觉，防止组织坏死
6. 根据伤情取适宜体位，保持呼吸道通畅，同时应取出伤者衣、裤包内的物品，避免压伤	

【注意事项】

运送过程中应密切观察患者的神志和生命体征变化，以便及时处理。

【知识拓展】

脊柱骨折搬运法（四人搬运法）

1. 一人固定患者的头部：站在患者头端，双手掌抱于头部两侧，轴向牵引固定颈部，有条件时带上颈托。

2. 另外三人在患者的同一侧（一般为右侧），分别双手掌从患者的肩背部、腰臀部、膝部、踝部下平伸穿过到对侧。

3. 四人均单膝跪地，同时用力，保持脊柱中立位，平稳地将患者抬起，放于脊柱板上。

4. 头颈部、足踝部及腰后空虚处用软垫或折叠好的衣服垫实。

5. 双肩、骨盆、双下肢及足部用宽带固定在脊柱板上，避免运输中晃动、颠簸。

第八节　急性心绞痛和心肌梗死的急救技术

【适宜技术】

急性心绞痛及心肌梗死患者。

【目的】

减轻患者痛苦，挽救患者生命。

【操作步骤及要点】

急性心绞痛和心肌梗死的急救技术操作步骤和要点见表2–6–12。

表 2–6–12　急性心绞痛和心肌梗死的急救技术操作步骤和要点

操作步骤	要点
1. 当急性心绞痛或心肌梗死发作时应立即拨打急救电话	●将病情描述清楚

续表

操作步骤	要点
2. 患者应立即停止活动，安静平卧，深呼吸放松	
3. 立即舌下含服硝酸甘油0.3~0.6 mg。或者舌下含化复方硝酸甘油1片，或含服硝酸异山梨酯（消心痛）10 mg	●血压低者不能服用硝酸甘油片 ●心绞痛患者舌下含化硝酸甘油1～3分钟可以缓解症状。含化消心痛5分钟内见效，作用维持2小时 ●青光眼患者禁服硝酸异山梨酯
4. 心绞痛发作时，如服药后3~5分钟疼痛不缓解，可重复使用。如果疼痛持续15~30分钟或连续含服硝酸甘油3片后仍无缓解，应警惕心肌梗死的发生	
5. 保持呼吸道通畅，如有心脏骤停，立即进行胸外心脏按压和人工呼吸	●有条件立即吸氧 ●尽快送往最近有条件的医院进行抢救

【注意事项】

1. 给予心理安慰和疏导，帮助患者放松心情。

2. 服用硝酸甘油时，观察患者有无头昏、头部胀痛、面红、心悸等药物不良反应，保持患者平卧，防止低血压的发生。

3. 家里常备硝酸甘油、硝酸异山梨酯等急救药品，定期检查药品有效期、性状等，及时增补。

【知识拓展】

有心肌梗死病史患者外出旅游注意事项

1. 心肌梗死康复期3个月内的患者不宜做长途旅行，最好在室内和住地周围活动。

2. 旅游前应到医院做一次全面检查，由医生判断是否可以外出旅游。

3. 旅游时应有人陪同，并随身携带急救药品、病历和近期心电图。

4. 旅行的交通工具最好选择火车卧铺或飞机，并尽量缩短乘坐时间。

5. 避免过度疲劳，保证充足睡眠，每日活动时间不宜超过5小时。

6. 选择的旅游季节最好是春、秋季。

第九节　心脏骤停的急救技术

【适宜对象】

由急性心肌梗死、严重心律失常、脑卒中、严重创伤、电击伤、溺水、挤压伤、踩踏伤、中毒等多种原因引起的呼吸、心搏骤停的患者。

【目的】

利用人工呼吸和胸外心脏按压，形成暂时的人工循环，维持血氧含量和心、脑等重要器官的血供，挽救患者生命。

【操作步骤及要点说明】

心脏骤停CPR急救技术操作步骤和要点见表2-6-13。

表 2-6-13　心脏骤停 CPR 急救技术操作步骤和要点

操作步骤	要点
1. 判断环境是否安全	
2. 判断患者意识：将患者就地平卧，高喊轻拍（轻轻拍打患者双肩，在其两侧耳边高声呼喊）同时观察患者胸廓有无起伏，如患者对呼唤和拍打无反应，判断为无意识	●判断时间：10秒以内 ●判断婴儿意识：拍击足底
3. 现场呼救：判断患者意识丧失，应该立即求助于他人的帮助，在原地高声呼救 “快来人啊！有人需要急救，请这位先生/女士拨打120电话，有会急救的和我一起来救护”	●安排他人拨打急救电话

续表

操作步骤	要点
4. 操作者位于患者一侧，准备实施胸外心脏按压	●宜于右侧，便于操作
5. 确定按压部位：成年人取两乳头连线的中点；儿童取胸部正中连线水平（胸骨下1/2处）；婴儿取两乳头连线与胸骨交界处进行按压	●每次按压后胸廓复位，使血液回流 ●若要中断按压，中断时间不超过10秒
6. 操作者一手手掌根部紧贴患者胸壁，另一手叠放在此手背上，手指上翘离开胸壁，保持双臂伸直、身体前倾，以髋关节为支撑点，利用上身的体重和肩臂部肌肉的力量向下按压	
7. 成人按压深度5～6 cm；儿童和婴儿按压深度均至少为胸廓前后径的1/3，儿童采用单掌或双掌按压，婴儿采用双指按压法（中指、无名指或双手环抱双拇指按压）	
8. 按压频率至少100次/分钟，但不多于120次/分钟，即最少15秒按压30次，最多18秒按压30次	
9. 口对口人工呼吸：按压30次后行人工呼吸。首先观察患者口中有无异物，如有取出异物	●确保气道通畅
10. 开放气道，采用仰额抬颏法（成人下颌角与耳垂连线和平卧面呈90°角，儿童和婴儿下颌角与耳垂连线和平卧面呈60°角）	
11. 操作者用手捏住患者鼻孔，用口将患者的口完全罩住，缓慢吹气两次，同时观察患者胸廓有无起伏	
12. 胸外心脏按压与人工呼吸之比为30∶2	●触摸颈动脉（成人、儿童）或肱动脉（婴儿）。观察有无自主呼吸（一听、二看、三感觉），观察面色是否红润或患者有无呻吟声
13. 胸外心脏按压30次、人工呼吸2次为一个循环，完成五个循环后进行急救效果评估	
14. 心跳和呼吸恢复则急救成功，紧急送往医院进一步抢救，如心跳呼吸未恢复，则再行CPR	

【注意事项】

1. 现场急救一定要争分夺秒。

2. 不要把时间消耗在反复检查心跳、呼吸的过程中。

3. 不要随意搬动患者，注意保护脊柱。

【知识拓展】

心肺复苏

心肺复苏（CPR）是针对心跳、呼吸骤停患者采取的紧急抢救技术，是20世纪60年代至今长达半个世纪以来，全球最为推崇也是普及最为广泛的急救技术。可以说，上至总统、下至黎民百姓都在倡导并身体力行这项最重要、最基本的急救措施。在紧急救护中没有比抢救心跳、呼吸骤停更为紧迫的了。欧美发达国家基本上全民普及了CPR急救技术，美国在20世纪末，就普及培训了7 000万人次。我国近20年在学术上以及公众普及上也做出了巨大的努力，全国各省市医护专业人员采取多种途径和方式，对学生、单位雇员和公众进行CPR培训和指导，车站、机场等相应机构配备了CPR急救相应物资，工作人员基本掌握了CPR操作，为心跳呼吸骤停患者赢得了生机。

第十节　食物中毒的急救技术

【适宜对象】

1. 进食被细菌污染食物的人群。

2. 化学性食物（由于对有毒化学物质管理或使用不当而污染了的食物）中毒的人群。

3. 有毒动植物食物中毒（如河豚、毒蕈、发芽的马铃薯等）的人群。

4. 食用霉变食物导致真菌性食物中毒的人群。

【目的】

排除体内毒物，减少毒物吸收，减轻中毒症状，保护患者生命安全。

【操作步骤及要点】

食物中毒的急救技术操作步骤及要点见表2-6-14。

表 2-6-14 食物中毒的急救技术操作步骤及要点

操作步骤	要点
1. 清除毒物 （1）洗胃：及早洗胃，排除毒物，常用的洗胃液有温开水、淡盐水、生理盐水、温肥皂水、浓茶水、0.02%~0.05%高锰酸钾溶液、1%碳酸氢钠溶液、1%~3%过氧化氢溶液、0.2%~0.5%活性炭悬液 （2）催吐 ①可用手指、羽毛或筷子刺激患者使之呕吐 ②给予催吐剂：如大量服用2%~4%温盐水，硫酸铜一次量为0.5~1 g，盐酸阿扑吗啡（鸦片、吗啡中毒禁用，5岁以下患儿禁用）成人5 mg皮下注射，注射后可出现剧烈呕吐	●剧烈呕吐、昏迷、病危、全身衰竭者禁用此法
2. 阻滞吸收 （1）物理性：浓茶、鞣酸蛋白液（用5~10个鸡蛋，去蛋黄，加适量水）、牛奶（100~200 ml）、豆浆、面糊、花生油（有机磷农药等脂溶性毒物不能用）等能沉淀毒物并起到保护润滑黏膜作用；活性炭悬混液能吸附毒物 （2）通用解毒剂：活性炭2份、氧化镁1份及鞣酸1份的混合物1~3药匙（15~20 g）加入100~200 ml水内服，能吸附、沉淀及中和生物碱、糖苷、重金属盐类或酸类等毒物 （3）中药解毒 ①解毒剂：甘草绿豆汤 甘草30 g，绿豆120 g合煎成汤服用 ①催吐解毒：急救丹 甘草60 g，瓜蒂21 g，玄参60 g，榆15 g煎后分数次服用 ③泻下解毒：祛毒神丹 当归90 g，大黄30 g，白矾30 g，甘草15 g煎后分数次服用	
3. 拨打急救电话	●告知中毒人数、原因、患者的临床症状、已采取的紧急措施和治疗情况

续表

操作步骤	要点
4. 加强患者护理，严密观察生命体征的变化	●保持患者清洁、舒适
5. 注意清理、消毒，及时留取呕吐和腹泻物标本检验，为进一步治疗提供依据	
6. 对吃剩的食物、餐具等应保存好，迅速通知卫生检疫部门进行检验	●标本采集后置于盛有冰块的容器内送验（温度<6℃），不得加任何防腐剂
7. 出现大批伤病员，立即上报卫生防疫部门	

【注意事项】

1. 细菌性食物中毒现场应按下列要求进行消毒：①炊具、食具、抹布应煮15~30分钟。②菜板应用刀刮去表面，再用0.2%热碱水彻底反复洗刷。③厨房地板、墙壁可用0.5%漂白粉或2%苯酚液消毒。④引起食物中毒的剩余食品煮沸15分钟后深埋。⑤患者的排泄物可用20%石灰乳或5%来苏水，按排泄物与消毒液1∶2比例拌匀放置2小时消毒后深埋。

2. 化学性食物中毒或有毒动植物中毒，食物应全部深埋，不得作动物饲料。

【知识拓展】

食物中毒事故处理办法

根据卫生部《食物中毒事故处理办法》第七条，县级以上地方人民政府卫生行政部门对发生在管辖范围内的下列食物中毒或者疑似食物中毒事故，实施紧急报告制度。

1. 中毒人数超过30人的，当于6小时内报告同级人民政府和上级人民政府卫生行政部门。

2. 中毒人数超过100人或者死亡1人以上的，应当于6小时内上报卫生部，并同时报告同级人民政府和上级人民政府卫生行政部门。

3. 中毒事故发生在学校、地区性或者全国性重要活动期间的，应当于6小时内上报卫生部，并同时报告同级人民政府和上级人民政府卫生行政部门。

第十一节　突发灾害的应急处理技术

一、火灾的应急处理技术

【适宜人群】

火灾现场受灾人员。

【目的】

防止灾害加重，减轻灾害带来的损失，避免人员伤亡。

【操作步骤及要点】

突发灾害的应急处理技术操作步骤及要点见表2-6-15。

表 2-6-15　突发灾害的应急处理技术操作步骤及要点

操作步骤	要点
现场自救： 1. 报警 发生火灾，立即拨打电话“119”报警。并派人到路口接应消防车进入火场 2. 灭火 火灾初期阶段火势较弱，范围较小，应及时采取有效措施，迅速灭火	●报警内容：起火单位、地址、燃烧物质、起火原因、火势大小、进入火场路线以及联系人姓名、电话等

续表

操作步骤	要点
3. 撤离 （1）尽早将火灾现场人员疏散撤离到安全地方。火初起，烟雾大，热气烟雾上升，应弯腰低头或匍匐前进，用湿口罩、毛巾捂住口鼻，逃出门外 （2）若火势来自门外，开门前应先用手查门的温度，如已发烫，不应开门 （3）若楼道火势不大，或没有坍塌危险时披上浸湿的外衣、毛毯或棉被冲下楼梯 （4）若楼道被大火封住，无法通过，利用阳台排水管或坚固的绳索下滑 （5）被迫跳楼时要缩小落差和利用缓冲垫	●如关闭煤气或电源总开关，用灭火器或用水龙头对准火焰根部灭火，也可用湿床单或其他物品罩住起火处以隔绝空气达到灭火目的 ●应在15分钟内逃生 ●逃离火灾现场时不能坐电梯
现场救护： 1. 迅速有序地疏散转移患者。施救人员作好自我保护，分工协作，迅速将患者转移到安静通风凉爽的安全地点，解开患者衣领、腰带，保持呼吸道通畅，适当保温 2. 立即抢救生命 对呼吸、心搏骤停者立即实施CPR（详见表2–6–13） 3. 一氧化碳中毒的救治（详见表2–6–2） 4. 保护创面 迅速脱去或剪开患者的衣物，摘除饰物，暴露创面并用清洁的被单或衣服简单包扎，尽量不要弄破水疱，防止创面污染。严重烧伤者不要涂抹任何药物，伤员口渴可饮淡盐水	

【注意事项】

现场急救安全第一，火势过大时要及时撤离。

【知识拓展】

火灾中致死的主要原因

火灾中被浓烟熏呛而导致死亡的概率是被火烧致死的几倍，在一些火灾中，被“烧死”的人实际上是先烟气中毒窒息死亡后再被火烧的。浓烟致人死亡的主要原因是一氧化碳中毒。人吸入一氧化碳的允许浓度为0.2%，当空气中一氧化碳浓度达1.3%时，人吸入两口就会失去知觉，吸入1~3分钟就会导致死亡。

二、洪灾的应急处理技术

【适宜对象】

洪灾现场受灾人员。

【目的】

迅速救出被困人员，保证人员安全，减少灾害损失。

【操作步骤及要点】

洪灾的应急急救技术操作步骤及要点见表2-6-16。

表 2-6-16 洪灾的应急急救技术操作步骤及要点

操作步骤	要点
现场自救： 1. 洪灾发生时，尽快离开危险区域，有组织地撤离到高地或山坡上 2. 被洪水围困或落水后，尽可能保存身体的能量，水中漂浮是专门用于水中求生的一种方法 3. 在水中尽可能地减少活动 4. 在等待救援时，灾民尽可能靠拢在一起 5. 在水中救人时注意不要被溺水者紧抱缠身，如被抱应放手自沉，使溺水者松开再施救。若被溺水者紧抓不放，则可将手滑脱，然后再救	●借助漂浮物减小体力消耗，增加自救机会 ●预防低体温 ●获得心理安慰，抱团互救且易被发现 ●应从背后借助浮力将溺水者托起游出水面

续表

操作步骤	要点
现场急救： 1. 及时拨打求救电话，保证与救援人员之间的通信联系 2. 在医疗救援队到来之前，对患者进行检伤分类，分级处理 3. 对淹溺者实施心肺复苏技术	

【注意事项】

现场急救安全第一，施救中应避开水中倒塌的建筑物。当水面有柴油、汽油物质时，应赶快离开，以免吸入呼吸道和肺部。

【知识拓展】

我国地理气候与洪水特点

我国地处欧亚大陆东南部，东临太平洋，直接受到世界上最大陆地和最大海洋的影响。夏季湿热多雨，常出现大范围暴雨，造成山洪暴发，江河水陡涨。

我国的洪水大多发生在七、八、九月，洪涝水灾主要集中在中、东部地区，多发生在我国七大江河及其支流的中下游地区。

三、车祸的应急处理技术

【适宜对象】

车祸受伤患者。

【目的】

挽救车祸受伤患者的生命，减少伤亡，降低车祸损失。

【操作步骤及要点】

车祸的应急处理技术操作步骤及要点见表2-6-17。

表 2-6-17　车祸的应急处理技术操作步骤及要点

操作步骤	要点
现场自救： 1. 排出险情，紧急拨打“120”“110”“122”急救电话 2. 设置应急处理场地，摆放醒目标识提醒过往车辆，施救及被救人员切勿聚集在车道上，避免继发车祸 3. 切勿立即移动受伤患者，除非处境会危及其生命。 4. 将失事车辆引擎关闭，拉紧手刹或用石头固定车轮，防止汽车滑动。如汽车着火，或有爆炸的可能	●高速路上尤其要注意 ●尽快将伤者撤离车祸现场
现场急救： 1. 救护人员到达现场，立即检伤并进行伤情分类和相应处理 （1）抢救坐在方向盘后面的伤员：抢救者站在伤员背后，使伤员一侧上肢（确保没有损伤）屈肘，前臂横在胸前，抢救者用双手从伤员的两侧腋下向前伸出，紧紧抓住伤员的前臂。另一名协助者托住伤员的头部和颈部，保持头、颈与躯体在一条轴线上。然后两个人同时慢慢地向侧、后移动，把伤员抬出汽车 （2）抢救躺在座位上的伤员：一名抢救者扶起伤员的头，使头与身体在同一轴线，并保持固定。另一名抢救者抱住伤员的脚和腿将伤员轻轻搬到座位上，使腿伸直，保持与身体在同一轴线上 （3）抢救躺在汽车座椅前部的伤员：抢救者放一块木板在前排座位上。一名抢救者扶住伤者的头和颈，使之与身体保持在同一轴线上。另一名抢救者用绷带或三角巾将伤员的腿绑住。另外两名抢救者进入汽车后部，放平前排座位靠背，向前探身抓住伤员大腿、臂部、腰部，几名抢救者同时把伤员抬起，轻轻平放在木板上，然后将伤员搬出汽车 （4）抢救躺在汽车座椅后部的伤员：抢救方法与（3）相同，只是抢救者将木板放在汽车后座，并进入汽车前部	●注意保持伤员身体在同一直线

续表

操作步骤	要点
2. 事故发生后应尽量保护现场，以便给事故责任划分提供可靠证据	

【注意事项】

1. 伤员转移时要注意环境允许时才可移动。

2. 现场急救要多人配合移动伤员，尽量不要一个人去移动伤员。

3. 转移伤员时要由受过急救训练的人来指挥，避免错误、鲁莽的搬运，造成进一步损伤。

4. 脊柱损伤伤员不能拖、拽、抱，应使用颈托固定颈部或使用脊柱固定板，避免脊髓受损或损伤加重导致截瘫。

【知识拓展】

伤情分类及处理表

在现场急救处理中，紧急救护人员常规给予紧急伤情检查，并根据伤情的轻重进行分类和处理，详见表2-6-18。

表 2-6-18　伤情分类表

类别	程度	标志	伤 情	处理次序
Ⅰ	危重伤	红色	严重颅脑损伤、大出血、昏迷、各类休克、严重挤压伤、内脏伤、张力性气胸、颌面部伤、颈部伤、呼吸道烧伤、大面积烧伤（30%以上）	立即
Ⅱ	重伤	黄色	胸部伤、开放性骨折、小面积烧伤（30%以下）、长骨闭合性骨折	稍缓
Ⅲ	轻伤	绿色	无昏迷、休克的头颅损伤和软组织伤	缓后
0	致命伤	黑色	按有关规定对死者进行处理	最后

四、地震灾害的应急处理技术

【适宜对象】

地震灾害受伤和幸存者。

【目的】

救援地震受伤和被困者，保证人员安全，减少灾害损失。

【操作步骤及要点】

地震灾害的紧急救护技术操作步骤及要点见表2-6-19。

表 2-6-19　地震灾害的紧急救护技术操作步骤及要点

操作步骤	要点
现场自救： 1. 设法避开身体上方不结实的倒塌物、悬挂物或其他危险物，用砖石、木棍等支撑残垣断壁 2. 搬开身边可搬动的杂物，扩大活动空间 3. 不要随便动用室内设施，包括电源、水源等，不要使用明火 4. 不要大喊大叫，应保存体力，节约氧气，用敲击的方法求救 5. 闻到煤气及有毒异味时，用湿衣物捂住口鼻 6. 保护和节约饮用水、食物	● 防止余震时再被埋压
现场救护： 1. 对埋在瓦砾中的幸存者，先建立通风孔道，以防窒息 2. 挖出后应立即恢复并保持其呼吸道通畅。及时检伤，并做相应处理 3. 从缝隙中缓慢将伤员救出时，应保持脊柱呈中立位，避免伤及脊髓 4. 因恐惧，伤员原有心脏病、高血压可加重、复发，引起猝死，对其要特别关注 5. 救出伤员后，现场人员立即检伤并进行伤情分类和相应处理	

【注意事项】

1. 救护时，先近后远。

2. 先挖后救，挖救结合。

3. 先救命，后治伤。

【知识拓展】

大灾中的自救互助

自救互助是指在外援力量未到达之前，灾区人民抢救被压埋人员的应急行动。自救互救能够最大限度地减少伤员现场死亡，为后续治疗创造有利条件。据统计，中华人民共和国成立以来大震救灾中自救互救率达40%~80%。唐山地震中，唐山市被压的63万人员中，70%以上通过自救互救脱险。

参考文献

1. 中国红十字会．中国红十字会救护师培训教材 [M]. 北京：社会科学文献出版社，2007.
2. 方克美，杨大明．急性中毒治疗学 [M]. 南京：江苏科学技术出版社，2002.
3. 都鹏飞，杨明功．中毒急救手册 [M]. 上海：上海科学技术出版社，2016.
4. 周欢．社区常见急症的处理 [M]. 成都：四川大学出版社，2012.
5. 彭吾训．烧烫伤与冷伤急救常识 [M]. 贵阳：贵州科技出版社，2013.
6. 刘祥平，杜亚明．家庭急救知识 [M]. 北京：人民卫生出版社，2016.
7. 姜小鹰．老年人家庭护理 [M]. 北京：人民卫生出版社，2013.
8. 史铁英．急危重症临床护理 [M]. 北京：中国协和医科大学出版社，2018.
9. 王中州，张书芳，张丁，等．实用食物中毒防治 [M]. 郑州：河南科学技术出版社，2009.
10. 钟森，夏前明．突发公共事件应急医学 [M]. 成都：四川科学技术出版社，2012.
11. 郑静晨，侯世科．灾害救援医学 [M]. 北京：科学出版社，2008.

第三篇

全科病房
专科护理适宜技术

第一章

静脉输液治疗护理技术

第一节　头皮针穿刺静脉输液

头皮针于1957年发明使用以来，为静脉穿刺后输液固定针头、方便病人起到积极作用，也促进了静脉输液的飞速发展。目前虽然静脉留置针作为头皮针的改良产品广泛应用于临床，但头皮针仍然是重要的静脉输液工具之一。

【适宜对象】

1. 单剂量、小量输液的患者。

2. 建议静脉输液时间仅2~4小时的患者。

3. 输入非刺激药物/溶液（溶液处于等渗或接近等渗状态、pH值接近人体pH正常范围）的患者。

4. 静脉途径无限制的患者。

5. 神志清楚合作的患者。

【目的】

1. 为患者建立静脉通路，便于抢救危重患者。

2. 用于短时间静脉输液。

3. 给予静脉药物治疗。

【操作前评估及血管的选择】

1. 穿刺部位皮肤无红肿、疼痛、硬结或水肿。

2. 避开局部神经、损伤部位、已穿刺静脉远端、关节部位和瘫痪侧肢体。

3. 接受乳腺癌根治术和腋下淋巴结清扫术的患者应选择健侧肢体进行穿刺。

4. 有血栓史和血管手术史的静脉不应进行穿刺。

5. 长期穿刺者应有计划地更换穿刺部位。

6. 宜选择上肢静脉穿刺，小儿包括下肢静脉、头皮静脉。成人不宜选择下肢静脉进行穿刺，3岁以上小儿不宜首选头皮静脉。为了避免血管内膜损伤，血管直径应大于头皮针直径。

【操作步骤及要点】

1. 用物准备：消毒液、棉签、输液器、无菌小敷贴、止血带、弯盘、医嘱执行单（或电子医属）、免洗手消毒液、输液架、废物桶、锐器盒，必要时准备瓶套，根据需要备小夹板和绷带。

2. 环境准备：光线适宜、环境整洁、宽敞。

3. 患者准备：排便，取舒适卧位。根据情况剔除局部毛发。

4. 护士准备：洗手、戴口罩、备齐用物。

5. 药液准备：根据医嘱准备药液，认真核对药名、浓度、剂量、用法和有效期，检查药瓶有无裂痕，药液有无浑浊、沉淀或絮状物等。注意药物之间的配伍禁忌。

6. 头皮针输液操作步骤及要点见表3-1-1。

表 3-1-1　头皮针输液操作步骤及要点

操作步骤	要点
1. 携用物至床旁，自我介绍，查对患者姓名及住院号等基本信息，查对医嘱及药液，解释操作目的	●向患者解释使用头皮针的注意事项及配合要求，查对患者身份
2. 选择合适的血管，准备输液挂钩至恰当的位置，准备胶布	●对穿刺部位及血管进行评估；挂钩的位置应避开操作无菌区域
3.查对医嘱及药液，检查消毒液、棉签有效期，第一次消毒软袋插头及皮肤	●擦拭消毒，严格无菌技术操作规程，避免发生交叉感染；穿刺部位消毒以穿刺点为中心，范围不小于5 cm×5 cm，待干 ● 接触患者后注意手卫生
4. 第二次消毒软袋插头，检查输液器，将输液器针头插入软袋插头内	●打开输液器包装，取出针头，关闭开关，将输液器远端保护在包装袋内
5. 第二次消毒皮肤，在穿刺点上方约10 cm处扎止血带	●止血带应在消毒范围外，松紧适宜
6. PDA查对患者姓名、住院号等基本信息，查对医嘱及药液，挂液体于输液架，排气	●操作中查对；将茂菲氏滴管及输液器远端倒立，待液体流至1/3～1/2时，迅速直立茂菲氏滴管，缓慢降低远端输液管，排尽空气；输液开关上调至合适位置；排液时注意不能浪费药液
7. 固定皮肤、穿刺、送导管、松止血带、打开调节开关	●在血管的上方或侧边进针，根据血管的情况，选择合适的进针角度5°～15°，见回血后停止进针或再平行进针少许，轻轻松开止血带，打开调节开关，让血液回流至血管内
8. 胶布固定头皮针	●小敷贴覆盖穿刺点，第一根胶布固定针柄，第二根胶布覆盖穿刺处小敷贴，第三根胶布固定头皮针延长线

续表

操作步骤	要点
9. 调节液体滴速	●根据病情、年龄、药物性质调节输液滴数。一般成人40~60滴/分 ●儿童20~40滴/分。老年、婴幼儿心肺疾病患者滴速宜慢
10. 再次使用PDA查对患者姓名、住院号等基本信息，核对医嘱、药液，并扫描执行	●操作后查对
11. 整理床单位	●患者卧位舒适，床单位整洁
12. 告知输液注意事项及配合要求	●输液肢体避免受压，限制活动，穿刺部位上下关节制动。注意输液的局部及全身不良反应，及时告知医务人员
13. 输液过程中加强巡视	●输液过程中应定时巡视，观察患者有无输液反应，穿刺部位有无红、肿、热、痛、渗漏等表现
14. 输液结束后，正确拔针和按压	●拔针时先关闭调节器，固定针柄，撕去胶布或敷贴，用棉签顺血管走向轻压穿刺点，迅速拔针，按压穿刺部位2~5分钟，不宜按揉穿刺点

【注意事项】

1. 应当对患者身体状况、年龄和诊断、血管条件、输液工具的使用史和治疗类别、周期进行综合评估。

2. 要求从远端静脉开始，穿刺部位应无炎症、硬结、水肿，应避开局部神经、已损伤的部位、新近穿刺过的静脉之远端的部位、受限制的部位和关节部位，长期穿刺者应有计划地更换穿刺部位。

3. 成人应尽量避免在下肢进行静脉穿刺，以防止静脉血栓的形成。

4. 严格执行无菌操作及查对制度，预防感染及差错事故的发生。

5. 注意药物的配伍禁忌。

6. 输液过程中要加强巡视，注意观察下列情况：

（1）滴入是否通畅，针头或输液管有无漏液，针头有无脱出、阻塞或移位，输液管有无扭曲、受压。

（2）有无溶液外溢，注射局部有无肿胀或疼痛。有些药物如甘露醇、去甲肾上腺素等外溢后会引起局部组织坏死，如出现上述情况，应立即停止输液并通知医生予以处理。

（3）密切观察患者有无输液反应，如患者出现心悸、畏寒、持续性咳嗽等情况，应立即减慢或停止输液，并通知医生，及时处理。

7. 高渗盐水、含钾药物、升压药物滴入速度宜慢；脱水严重、输利尿剂者速度可快。

【知识拓展】

静脉输液治疗规范及护理

（1）严格执行查对制度。输液治疗是临床护理过程中最常见的护理操作，也是最易发生不良事件的环节。因此，必须严格执行三查七对制度，防止差错事故的发生。

（2）严格执行无菌技术操作规程，重视微粒污染情况的发生：

①操作前及操作后均应注意手卫生。认真按照六步洗手法的要求进行洗手，当手部有体液或污物时用流动水及皂液清洗双手，时间不少于15秒；手部没有肉眼可见污染时，宜用速干手消毒剂消毒双手代替。

②注意药物的配伍禁忌，防止不溶性微粒产生。消毒后要求待消毒剂自然干后再行穿刺，以免将消毒剂带入血管。

③建议使用独立包装含消毒液的棉签消毒或拔针。

④需更换液体时，除常规消毒待更换的液体瓶塞外，也要对已输完的液体空瓶塞进行消毒后再行拔针更换，因输液瓶在病房的环境中瓶塞中心的裸露部分被污染的可能性增大，若不进行消毒，拔除输液管时针尖易被瓶塞中心的裸露部分细菌污染。更换时将针头向下直立

插入待更换的液体瓶塞内，待瓶内压力与外界平衡时再倒挂于输液架上继续滴注，防止液体外溢。

⑤加强巡视，观察输液过程中病人的病情及反应，及时发现输液不良反应并及时处理。同时观察局部有无渗出和静脉炎发生。

⑥掌握头皮针的适用范围，防止血管及皮肤损害的发生。头皮针仅适用于输液时间在4小时以内的非刺激性、非发疱剂、pH值在5~9的等渗液体。

⑦积极探索静脉输液护理技巧，提高静脉输液质量。

高质量的静脉输液护理

高质量的静脉输液护理是指既能满足静脉输液治疗的需要，又能改善患者体验：穿刺成功率高，穿刺时疼痛轻或无痛，无输液并发症或发生并发症能够得到及时处理。要达到这些目标，必须注重以下几个方面：

（1）根据输液治疗液体总量、输注时间和药物的理化性质选择血管。

（2）提高穿刺成功率。

①情绪控制。护士要具有良好的心理素质及较强的情绪控制能力，避免患者及家人或其他因素导致的心理压力和情绪影响。静脉穿刺技术成功率的提高除与操作者娴熟的技术有关外，其良好的心理素质及较强的情绪控制能力也至关重要。近年来，越来越多的研究证明，护理人员不良的心理状态是导致静脉穿刺技术失败的主要原因之一，一切增加护士心理压力的刺激都会影响静脉穿刺成功率，情绪变化可直接影响护士的注意力、意识状态、定势状态及思维状态，导致中枢协调偏差，出现判断、感觉失误。社会因素的影响如家庭、周围人际关系、运动量、疲劳程度等与护理人员静脉穿刺成功率也密切相关。有关资料表明干扰因素越大、与自己的切身利益越密切，其影响护士静脉穿刺成功率呈下降的趋势越显著。因此护理人员应具备良好

的心理素质，抵抗外界因素的干扰，工作中保持稳定的情绪和良好的心理状态，规范自己的护理行为，以提高静脉穿刺成功率。

②穿刺时固定皮肤的手法。静脉输液传统手法是嘱患者握拳，沿用至今。但目前研究资料认为，当握紧拳头时，指骨与掌骨处于近垂直状态，指掌关节突出，皮肤过度紧张，多数静脉处于间隙皮下深处，不易看清和摸清，也不利于穿刺，同时握拳时静脉受压充盈受限，血管被迫拉长，一旦松拳，血管回缩，易致针头滑出血管外。因此，主张静脉穿刺时将固定皮肤的手法进行改良，采用背隆掌空杯状手或握指法更符合人体的生理学特点，此法利用护士左手握住患者穿刺手的手指，使患者手背皮肤上下左右四个方向被动牵拉紧，形成前臂和手背、手背和手指两个弯曲，这样既克服了患者握拳时指掌关节高于手背皮肤妨碍穿刺进针角度的缺点，又有使血管充盈、显露、固定之优点，更易于穿刺成功。

③输液时正确采用静脉穿刺易回血法。视患者血管情况采取高调法或高调低瓶法。即血管充盈性较好时采用高调法，即排气后将调节器置于距离针头至少30 cm，而以60 cm为最佳再行穿刺。高调低瓶法则是在高调法基础上，降低输液架高度，使输液瓶置于低位置的方法。其原理为：液体瓶位置降低，具有一定的虹吸作用，而调节器升高，可使输液管内承受回血的空间增加，依靠静脉压本身的作用，使血液更容易流入导管内。

④促进血管显露的技巧。选择适宜的血管进行穿刺是保证穿刺成功的重要因素之一，由于疾病因素影响及个体血管的差异，为使血管条件较差的病人血管扩张显露，可选用以下方法：穿刺前对局部实施热敷；还可将手背均匀涂擦95%酒精、25%的硫酸镁、2%的山莨菪碱溶液或1%的硝酸甘油于拟输液部位约3分钟后，再用湿热小毛巾置于拟输液部位，这时表浅小静脉均可迅速充盈。

（3）减轻穿刺时的疼痛

①注意选择穿刺部位。皮肤痛觉神经纤维大多数分布于表皮，其痛觉感受器呈点状分布，在手背有痛点100～200个，所以施行静脉穿刺技术时病人对疼痛非常敏感。有资料显示，靠近尺侧的静脉穿刺时疼痛最轻，近桡侧的静脉穿刺时疼痛最明显，这可能与神经分布、皮肤松弛及张力大小有关。

②穿刺角度适宜。有资料显示，适当增大与皮肤的角度可减轻进针引起的疼痛或达到无痛注射，这与注射时皮肤所承受的压力、皮肤血管神经分布及皮肤结构特点有关。利用针尖刃面的锐度也可以减轻进针疼痛感，穿刺时斜面略向左，减少针尖对组织的切割和撕拉，从而减轻疼痛，同时也可以减少组织损伤。

③穿刺局部用药。对疼痛特别敏感的病人，穿刺前在拟输液部位涂擦利多卡因药膏或利多卡因注射液，利用利多卡因的表面麻醉作用减轻病人的疼痛甚至可以达到无痛的效果。

（4）防止皮下渗漏及皮下淤血的方法

①妥善固定。在临床护理过程中因穿刺后固定不当导致液体渗漏时有发生，妥善的固定可以减少因头皮针在血管内活动而造成对血管的损害，从而减少渗漏。根据力学、美学原理采用一侧滚动法较为规范，即先粘贴一侧皮肤，拉紧胶布至对侧皮肤，这样可使胶布处于紧张状态，保证不松动，第二条固定穿刺点无菌敷料，第三条固定输液头皮针延长管，延长管的前端只可固定在侧面，不可绕过针尖，以免影响液体的滴注。若穿刺部位不便固定，可采用四条胶布交叉固定法即第一、第二条不变，第三条从针头下面交叉向上，第四条固定延长管。

②恰当的拔针。皮下淤血后静脉显露不良，出血量大时血肿机化压迫血管，致使血管易与周围组织粘连，使该血管无法继续使用，有时甚至引发护理纠纷。因此正确拔针是保护远端周围静脉的重要措施之一。拔针过程中按压的力度应轻，过大的压力会导致头皮针对血管

内膜的再次损伤。拔针后应沿着血管走行的方向按压，按压范围至少包括头皮针的破皮点和进血管点。另外建议使用以拇指与食指持针柄的上下面拔针法拔针（不使用拇指与示指持针柄的前后缘拔针法），此法拔针使拇指与食指接触头皮针的面积大，稳固性高，可保持针尖在血管腔内与之平行，明显减轻针刃伤。

③拔针后按压穿刺部位2~5分钟，不宜按揉穿刺点。

静脉炎和渗出的分级及判断标准

（1）静脉炎的分级及表现

0级：无临床表现。

1级：输液部位疼痛伴有或不伴有疼痛的发红。

2级：输液部位疼痛伴有发红和（或）水肿。

3级：输液部位疼痛伴有发红和（或）水肿，条索状物形成，可摸到条索状静脉。

4级：输液部位疼痛伴有发红和（或）水肿，条索状物形成，可触及条索状静脉，长度＞2.5 cm，有脓性分泌物渗出。

（2）渗出的分级及判断标准

0级：无症状。

1级：水肿范围的最大处直径＜2.5 cm，伴有（无）疼痛。

2级：水肿范围的最大处直径2.5~15 cm，皮肤发凉，有（无）疼痛。

3级：水肿范围直径＞15 cm，皮肤发凉，轻度到中度疼痛，可能有麻木感。

4级：皮肤紧绷感明显，有渗出，皮肤变色，有淤斑、肿胀，水肿范围直径可＞15 cm，可凹陷性水肿，循环障碍，中度到重度的疼痛，也有患者出现局部干性坏死。

第二节　留置针静脉输液

留置针是头皮针的改良产品，能够较长时间留置在血管里，从而避免患者因反复穿刺而造成的痛苦及对穿刺的恐惧感，减轻患者及家属的焦躁情绪；有效保护静脉血管；便于急、危重患者的抢救和复杂治疗的用药；减轻护士的工作量，因此留置针已替代头皮针被广泛应用于临床。

【适宜对象】

1. 输液时间＞4小时的较多液量输注的患者。
2. 老人、小儿、躁动不安的患者。
3. 每天需间断多次经静脉给药的患者。
4. 长期输液需要保护血管的患者。

【目的】

1. 建立静脉通路，便于抢救危重患者。
2. 减少长期输液患者反复静脉穿刺带来的血管损伤和痛苦。
3. 按药物浓度要求准时给予静脉药物治疗。

【操作前评估及血管的选择】

1. 应选择富有弹性且粗直的静脉，所选静脉的长度与直径应大于导管长度与直径，且满足输液治疗的需要。
2. 穿刺部位宜从上肢远端的血管开始。
3. 穿刺部位应从非习惯性用手开始，或尊重患者意愿。
4. 成人可选择手背静脉和前臂正中静脉、头静脉、贵要静脉，新生儿和儿童可选择额正中静脉、颞浅静脉、耳后静脉及颈部和下肢静脉。成人应尽量避免在下肢静脉穿刺，以免增加发生血栓及血栓性静脉炎的风险。

5. 静脉穿刺应避免选择血管弹性差及同一部位反复穿刺，应避开有静脉曲张、静脉瓣、关节部位；已发生渗漏、静脉炎、感染及血肿的部位；皮肤有破损的部位；手术同侧肢体。尽量避免在前臂掌侧面进行穿刺，该部位穿刺疼痛明显，且有损伤桡神经的可能。避免使用建立血透通路的血管输液。

【操作步骤及要点】

1. 护士准备：穿戴整齐，修剪指甲，洗手，戴口罩。

2. 用物准备：消毒液、棉签、输液器、无菌透明敷贴、止血带、胶布、弯盘、配好的药液、电子医嘱（或纸质版医嘱执行单）、速干手消毒液、输液架、废物桶、锐器盒、留置针、封管液（无菌生理盐水或稀释肝素溶液）。

3. 环境准备：整洁、安静、舒适、安全。

4. 患者准备：了解静脉输液的目的、方法、注意事项及配合要点；输液前排尿或排便；取舒适体位。

5. 留置针静脉输液操作步骤及要点见表3-1-2。

表 3-1-2　留置针静脉输液操作步骤及要点

操作步骤	要点
1. 携用物至床旁，自我介绍，查对患者姓名及住院号等基本信息，查对医嘱及药液，解释操作目的	●向患者解释使用留置针的注意事项及配合要求，行操作前查对
2. 选择合适的血管，在拟穿刺部位下垫治疗巾	●对穿刺部位及血管进行评估
3. 查对医嘱及药液，检查消毒液、棉签有效期，第一次消毒软袋插头及皮肤	●擦拭消毒，严格无菌技术操作规程，避免发生交叉感染；穿刺部位消毒以穿刺点为中心，范围不小于8 cm×8 cm，待干

续表

操作步骤	要点
4. 再次查对患者姓名、住院号等基本信息，查对医嘱及药液。第二次消毒软袋插头，检查输液器，将输液器针头插入软袋插头内，挂药液于输液架，排气	●操作中查对；将茂菲氏滴管及输液器远端倒立，待液体流至1/3～1/2时，迅速直立茂菲式滴管，缓慢降低远端输液管，排尽空气；输液开关上调至合适位置；排液不要太多
5. 准备留置针、敷贴、标明日期、时间及操作者的姓名	●根据输液治疗需要及患者血管选择留置针型号
6. 扎止血带、第二次消毒皮肤	●止血带应距穿刺点10 cm以上，松紧适宜，避免污染消毒区域
7. 连接留置针与输液器，排气、旋转针芯	旋转松动针芯
8. 固定皮肤，穿刺、送导管（见图3–1–1）、松止血带	●在血管的上方进针，呈15°～30°角度进针，见回血后，降低角度（5°~10°）再将穿刺针推进0.2~0.5 cm，右手固定导管针、左手将针芯退入导管内0.5~1 cm，右手再将外导管全部送入静脉
9. 拔除针芯、打开调节器。	●将针芯回到针套内，放入锐器盒内，避免针刺伤；打开调节器，使血液回入血管内
10. 敷贴固定、“U”型固定延长管（见图3–1–3）	●妥善固定留置针，以穿刺点为中心，无张力粘贴无菌透明敷贴（见图3–1–2）：由中间向周围手指轻轻按压固定；延长管“U”型固定，肝素帽应高于导管尖端水平，以防血液回流至导管内引起导管阻塞。标注留置日期、取止血带
11. 调节滴速	●根据病情、年龄、药物性质调节输液滴数
12. 再次查对患者姓名、住院号等基本信息，核对医嘱、药液，签字	● 操作后查对
13. 协助患者取舒适体位，整理患者衣袖及床单位	● 患者卧位舒适，床单位整洁
14. 告知注意事项	● 包括药物的不良反应、输液并发症、留置针留置期间的注意事项等

续表

操作步骤	要点
15. 冲管、封管	●输液结束后用生理盐水脉冲式冲管、正压封管，小夹子靠近穿刺点夹闭导管
16. 留置针外固定，稳妥美观（见图3–1–4）。	

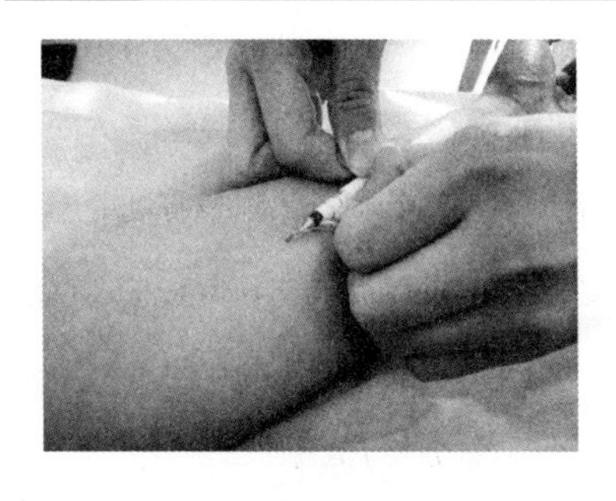

图 3–1–1　留置针穿刺送导管

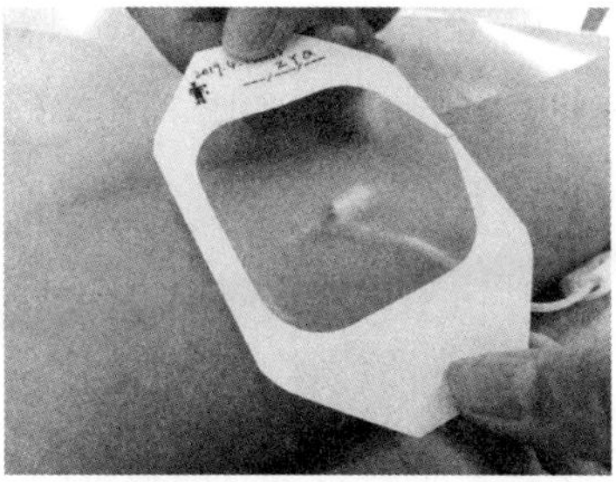

图 3–1–2　无菌透明敷贴无张力固定留置针

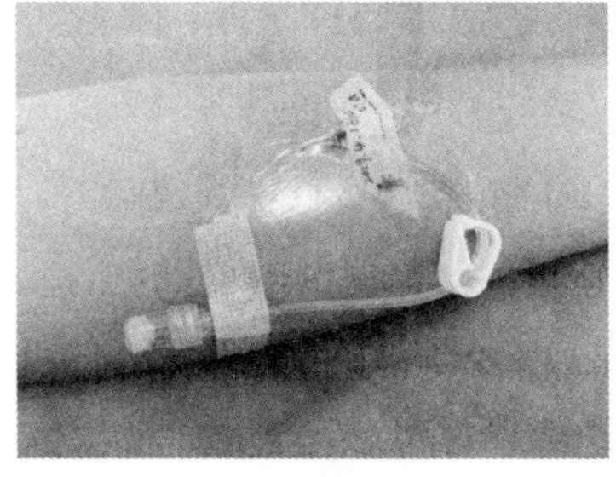

图 3–1–3　留置针导管“U”型固定

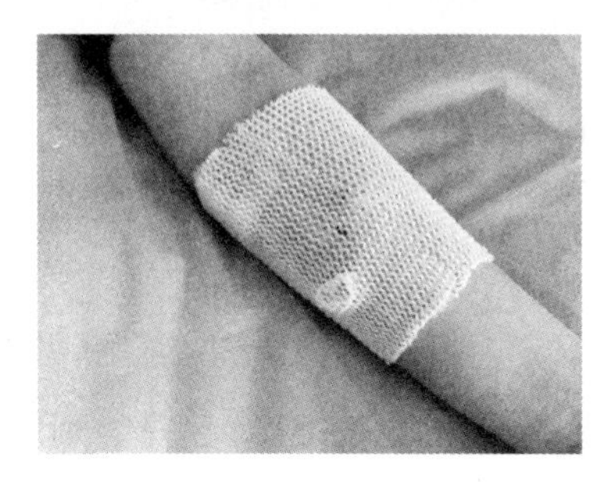

图 3–1–4　留置针外固定

【注意事项】

1. 不应使用外周静脉留置针的治疗包括：持续腐蚀性药物治疗、胃肠营养、渗透压超过900 mmol/L的液体药物。

2. 严格执行无菌操作及查对制度，预防感染及差错事故的发生。

3. 注意药物的配伍禁忌，对于刺激性或特殊药物，应在确认针头已在静脉内时再输入。

4. 输液过程中要加强巡视，注意观察下列情况：

（1）滴入是否通畅，针头或输液管有无漏液，针头有无脱出、阻塞或移位，输液管有无扭曲、受压。

（2）有无药液外溢，注射局部有无肿胀或疼痛。有些药物如甘露醇、去甲肾上腺素等外溢后会引起局部组织坏死，如出现上述情况，应立即停止输液并通知医生予以处理。

（3）密切观察患者有无输液反应，如患者出现心悸、畏寒、持续性咳嗽等情况，应立即减慢或停止输液，并通知医生，及时处理。

5. 严格掌握留置时间，一般静脉留置针可以保留72~96小时，严格按照产品说明执行。

6. 注意消毒范围，消毒范围大于留置针贴膜的范围。

7. 冲管必须采用脉冲式方法，封管须做到正压封管。

8. 对于长期输液的患者，护士应做好患者的心理护理，减轻其焦虑和厌烦的情绪。

【知识拓展】

留置针的冲管和封管

静脉治疗是临床最常用、最直接有效的治疗手段之一。据统计，我国住院患者的平均输液率为73.35%，在二级医院甚至可达到95%以上，而留置针静脉输液在临床上已被广泛应用，掌握正确的冲管与封管方法和技术，将严重影响留置针静脉输液质量，需要每一个护理人员熟练掌握。

1. 冲管和封管的时机

（1）在每一次输液之前，作为评估导管功能和预防并发症的一个步骤，应该冲洗和抽吸血管通路装置 。

（2）在每一次输液后，应该冲洗血管通路装置，以便将输入的药物从导管腔内清除，降低不相容药物之间接触的风险，也避免增加微生物生长的机会（葡萄糖可为生物的被膜生长提供营养，所以应该将其冲洗出管腔）。

（3）在输液结束冲管之后，应该夹闭血管通路装置，以减少导管堵塞和导管相关血流感染风险，具体取决于使用的溶液。

2. 实施细则

（1）一次性使用装置（例如单剂量小瓶和预充式导管冲洗器）是冲管和封管的首选。

①市售可用的预充式导管冲洗器可降低导管相关血流感染的风险，并节省配制冲洗器的时间。

②每个冲管装置只用于一个患者。

③根据美国静脉输液护理学会（INS）2016新标准推荐所有血管通路装置的冲管和封管应该使用单剂量系统，如单剂量小瓶或有标签的预充式冲洗器，不可将静脉输注溶液的容器（例如输液袋或输液瓶）以及无菌水作为冲管液的来源。

④告知患者，使用预装式注射器可能有味道和气味干扰，与多种原因关联，包括全身性疾病（如糖尿病、克罗恩病）、药物（如抗肿瘤药物）和辐射。已有关于物质从塑料注射器滤过至盐水中的报告，虽然它不被认为对健康有害。

（2）在冲管和封管之前，应对（无针接头）连接表面进行消毒。

（3）应使用不含防腐剂的0.9%氯化钠溶液进行冲洗（美国药典）。

①建议最小量为导管系统内部容积的2倍（例如导管加附加装置）。更大容积（外周血管通路装置为5 ml）可以从腔内移除更多纤维蛋白沉积、药物沉淀和其他碎片。选择冲管容积时应考虑的因素包括导管的类型和大小、患者的年龄、输液治疗的类型。血液成分、肠外营养、造影剂和其他黏稠溶液的输注可能需要更大的冲洗量。

②如果使用了抗菌的0.9%氯化钠溶液，冲洗容量限制为24小时

时间段内不超过30 ml，以降低作为防腐剂的苯甲醇的可能的毒性作用。

（4）对于新生儿患者，只使用不含防腐剂的溶液来冲洗所有血管通路装置。

（5）当药物与氯化钠不相容时，可使用5%的葡萄糖溶液，然后用不含防腐剂的 0.9%氯化钠溶液。

（6）不要使用无菌水冲洗血管通路装置。

（7）不要使用预充式导管冲洗器稀释药物。不同的等级分类是预充式导管冲洗器不可改变的一个事实，而且稀释过程中可能存在部分药物剂量的损失和可能存在的污染，都增加了这种注射器之间药物转移过程中发生严重差错的风险。

（8）静脉推注药物后，应该以相同的注射速率，使用不含防腐剂的0.9% 氯化钠冲洗血管通路装置管腔。使用的冲洗溶液量应足够充分清除从给药装置到血管通路装置之间的腔内药物。

（9）使用正压技术，尽量减少血液回流至血管通路腔内。

①冲管过程中，普通注射器（非预充式导管冲洗器）中应剩余少量冲管液0.5~1.0 ml，以防止出现管路血液反流，且无须持续推压注射器活塞。预充式导管冲洗器也可以用于防止出现反流。

②以所用的无针接头的类型确定的顺序进行冲洗、夹持和脱管，预防脱管回流。

③使用脉冲式冲管技术。体外研究表明，以短暂停顿的脉冲式冲管技术，每次推注1ml液体，连续10次，更有利于固体沉积物如纤维蛋白、药物沉淀、腔内细菌等的清除，相比连续低流量冲管技术更有效。

（10）每次使用后立即封住外周静脉留置针。

①对于成年患者，使用0.9%氯化钠溶液封管。

②对于新生儿和儿童，可使用0.5~10 U/ml的肝素或0.9%氯化钠溶

液封管。

③对于暂时不需使用的外周静脉留置针，应每隔24小时进行一次封管。

第三节　中长导管输液

中长导管是由7.5~20 cm的导管在无菌技术下经穿刺进入外周静脉管腔，通常由前臂肘窝到达近侧的贵要静脉、头静脉或臂丛静脉，导管尖端位置应在腋窝水平或肩下部，但不到达中心静脉，属于外周导管。

【适宜对象】

1. 治疗时间为1~4周短期静脉输液治疗的患者。
2. 输注低刺激性、等渗或接近等渗药物的患者。
3. 外周静脉条件较差的患者。

【目的】

1. 较长时间输液治疗。
2. 避免反复穿刺损伤血管和增加痛苦。
3. 降低静脉炎的发生率。
4. 保证按时给药。

【操作步骤及要点】

1. 护士准备：仪表端庄、服装整洁、洗手、戴口罩、查对医嘱，按医嘱备好液体。

2. 用物准备：治疗车、安尔碘、手消毒液、配置好的液体、输液器、弯盘、无菌棉签、胶带、PDA、废物桶。

3. 环境准备：光线适宜，环境整洁。

4. 中长导管静脉输液操作步骤及要点见表3–1–3。

表 3–1–3 中长导管静脉输液操作步骤及要点

操作步骤	要点
1. 洗手、戴口罩，备齐用物至患者床旁，自我介绍，解释操作目的，以取得合作	
2. 查对。使用PDA查对患者姓名及住院号等基本信息，查对医嘱及药液	●操作前查对：两种以上的方式识别患者身份，向患者解释
3. 评估。评估局部皮肤及穿刺点情况、导管体外部分、输液接头、敷贴等情况	●观察穿刺部位有无红肿、外渗及导管外露长度，注意有无感染和脱出。测量肘窝上10 cm处臂围，检查有无肿胀情况
4. 手卫生、准备胶带	
5. 检查消毒液、棉签有效期，第一次消毒液体、导管接头外壁及导管下方皮肤	●严格无菌技术操作规程，避免交叉感染；消毒以穿刺点为中心，由内向外、螺旋式消毒，待干
6. 第二次消毒液体，检查输液器，将输液器插头插入液体软袋接头内	●打开输液器包装，取出输液器插头，关闭开关，将输液器远端保护在包装内
7. 第二次消毒导管接头外壁及导管下方皮肤	●两次消毒分别以顺时针、逆时针方向进行消毒
8. 再次查对患者姓名、住院号等基本信息，查对医嘱及药液，挂液体于输液架、排气	●操作中查对，排气方法：将茂菲氏滴管及输液器远端倒立，待液体流至茂菲氏滴管的1/3~1/2时，迅速直立茂菲氏滴管，缓慢降低远端输液管，排尽空气；输液开关上调15~20 cm处；排液于弯盘内，排液1~2滴为宜，避免药液浪费
9. 冲洗导管，判断导管通畅性。用10 ml预充注射器或用注射器抽吸10 ~ 20 ml生理盐水脉冲式冲洗导管	●禁止使用<10 ml注射器给予冲封管
10. 连接导管与输液装置，固定头皮针	●建议使用可来福等无针接头，避免针刺伤

续表

操作步骤	要点
11. 调节输液滴速	●根据患者病情、年龄、药物的性质调节输液滴数，一般成人40~60滴/分，儿童20~40滴/分，老年、体弱、婴幼儿、心肺疾病患者的滴速宜慢
12. 再次查对患者姓名、住院号等基本信息，使用PDA查对医嘱并执行	●操作后查对
13.整理床单位，做好手卫生	●患者卧位舒适，床单位整洁，应用六步洗手法洗净双手
14.告知注意事项	●输液肢体避免受压，禁止在输液过程中自行调节输液滴速，禁止自行关闭输液开关，发生任何不适及输液不良反应，及时告知医务人员
15.输液过程中加强巡视	●输液过程中应定时巡视，观察输液滴速及有无输液反应，穿刺部位有无红、肿、热、痛及外渗
16.输液结束后用10 ml预充注射器或用注射器抽吸10~20 ml生理盐水脉冲式冲洗导管，再用肝素钠稀释液正压式封管	●禁止使用＜10 ml注射器给予冲封管。脉冲式冲管，防止药物残留管壁，正压封管防止血液反流进入导管

【注意事项】

1. 操作前做好各项准备，包括环境、患者、物品等，检查物品的包装质量及其他物品的质量是否合格。

2. 严格无菌操作及查对制度，预防交叉感染及差错事故的发生。

3. 输液时避免将手臂抬得过高，以免导管回血致血液在导管内凝固。如在输液过程中需进食或如厕，应将液体位置调高，保证液体袋高于心脏水平1 m以上，避免导管回血引起导管堵塞，确保输液滴注通畅。输液时发现液体滴速减慢，立即告知护士，及时给予处理。

4. 加强患者自身护理，告知患者保持局部清洁干燥，不要擅自撕下敷贴，敷贴有卷曲、松动，敷贴下有汗液及时更换。置管侧手臂不可提过重物品。注意观察穿刺点周围有无发红、疼痛、肿胀、渗液，发现异常应及时就诊。

5. 严密观察生命体征，患者无感染的情况下，出现高热应考虑与留置导管有关，及时拔除导管并做好导管尖端细菌培养，根据病情尽早拔除导管，减少感染概率。

6. 冲管时机：静脉输液治疗间隙期至少每周一次；每次静脉输液、给药前后；输注血液制品、TPN后每8小时一次；输注两种不相容药物和液体之间。

7. 封管时机：静脉输液治疗间隙期至少每周一次；在每次静脉输液、给药冲洗导管后；静脉输注血液制品、TPN冲洗导管后。

8. 封管肝素稀释液应现配现用，有效期为2小时。

9. 禁止使用小于10 ml的注射器冲管、封管、给药。

10. 禁止用含有血液和药物混合的盐水冲洗导管。

11. 禁止将导管体外部分移入体内。

12. 禁止在置管患肢测量血压。

13. 导管不宜做常规血标本采集。

【知识拓展】

中长导管置管禁忌证及操作步骤

1. 禁忌证

（1）持续输注刺激性、pH值低于5或高于9、渗透压高于600 mmol/L的药物以及肠外营养液。

（2）缺乏外周静脉通道。

（3）穿刺部位有损伤或感染。

（4）行乳腺癌根治术、腋窝淋巴结清扫术后的手术侧。

（5）穿管途径有外伤史、血管外科手术史、放疗史、血栓史。

2. 置管操作步骤

（1）评估

①治疗方案：输液目的及时间等。

②药物性质：药物刺激性、pH值等。

③患者情况：病程、年龄、活动状况、配合程度等。

④穿刺部位：皮肤情况、静脉能见度及弹性等。

⑤导管型号及材质。

（2）患者准备

①签署置管同意书。

②清洗患者穿刺部位皮肤。

③患者更换清洁的病员服。

④患者排尽大、小便，体位舒适、情绪稳定。

（3）护士准备：穿戴整洁、洗手、戴口罩。

（4）用物准备：中长导管一套、消毒液、无菌棉签、透明敷贴、注射器、生理盐水、肝素钠稀释液、肝素帽、无菌手套、治疗巾、胶布、PDA。

（5）中长导管置管操作步骤及要点见表3–1–4。

表3–1–4　中长导管置管操作步骤及要点

操作步骤	要点
1. 查对患者及置管医嘱，查看患者相应的化验报告	●确认患者及医嘱无误
2. 准备好物品携至患者床旁，协助患者排尽大、小便并取舒适平卧的体位	
3. 操作前查对，并向患者解释操作目的及置管操作过程，取得患者同意并配合	●避免置管时患者排便
4. 评估患者置管处皮肤，在肘窝上方10~15 cm处扎止血带评估血管	●给予患者心理支持，消除患者紧张的情绪
5. 选择置管的血管，首选右侧贵要静脉，其次是肘正中静脉、头静脉	
6. 穿刺侧手臂外展，手臂下垫治疗巾，放置止血带	

续表

操作步骤	要 点
7. 选择适宜型号的导管	
8. 建立无菌区，操作者进行六步洗手法洗手，戴口罩，戴手套	●预防感染发生
9. 以穿刺点为中心，由内向外，先顺时针再逆时针用酒精及碘伏消毒穿刺处皮肤各3次，消毒范围要大于20 cm ×20 cm	●每次消毒至少要30秒
10. 脱无菌手套并丢弃	
11. 再次查对患者信息及医嘱无误	
12. 操作者再次用六步洗手法洗手，穿无菌手术衣，戴无菌手套，扩大消毒范围，让助手将所需要的无菌物品放置无菌区内，用1 ml空针抽取2%利多卡因，用20 ml空针抽取稀释肝素钠盐水，连接导管，排尽空气	
13. 用稀释肝素钠盐水预冲导管	
14. 助手在患者穿刺点上方10 cm处扎止血带	
15. 用2%利多卡因进行局部浸润麻醉	
16. 确认穿刺部位，准备穿刺	
17. 建议选择可撕裂鞘的穿刺针，以一只手固定皮肤，另一只手持针穿刺，进针角度20°~30°直刺血管，穿刺见回血后降低角度，将穿刺针与血管平行，继续推进1~2 cm，一只手固定针芯位置，一只手将穿刺鞘全部送入	●尽量做到一针见血，避免患者痛苦和血管的损伤 ●进针和推送针鞘时动作轻柔，避免损伤血管内膜
18. 取出穿刺针芯。助手松止血带，操作者以一只手拇指和食指固定穿刺鞘，另一手食指或中指压住穿刺鞘末端的血管，防止出血，从穿刺鞘中撤出穿刺针	
19. 将导管匀速、轻柔、缓慢地送入血管内，当导管送入15~20 cm时退出穿刺鞘并撕裂，将整个导管置入	●送导管时动作轻柔，减少机械性损伤性静脉炎
20. 撤出支撑的导丝，连接生理盐水注射器抽回血，见血后以脉冲式冲管	
21. 连接肝素帽或可来福接头，再次用稀释肝素钠生理盐水冲管并封管	

续表

操作步骤	要 点
22.穿刺点处置无菌小纱布覆盖，用无菌透明敷贴固定导管，按压局部20～30分钟，外用弹力绷带加压固定6～8小时	●固定牢固 ●观察穿刺部位有无渗血、穿刺侧手臂有无肿胀
23.在透明敷贴上标注置管日期、时间及管道名称	
24.进行操作后查对，对患者及家属进行健康教育	
25.协助患者取舒适体位，整理床单位	
26.清理用物，洗手，记录置管的情况，包括产品编号、批号及型号、置入时间	

【注意事项】

1. 操作前务必确认患者有无禁忌证。
2. 操作中严格无菌操作。
3. 置管过程中注意观察患者有无不良反应。

第四节　输液港静脉输液

植入式输液港是一种可植入皮下长期留置的血管通道装置，由供穿刺的注射座及静脉导管两部分组成，导管末端位于中心静脉。

【适宜对象】

适用于长期或反复静脉输液、输血及血液制品、化疗、胃肠外营养治疗等患者。

【目的】

1. 为患者建立静脉通路，便于抢救危重患者。

2. 用于长期输液治疗，减少反复静脉穿刺带来的痛苦。

3. 输入刺激性强的药物，避免或减少对外周血管的刺激和损伤。

4..按药物浓度给予静脉药物治疗。

【操作前评估】

使用输液港输液前应仔细评估输液港周围皮肤有无压痛、红肿、血肿、感染、渗液、脓肿等。

【操作步骤及要点】

1. 护士准备：穿戴整齐，修剪指甲，洗手、戴口罩。

2. 用物准备

（1）换药包：弯盘2个、小药杯2个、孔巾1块、中方纱1块、镊子1把、棉球6个。

（2）其他物品：无损伤针、肝素帽或正压接头、透明敷贴、无菌剪刀、无菌手套、20 ml注射器、头皮针、无菌生理盐水100 ml、胶布、碘伏。

（3）药液：根据医嘱准备药液，认真核对药名、浓度、剂量和有效期，检查药瓶有无裂痕，药液有无浑浊、沉淀或絮状物等。注意药物之间的配伍禁忌。

3. 环境准备：整洁、安静、舒适、安全、光线适宜。

4. 患者准备

（1）了解输液港静脉输液的目的、方法、注意事项及配合要点。

（2）输液前排尿或排便。

（3）取舒适体位。

5.输液港静脉输液操作步骤及要点见表3–1–5。

表 3-1-5　输液港静脉输液操作步骤及要点

操作步骤	要点
1. 携用物至床旁，自我介绍，查对患者姓名及住院号等基本信息，查对医嘱及药液，解释	●向患者解释使用输液港输液的注意事项及配合要求，行操作前查对
2. 评估输液港注射座位置	●对穿刺部位周围皮肤进行评估
3. 检查消毒液、棉签有效期，第一次消毒液体软袋插头及皮肤	●以输液港注射座为中心，用碘伏由内向外，顺时针、逆时针交替螺旋消毒皮肤3遍，消毒范围10 cm × 12 cm
4. 再次查对患者姓名、住院号等基本信息，查对医嘱及药液。第二次消毒液体软袋插头，检查输液器，将输液器针头插入软袋插头内，挂药液于输液架、排气	● 操作中查对；将茂菲氏滴管及输液器远端倒立，待液体流至1/3 ~ 1/2时，迅速直立茂菲氏滴管，缓慢降低远端输液管，排尽空气；输液开关上调至合适位置；排液不要太多
5. 准备无损伤针、敷贴、胶布、标明日期、时间及操作者的姓名	● 根据输液治疗需要选择无损伤针型号
6. 穿刺 （1）用非优势手触诊，找到注射座边缘，定位穿刺隔膜 （2）非优势手的拇指、食指和中指成三角形固定注射座，将输液港拱起，确定三指的中心 （3）无损伤针自三指中心处垂直刺入穿刺，直达储液槽底部（见图3-1-5）	● 针头必须垂直刺入，以免针尖刺入输液港侧壁；穿刺动作轻柔，感觉有阻力不可强行进针，以免针尖与注射座底部推磨，形成倒钩；穿刺成功后，应妥善固定穿刺针，不可任意摆动，防止穿刺针从穿刺隔膜中脱出。注射、给药前应抽回血确认位置，无损伤针每7天更换一次
7. 抽回血	●抽回血以确认针头位置，确认后以脉冲式注入10 ml生理盐水，以冲洗导管中血液
8. 固定穿刺针（见图3-1-6）	●在无损伤针下方垫开叉小纱布或创口敷贴，可根据实际情况确定纱布垫厚度，再用10 cm × 12 cm透明敷贴和胶布外固定针头
9. 输液系统排气，连接输液器与无损伤针，调节滴速	●根据病情、年龄、药物性质调节输液滴数
10. 再次查对患者姓名、住院号等基本信息，核对医嘱、药液，签字	●操作后查对，查对患者姓名、住院号等基本信息，查对医嘱及药液

续表

操作步骤	要 点
11. 整理床单位	●床单位整洁、舒适、美观
12. 告知注意事项	●包括药物的不良反应、输液并发症、输液港的注意事项等
13. 输液结束后，冲管、封管	●输液结束后用生理盐水脉冲式冲管、肝素盐水正压封管，保持导管通畅性，本次输液疗程结束或持续输液治疗1周后应拔除无损伤针

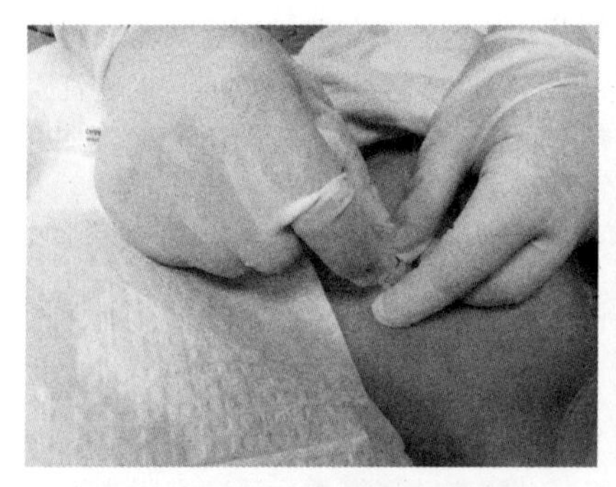

图 3-1-5 输液港无损伤针穿刺

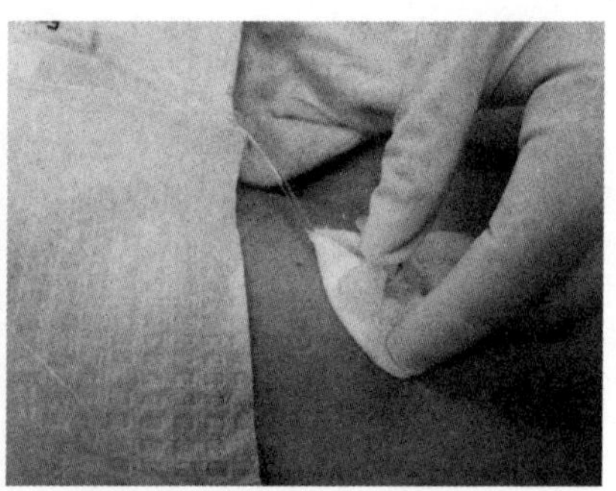

图 3-1-6 输液港无损伤针固定

【知识拓展】

植入式输液港

植入式输液港是一种可植入皮下长期留置在体内的输液装置。主要由供穿刺的注射座及静脉导管两部分组成，可采取经皮穿刺置入法和切开式导管植入法，导管末端位于上腔静脉。为需长期输液治疗的患者提供可靠的界面通路，可用于输注各种药物、补充液体、营养支持、输血和血标本采集。通过使用无损伤针穿刺输液港即可建立输液通路，减少反复静脉穿刺的痛苦，有效地防止了各类药物及高浓度液体对血管的损伤。

1. 禁忌证

（1）任何确诊或疑似感染、菌血症或败血症的患者。

（2）患者体质、体型不适宜植入式输液港。

（3）确定对输液港材质过敏的患者。

（4）其他外周静脉穿刺置管禁忌证的患者，如有严重的肺部阻塞性疾病；穿刺部位有过放疗史的患者；曾经发生过静脉血栓史的患者。

2. 输液港的置入途径

（1）输液港置入途径包括大静脉植入、大动脉植入、腹腔内植入，输液座放于皮下。

（2）锁骨下静脉植入是较好的选择，实际植入的位置要根据患者的个体差异决定。

（3）植入位置的解剖结构应该保证注射座的稳定，不受患者活动的影响，不会产生局部压力升高或受穿衣服的影响，注射座隔膜上方的皮下组织厚度以0.5~2 cm为适宜。经皮穿刺导管植入点为锁骨中外1/3处，导管进入锁骨下静脉，然后进入上腔静脉管腔内。

3. 输液港的选择

（1）输液港的型号及种类选择

由医师根据不同的治疗方式和患者体型做出选择。

①标准型及小型输液港适用于不同体型的成人及儿童患者。

②双腔式输液港适用于需同时输注不兼容的药物。

③术中连接式导管可于植入时根据需要决定静脉导管长度。

（2）输液港种类有多种选择

①单腔末端开口式导管液港或单腔三向瓣膜式导管输液港。

②小型单腔末端开口式导管输液港或小型单腔三向瓣膜式导管输液港。

③双腔末端开口式导管输液港或双腔三向瓣膜式导管输液港。

4. 操作注意事项

（1）向患者说明操作过程并做好解释工作。植入术后应密切观察切口有无肿胀、血肿、浆液囊肿，器材扭转或损耗。切口应按照标准程序消毒和覆盖。

（2）观察穿刺局部皮肤有无红、肿、热、痛等炎性反应，若有应随时更换敷料或暂停使用。

（3）穿刺输液港方法：用手触诊定位穿刺隔膜，一手找到输液港注射座的位置，拇指与食指、中指呈三角形，将输液港拱起；另一手持无损伤针自三指中心处垂直刺入穿刺隔膜（不要过度绷紧皮肤），直达储液槽基座底部。

（4）穿刺时动作要轻柔，感觉有阻力不可强行进针，以免针尖与注射座底部推磨，形成倒钩。

（5）穿刺成功后，应妥善固定穿刺针，不可任意摆动，防止穿刺针从穿刺膜中脱出。

（6）固定要点：用无菌布垫在无损伤针针尾下方，可根据实际情况确定纱布垫的厚度，用透明贴膜固定无损伤针，防止发生脱位。

（7）输液过程中如发现药物外渗，应立即停止输液，并立即给予相应的医疗处理。

（8）连续静脉输注时，每输注完一组药，应用生理盐水以脉冲方式冲洗输液港。

（9）退针：为防止少量血液反流回导管尖端而发生导管堵塞，撤针应轻柔，当注射液剩下0.5 ml时，应边注边撤除无损伤针，做到正压封管。

5. 植入式输液港的维护

输液港的维护包括冲管、封管、更换敷料、拔除无损伤针等。

（1）冲管、封管

①冲管时机。在每次输液前、后，持续输注血液、胃肠外营养液每6~8小时冲洗一次，连续输注两种不相溶的药液之间冲洗一次，治疗间歇期每4周应冲管一次。

②冲管液及冲管方法。用10 ml以上注射器抽吸生理盐水脉冲式冲

管。当输注药物与生理盐水存在配伍禁忌时，可用葡萄糖注射液进行冲管。

③封管时机。输液结束后，以及治疗间歇期每4周应封管1次。

④封管液及封管方法。应选择10 ml以上规格的注射器封管，用100 U/ml的肝素盐水正压封管。

（2）更换敷料

①至少每48小时更换一次敷料。若敷料渗血、污染、松动应及时更换。

②戴无菌手套，自下而上撕除敷贴。

③检查局部皮肤有无红、肿、热、痛等炎性反应。

④以输液港注射座为中心由内向外，顺时针、逆时针交替螺旋消毒皮肤3遍，消毒范围10 cm × 12 cm，充分待干。注意消毒无损伤针针翼下方皮肤及延长管部分。

（3）更换无损伤针、延长管、输液接头

①正常情况下，无损伤针应每周更换1次。

②延长管、肝素帽或正压接头应与无损伤针一起更换。若其中任何一部分完整性受损、有血液残留、被污染或取下后应及时更换。

（4）拔除无损伤针

①本次输液疗程结束或持续输液治疗1周后应拔除无损伤针。

② 戴无菌手套，自下而上撕除敷贴、检查局部皮肤。

③拔针前必须充分冲封管。当封管液剩余0.5 ml时，左手两指固定好输液港注射座，右手拔出针头。拔针时必须用两指固定注射座，避免注射座移动；拔针时动作应轻柔，防止血液反流而发生导管堵塞；应检查拔出的针头是否完整。

④拔针后用纱布局部压迫止血5分钟。

⑤用碘伏棉签消毒拔针部位，用纱布或妙贴覆盖穿刺点。

6. 植入式输液港并发症的预防及处理

（1）近期并发症

近期并发症包括气胸、空气栓塞、纵隔血肿，建议尽量在B超引导下或行介入手术置管，减少并发症的发生。

（2）远期并发症

①输液不畅或回抽困难。掌握冲封管时机和方法，按要求进行冲封管，避免血液或药物反应沉淀物堵塞导管；检查输液管路和装置，必要时行X线检查确定输液港位置及系统的完整性，如怀疑导管血栓或纤维蛋白鞘形成可进行B超检查确诊并行溶栓处理。

②药物外渗。必须使用长度、型号合适的无损伤针穿刺输液港注射座，穿刺时针头必须垂直刺入，避免针尖刺入输液港注射座侧壁，穿刺成功后妥善固定穿刺针和输液装置，防止穿刺针脱出或移位；一旦发生药液外渗，应立即停止输液，查找原因积极处理。必要时通知医生协同处理。

③导管断裂。在进行冲管、封管和推注药物时必须使用10 ml以上注射器进行操作，非耐高压输液港严禁用于高压注射造影剂等。一旦发生导管断裂，立即通知医生，根据情况行介入或手术取出断裂导管。

7. 健康教育

（1）保持局部皮肤清洁干燥，观察输液港周围皮肤有无发红、肿胀、灼热感、疼痛等炎性反应。

（2）避免重力撞击输液港部位

（3）治疗间歇期每4周对输液港进行冲管、封管1次。

（4）非耐高压导管严禁高压注射造影剂，防止导管破裂。

（5）避免使用穿刺侧手臂提过重物品、过度活动等。避免用这一侧手臂做引体向上、托举哑铃、打球、游泳等活动度较大的体育锻炼。从事一般性日常工作、家务劳动、轻松运动等不受影响。

第五节　PICC/CVC置管输液

一、PICC置管输液

经外周静脉置入中心静脉导管（PICC），是经外周静脉（上肢肘部的贵要静脉、肘正中静脉和头静脉）穿刺插管，导管沿腋静脉、锁骨下静脉、无名静脉，尖端达上腔静脉下段1/3处或上腔静脉和右心房交界处。

【适宜对象】

1. 有缺乏血管通道倾向的患者。
2. 须长期静脉输液、反复输血或血液制品的患者。
3. 输注刺激性药物，如化疗等。
4. 输注高渗性或黏稠性液体，如胃肠外营养液、脂肪乳等。
5. 其他。

【目的】

1. 建立静脉输液通道，保证患者的治疗与抢救。
2. 保护外周静脉，避免刺激性药液对外周血管的刺激和损伤。

【操作步骤及要点】

1. 护士准备：仪表端庄、服装整齐、洗手、戴口罩、查对医嘱，按医嘱备好液体

2. 用物准备：治疗车、安尔碘、生理盐水、肝素盐水、软尺、手消毒液、配置好的药液、输液器、弯盘、无菌棉签、胶布、PDA、垃圾桶，用物齐全，布局合理。

3. 环境准备：光线适宜，环境整洁。

4. PICC置管输液操作步骤及要点见表 3–1–6。

表 3–1–6 PICC 置管输液操作步骤及要点

操作步骤	要点
1. 洗手、戴口罩，备齐用物至患者床旁，自我介绍，解释操作目的，以取得合作，使用PDA查对患者姓名及住院号等基本信息，查对医嘱及药液	●操作前查对：两种以上的方式识别患者身份，向患者解释操作目的
2. 评估，包括局部皮肤及穿刺点情况、导管体外部分、输液接头、敷贴等	●观察穿刺部位有无红肿、外渗及导管外露长度
3. 测量肘窝上10 cm处臂围	●观察有无肿胀情况
4.手卫生、准备胶带	
5. 检查消毒液、棉签有效期，第一次消毒液体软袋插头、导管接头外壁及导管下方皮肤	●严格无菌技术操作，避免交叉感染；消毒以穿刺点为中心，由内向外、螺旋式不间断式擦拭消毒，待干
6. 第二次消毒液体软袋插头，检查输液器，将输液器插头插入软袋插头内	●打开输液器包装，取出输液器插头，关闭开关，将输液器远端保护在包装内
7. 第二次消毒导管接头外壁及导管下方皮肤	●第一次、第二次消毒应顺时针、逆时针交替进行
8. 查对患者姓名、住院号等基本信息，查对医嘱及输液，挂液体于输液架、排气	●操作中查对；将茂菲氏滴管及输液器远端倒立，待液体流至茂菲氏滴管的1/3~1/2时，迅速直立茂菲氏滴管，缓慢降低远端输液管，排尽空气；输液开关上调15~20 cm处；排液于弯盘内，不要过多，避免浪费药液
9. 穿刺、固定头皮针	
10. 冲洗导管，判断导管通畅性，用10 ml预充注射器或用注射器抽吸10~20 ml生理盐水脉冲式冲洗导管	● 禁止使用<10 ml注射器冲管、封管

续表

操作步骤	要点
11. 调节滴速	●根据患者病情、年龄、药物性质调节输液滴数，一般成人40~60滴/分，儿童20~40滴/分，老年、体弱、婴幼儿、心肺疾病患者的滴速宜慢
12. 再次查对患者姓名、住院号等基本信息，查对医嘱、药液，并使用PDA执行医嘱	●操作后查对
13. 整理床单位，做好手卫生	●患者卧位舒适，床单位整洁，六步洗手法行手卫生
14. 告知注意事项	●输液肢体避免受压，禁止在输液过程中自行调节输液滴速，禁止自行关闭输液开关，如有不适及时告知医务人员
15. 加强输液过程中巡视	●输液过程中应定时巡视，观察患者有无输液反应，PICC穿刺部位有无红、肿、热、痛及外渗
16. 输液结束后用10 ml预充注射器或用注射器抽吸10~20 ml生理盐水脉冲式冲洗导管，再用肝素盐水正压式封管，针头完全退出，正确夹闭导管上的小夹子	●禁止使用<10 ml注射器冲管、封管。脉冲式冲管，防止药物残留管壁，正压封管防止血液反流进入管壁

【注意事项】

1. 操作前做好各项准备，包括环境、患者、物品等，检查物品的包装质量及其他物品的质量是否合格。

2. 严格无菌操作及查对制度，预防感染及差错事故的发生。

3. 输液时避免将手臂抬得过高，以免导管回血致血液在导管内凝固。如在输液过程中需进食或如厕，应将液体袋挂高，保证液体袋高于心脏水平80~100 cm，避免导管回血引起导管堵塞，确保输液滴注通畅。输液时发现液体滴速减慢，及时给予处理。

4. 注意观察敷贴是否松动卷边，敷贴下是否有汗渍，若出现以上情况，立即更换敷贴。

5. PICC导管可以加压给药或者输液泵给药，但是不能用于高压注射泵推注造影剂（现已有耐高压PICC导管，可推注造影剂），以防压强太大导致导管爆裂。

6. 冲管时机：静脉输液治疗间隙每7天一次；每次静脉输液、给药前后；输注血液制品及TPN后每4~6小时一次；输注两种不相容药物和液体之间。

7. 封管时机：静脉输液治疗间歇期每7天一次；在每次静脉输液、给药冲洗导管后；静脉输注血液制品、TPN冲洗导管后。

8. 肝素盐水封管液应现配现用，有效期为2小时。

9. 禁止使用小于10 ml的注射器冲管、封管、给药。

10. 禁止用含有血液和药物混合的盐水冲洗导管。

11. 禁止将导管体外部分移入体内。

12. 禁止在置管侧肢体上方绑扎止血带、测量血压。

【知识拓展】

经外周静脉穿刺中心静脉置管

1. 经外周静脉穿刺中心静脉置管的发展历史

PICC是指经外周静脉（贵要静脉、肘正中静脉和头静脉）插入中心静脉导管，使导管尖端位于上腔静脉下段或上腔静脉与右心房交界处的置管术。PICC作为高级血管通路，从首例导管植入人体至今，已有90多年的历史。1929年，德国医师Wemer Forssmann在自己的前臂肘部进行麻醉，通过穿刺针将一条4F的导尿管放置在靠近心脏的大血管内，该导管通过X线辅助定位，证实其尖端位于上腔静脉（见图3-1-7）。这是人类历史上第一例成功的PICC置管术，但这与我们今天临床使用的PICC有所不同。

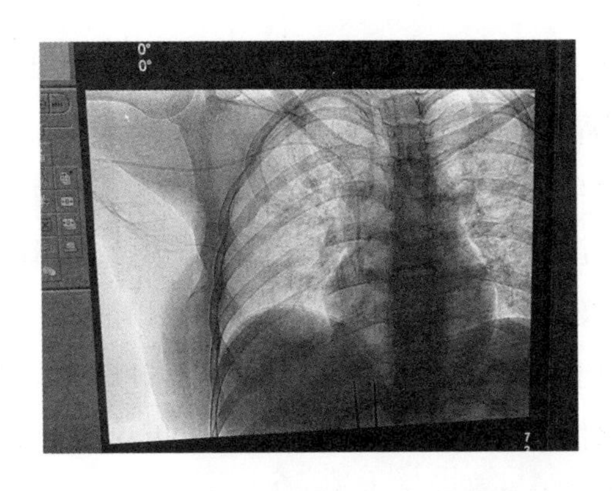

图 3-1-7　PICC 置管后导管尖端 X 线定位

20世纪后半叶，治疗方案日趋复杂，人们认识到将药物和液体直接输注到上腔静脉比通过外周静脉输注效果更好；医疗服务也在这时由医院走进社区和家庭，要求中长期输液治疗的患者也越来越多，这些临床治疗方案的变化和患者的要求，直接推动了中心静脉置管术的发展。20世纪70年代，Dudrick建立了全肠外营养理论（TPN），在此基础上，美国BD公司生产出了第一根真正意义上的PICC导管，用于挽救低体重早产儿的生命。20世纪80年代，发达国家越来越多的护士开始应用PICC技术，此项操作被认为是“高级从业”，必须接受专业的培训并经考核合格、认证后才可从业。越来越多的患者受益于PICC技术，目前美国有超过300万的患者在治疗中使用PICC。

我国PICC技术发展迅速。1996年，美国BD公司将PICC概念引入中国。1997年，在美国BD公司帮助下，中国北京协和医院护理人员首次将PICC应用于中国患者。2000年以前，由于医务人员和患者的观念、导管价格昂贵以及认证PICC护士不足等原因，PICC在中国的应用呈缓慢增长趋势。随着患者要求增高，PICC用于静脉输液治疗的呼声不断高涨，2000年以后，PICC在我国经济发达地区的大型三甲医院逐渐普及。同时，全球PICC导管生产企业联合护理学会以及大型医院，在国内广泛开展PICC资质认证培训班，培训了大量PICC护士。2006年美国

INS提出使用安全型PICC导管穿刺鞘的同时，唯一获得中国国家食品药品监督管理局（SFDA）认证的BD安全型PICC导管在中国上市。同时，BD公司联合中华医学会肠内肠外营养分会制定了第一个“中国PICC操作规范指南”，该指南对PICC的静脉选择、置管程序、置管后护理和并发症及其防治四个方面做了详细而明确的规定。目前，PICC在很多医院被用于麻醉科、神经科、妇产科、肿瘤科、ICU和CCU等，每年有近1万名护士应用此项技术，置入约50万根PICC导管。

2. PICC 技术的不断改进

（1）传统的PICC是通过肉眼观看和手指触觉两者结合，将穿刺针套刺入血管，再经穿刺针套把PICC导管送入血管的置管术。

（2）塞丁格微创穿刺法。塞丁格微创穿刺法是1953年由瑞典一名叫Seldinger的放射科医师发明，该方法奠定了现代血管穿刺的基础，其特点是经皮穿刺并用导丝交换方式置入各种导管。

（3）超声引导下赛丁格穿刺法。1997年，美国华盛顿医学中心一位PICC护士最早完成了超声引导下PICC置管。目前，超声引导下的赛丁格PICC置管（见图3-1-8）已经成为世界公认的最先进的置管技术，并成为各个医院中专业护士植入导管的“金标准”，置管成功率可达98%~100%。

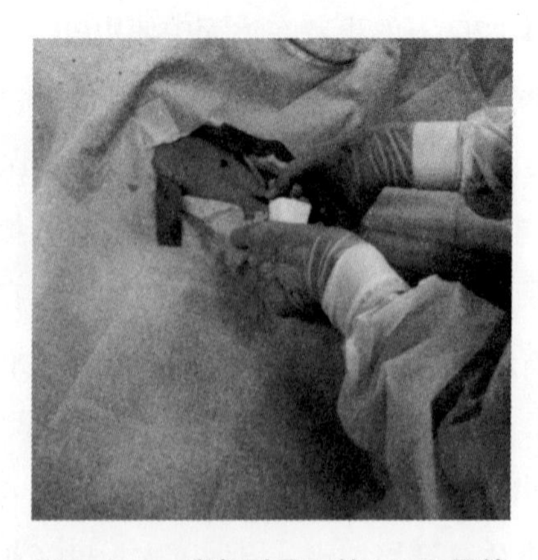

图 3-1-8 彩超引导下的 PICC 置管

3. PICC 的规范化维护

（1）用物准备。PICC换药包、无菌棉签、碘伏1瓶、生理盐水、肝素稀释液、治疗巾、正压接头、10 ml以上注射器两具、10 cm × 12 cm透明敷贴、软尺、胶布、弯盘、速干手消毒液、废物桶、锐器盒。

（2）操作者准备。严格遵循手卫生原则、佩戴口罩。向患者解释操作目的，取得合作。

（3）测量臂围。穿刺侧肢体下垫治疗巾，用软尺测量肘窝以上10 cm 处臂围，若增加2 cm或以上可能是发生血栓的早期表现。

（4）更换肝素帽或正压接头。取下旧接头，用消毒液消毒导管接头外壁2次，消毒导管下方皮肤，连接新接头或肝素帽，标注更换日期、时间。

（5）正确冲管、封管

①冲管、封管的目的：冲管目的是防止不相容药物和（或）溶液的混合或沉积于管壁，促进和保持血管通路的通畅。封管目的是给予正压，防止血液流入导管引起导管阻塞。

②冲管、封管的时机：每次输液治疗前应冲管；给予不相容药物和（或）溶液时应冲管；抽血、输注胃肠外营养液等后应冲管；输液完毕或在两次间断输液之间需冲管。每次输液结束、输液治疗间歇期每周一次维护等冲管后进行封管。

③冲管液、封管液的选择：临床常用0.9%生理盐水作为冲管液，用量10 ml以上。成人患者应使用100 U/ml肝素盐水封管，儿科患者应使用0~10 U/ml的肝素盐水封管，封管液用量=（导管容积+附加装置容积）× 2。

④冲管、封管手法：冲管时，采用脉冲式冲管（推一下，停一下），不间断冲洗。严禁使用<10 ml的注射器，严禁强行暴力冲管。封管时，采用正压封管，边推注药液边退针，最后拔出针头。

⑤冲管、封管时严密遵循无菌原则和SASH原则。SASH原则：首先用生理盐水（S）冲管，然后注入药物（A），再用生理盐水冲管（S），最后再用肝素溶液（H）封管。

（6）撤除敷料和导管固定装置

①拇指轻压穿刺点，由下向上180° 撤去无菌透明敷贴。

②观察穿刺点有无异常，观察导管外露长度，导管脱出部分不得再次送入体内。

③打开并移除导管固定装置。

（7）消毒

①洗手，打开PICC换药包，戴无菌手套。

②在距穿刺点1 cm以外用3个75%乙醇棉球脱脂、消毒，避免接触导管。第一根顺时针、第二根逆时针、第三根顺时针方向消毒皮肤3次。

③用3个碘伏棉球，以穿刺点为中心，向外螺旋式消毒皮肤及导管。第一根顺时针、第二根逆时针、第三根顺时针消毒穿刺点及导管。

④消毒范围：直径20 cm以上（上下各10 cm，两侧到臂缘）。

（8）固定导管

①调整导管位置，导管前端呈“C”形，用一根胶布固定圆盘，胶布下缘对齐圆盘下缘。

②以穿刺点为中心，无张力粘贴透明敷贴，透明敷贴下缘与胶布下缘对齐。用手按压导管边缘及透明敷贴四周，使其紧贴皮肤。

③第二根胶布打两折，蝶形交叉固定圆盘与透明敷贴。

④用第三根胶布贴于透明敷贴下缘。

⑤用无菌纱布覆盖肝素帽并固定。

⑥在记录胶布上注明操作者姓名、导管置入日期、时间和更换日期、时间，贴于透明敷贴上缘。

（9）导管固定装置的更换

①调整导管位置。

②用皮肤保护剂擦固定部位皮肤，完全待干10～15秒。

③按装置上的箭头所示方向（指向穿刺点）摆放导管固定装置。

④将导管延长管的缝合孔安装在支柱上，将两边锁扣锁死。

⑤撕去导管固定装置的背胶纸，将导管固定装置贴在皮肤上。

⑥透明敷贴应完全覆盖住导管固定装置，胶布交叉及横向固定延长管。

⑦在记录胶布上标注导管置入时间和更换时间，贴于透明敷贴上缘。

⑧整理用物，脱去无菌手套。整理床单位，向患者讲解注意事项。

⑨洗手，执行医嘱及填写维护记录单。

4. 置管患者的出院宣教

（1）告知患者至少每7天维护导管一次，严格遵守维护导管时间，不可随意拖延。

（2）教会患者怎样观察导管返血，若出现返血应及时到医院冲管。

（3）告知患者如果穿刺点出血、周围皮肤发红、肿胀、疼痛、出现分泌物等异常情况时，及时就医。

（4）告知患者置管侧做握拳动作每日3次，每次10下，以促进肢体血液循环。

（5）告知患者保持穿刺处皮肤的清洁干燥。如发现敷贴卷边、脱落或敷贴因汗液而松动时，应及时更换敷贴。

（6）PICC导管日常保护方法：将清洁长筒丝袜袜筒部分保留10~15 cm，将袜筒从手指末端套向敷贴固定处，整理平整即可。穿衣时应先穿置管侧肢体，脱衣时后脱置管侧肢体。

（7）出院后可以淋浴，应避免盆浴、泡浴，最好在预计更换敷贴的当日淋浴。淋浴前先用小毛巾缠绕在敷贴上再用保鲜膜缠绕两至三圈，上下边缘用胶布贴紧。

（8）避免在穿刺侧肢体扎止血带、测血压。

（9）在日常活动时，避免穿刺侧肢体用力活动，勿过度弯曲、伸展，避免提过重物品。

（10）告知患者普通PICC导管不能用于CT、磁共振检查时高压注射泵推注造影剂。

（11）记录导管的详细资料交给患者，如置管时间、置入长度、外露长度、臂围、导管的型号及产品名称，方便患者院外维护。

5. PICC 置管后并发症预防及处理

1）静脉炎

静脉炎包括机械性静脉炎、化学性静脉炎、细菌性静脉炎、血栓性静脉炎。

（1）机械性静脉炎

通常发生在置管后一周内，以48~72小时多见，好发于穿刺点上方。

①临床表现：沿静脉走行的发红、肿胀、疼痛，有时可表现为局限症状，出现局部的硬结。

②原因：选择导管过粗、送管速度过快、穿刺侧肢体过度活动、导管材料过硬、关节部位置管、原有血管损伤。

③预防：选择并使用合适的血管通路器材、选择合适的导管、选择合适的血管；穿刺部位以上肢体湿热敷：30 分钟/次，3次/天，共3 ~ 5天；避免大幅度活动。

④处理：抬高患肢，减少活动，避免肘关节活动；湿热敷、外敷喜辽妥膏、如意黄金散，或置管后即用增强型透明贴（10 cm × 10 cm）在穿刺点上方5 cm处沿血管走向外贴。

（2）化学性静脉炎

①原因：导管尖端未在血管内致药液外渗、输注刺激性药液损伤血管内膜、滑石粉黏附或未干的消毒液带入血管内刺激所致。

②预防：保证导管尖端在上腔静脉中下段；冲洗干净手套滑石粉，使用无粉手套，更换敷料使用乙醇消毒时应避开穿刺点1cm以上。

（3）血栓性静脉炎（导管相关的静脉血栓）

①临床表现：置管肢体肿胀、穿刺点渗液、抽不到回血或冲管不通畅、输液速度慢、头颈部不适、患肢麻或刺痛感。

②原因：血液高凝状态、已知存在凝血异常、怀孕或口服避孕药、手术及卧床患者、低龄儿童和老年人、导管材质过硬或管径过粗、留置时间长或穿刺在肘窝处。

③处理：不要急于拔管，以免产生活动栓子；卧床休息，抬高患肢超过心脏水平，局部热敷；遵医嘱使用抗凝药或溶栓剂。

（4）细菌性静脉炎和导管相关性感染

①原因：穿刺点污染；导管接头污染；静脉滴注的药物被污染；血行扩散；导管的纤维包裹鞘或形成的血栓是良好的细菌生长培养基。

②诊断：导管相关性血流感染（CRBSI）诊断：导管定量或半定量细菌培养和其他静脉抽取的血液培养分离到相同病原体，并且患者有血流感染的临床表现如：发热、寒战和/或低血压，而无明显的其他感染来源。患者导管培养不能取得实验室数据，但如果拔除导管全身感染征象好转，可认为是CRBSI的间接证据。

CRBSI病原学诊断。导管管尖培养接种方法（半定量培养）：取导管尖端5 cm，在血培养平板表面往返滚动1次，培养24小时，细菌菌数≥15 cfu/平板即为阳性。从穿刺部位抽血定量培养，细菌菌数≥100 cfu/ml，或细菌菌数相当于对侧同时取血培养的4~10倍；或对侧同时取血培养出同种细菌即为阳性。

③预防：实施预防导管感染措施群集较单独实施各个措施更有效。因此，在实施导管感染管理中，要落实实施所有的预防措施，以

保证措施的有效性。

2011年美国CDC血管内导管相关感染预防指南推出了预防CRBSI的最新集束化管理：a.对进行插管的维护操作的相关人员进行培训和教育；b.在进行中心静脉置管时，采用最大屏障措施；c.用含氯己定（洗必泰）浓度超过0.5%的酒精溶液进行皮肤消毒；d.避免常规更换中心静脉置管作为预防感染手段；e.当严格执行上述方法仍不能降低感染率时，使用消毒剂或抗菌药物涂层的短期中心静脉导管和浸有氯已定的海绵敷料。

④拔除感染导管的管理。不建议单凭体温升高为依据来拔除起作用的中心血管通路装置。临床发现，出现伴有或不伴有寒战的体温升高或者炎症以及穿刺中心有脓性分泌物并非是临床血液感染的可靠指征。

拔出导管指征：a.外周静脉取血和经由导管取血定量或半定量细菌培养阳性者；b.培养呈阳性，且找不到其他感染源，而患者感染症状持续的；c.虽无全身症状但穿刺点发红、变硬、疼痛、有渗出物，经局部处理无效者；d.有发生蜂窝织炎或菌血症的趋势，应拔出导管。

2）导管阻塞

（1）非血凝性导管阻塞的预防和处理

①严禁连续输注有配伍禁忌的药物。

②输注血液制品或者脂肪乳等黏滞性药物后，必须立即进行脉冲式冲管，再继续输注其他药物。

③置管后应行胸部X线检查，以确认导管有无打折、盘绕、导管尖端是否到达上腔静脉。

（2）血凝性导管阻塞的预防和处理

①保持导管固定良好。

②执行正确的脉冲式正压封管规程。

③给予正确的冲封管液、冲管量以及冲管频率。

④尽量减少可能导致胸腔内压力增加的活动，如咳嗽等。

⑤可使用肝素盐水封管预防堵管的发生。

⑥导管堵塞后溶栓治疗时，应采用负压注射技术，所用尿激酶的浓5 000 U/ml。方法：a.将三通直接与PICC导管连接；b. 用10 ml空注射器接在三通上，使注射器与导管成一直线；c.把一个抽有2 ml肝素稀释液的10ml注射器接到三通的侧孔上，肝素注射器与PICC导管成直角；d. 将三通开关旋到注射器与导管开放的位置；e.把空注射器的活塞向后拉产生负压，接着把三通开关旋到肝素注射器与导管开放的位置；f.通过负压，导管把肝素吸入管内，达到溶解血凝块的作用，必要时反复操作，以达到通管的作用；g.当负压回抽注射器时，从导管内抽出新鲜血时，提示导管溶栓成功。这时需要继续回抽血2~3 ml（确保管内无残留尿激酶）后，去掉三通及其所连接的注射器，取装有生理盐水10~20 ml的注射器与PICC导管连接，脉冲式冲管，更换接头正压封管。如各种方法处理无效时应拔管。

3）导管断裂和导管栓塞

（1）表现

①无法从导管内回抽到血液或液体，同时伴有疼痛和皮下肿胀，这可能是导管栓塞的先兆；或者在穿刺部位有渗漏说明导管出现了破裂，应进一步评估导管的完整性。

②当患者表现出与原发病或者并发症没有关联的下述症状时，如心悸、心律失常、呼吸困难、咳嗽或胸部疼痛，应怀疑发生了导管栓塞。

（2）预防

①禁止暴力冲管。

②应使用10 ml以上注射器冲管、封管。

③正确固定。

④导管上不可用缝合或胶带缠绕。

⑤避免使用锐器。

⑥在导管拔除过程中，应检查导管的完整性，发现导管损害，应进行胸部X线片检查或者做进一步评估。

（3）处理

①如为体外部分断裂，可修复导管或拔管。

②如为体内部分断裂，应快速处理。立即用止血带扎于上臂；如导管尖端已漂移至心室，应制动患者，在X线透视下确定导管位置，以介入手术取出导管。

4）导管脱出移位

（1）表现

导管外露部分增加或完全脱出体外。

（2）预防

①正确固定导管，可使用固定翼加强导管固定。

②穿刺时尽量避开肘窝，首选贵要静脉穿刺。

③更换敷料时，自下而上去除敷料，避免将导管带出体外。

④应以透明敷贴固定导管，体外导管必须完全覆盖在透明敷贴下以保证导管固定牢固。

5）穿刺处渗液

（1）表现

穿刺处有液体渗出。

（2）预防和处理

①穿刺处渗液多为纤维蛋白鞘形成所致，可遵医嘱使用尿激酶溶解纤维蛋白鞘。

②出现穿刺处渗液，可使用紫外线照射治疗。

6）穿刺处渗血

（1）表现

穿刺处有血性液体渗出。

（2）预防和处理

①穿刺部位选择肘下2横指或上臂。

②置管后一周内尽量减少屈肘活动。

③置管后立即用纱球压迫穿刺点，并用弹力绷带加压包扎24小时，但不要太紧，以防影响血液回流。

④一旦出现渗血，应按压穿刺点10~15分钟，更换无菌透明敷贴后再用弹力绷带加压包扎。

⑤牢固固定导管，防止导管随意移动。

7）接触性皮炎

（1）表现

穿刺周围皮肤发红或/和伴有皮疹。

（2）预防和处理

①过敏体质，尤其皮肤容易过敏的人。

②患者用药后增加了皮肤的敏感性。

③可以使用透气性强的贴膜或无纺敷料固定导管。在透明贴膜使用之前涂抹无菌的皮肤无痛保护膜。

8）导管内自发返血

（1）表现

患者无明显诱因出现导管内回血。

（2）预防和处理

①执行正确的脉冲式正压封管操作规程。

②连接正压接头，使用肝素盐水封管。

③保持导管固定良好，防止导管移位造成的自发返血。

④发现返血后，立即用20 ml生理盐水脉冲式冲洗导管并正压封管。

⑤因导管移位造成自发返血时，应拔出部分导管或更换导管。

二、中心静脉置管输液

中心静脉置管（CVC），是经皮肤直接自颈内静脉、锁骨下静脉和股静脉等进行穿刺，沿血管走向直至腔静脉插管，导管尖端位于上腔静脉或下腔静脉。中心静脉置管应由经过专门培训的医生完成，置管后的护理应由具有资质的医护人员进行。

【适宜对象】

1. 严重创伤、复合伤、大出血、休克、心肺复苏等危重患者外周静脉穿刺困难者。

2. 需要监测中心静脉压、大量快速补充血容量（输血、输液）和液体复苏的患者。

3. 需要长期静脉输注对外周血管有刺激性的特殊药物如高渗液体、化疗、血管活性药物或全肠外营养、移植骨髓细胞液注射等的患者。

4. 施行头面、颈胸部等重大特殊手术时，建立快速输液通路者。

5. 心脏疾病需介入检查和治疗者。

6. 连续性血液净化治疗者。

7. 新生儿、婴幼儿需要经皮深静脉穿刺置管，建立静脉通道者。

【目的】

1. 建立静脉输液通道，保证患者的治疗与抢救。

2. 监测中心静脉压，指导补液抗休克治疗。

3. 保护外周静脉，避免刺激性药物及液体对外周血管产生刺激。

【操作步骤及要点】

1. 护士准备：仪表端庄、服装整洁、洗手、戴口罩。

2. 用物准备：治疗车上备安尔碘、手消毒液、按医嘱配置好的液体、输液器、弯盘、无菌棉签、胶带、PDA，用物齐全，布局合理。

3. 环境准备：光线适宜，环境整洁。

4. CVC输液操作步骤及要点与PICC输液相同，见表3-1-6。

【知识拓展】

CVC 与 PICC 的比较

1. CVC 维护

（1）评估和观察要点

①评估患者中心静脉导管固定情况，导管是否通畅。

②评估穿刺点局部和敷料情况，查看贴膜更换时间、置管时间。

（2）操作要点

①暴露穿刺部位，垫一次性治疗巾，将敷料水平方向松解、脱离皮肤后自下而上去除敷料。

②打开换药包，戴无菌手套。

③消毒穿刺点及周围皮肤，更换敷料，妥善固定。

④先关闭CVC导管夹，用无菌纱布衬垫取下原有输液接头，消毒接头，更换输液接头。

⑤在透明敷料上注明换药者的姓名、换药日期及时间。

⑥冲管、封管应遵循生理盐水—药物注射—生理盐水—肝素盐水的顺序原则。

⑦输液结束，应用20 ml生理盐水脉冲式冲洗导管，用肝素盐水正压式封管，封管液量应2倍于导管及附加辅助装置容积。

2. PICC 与 CVC 的比较

见表3-1-7。

表 3-1-7 PICC 与 CVC 的比较

比较条目	PICC	CVC
置管并发症	只有轻微的疼痛和出血，无危及生命的并发症	有危及生命的并发症，如血胸、气胸、空气栓塞，误伤动脉出血
留置时间	留置时间可长达1年，能满足肿瘤患者6个月疗程的治疗时间	留置时间短，无法从时间上满足肿瘤患者的治疗要求
感染率	感染率＜2%	感染率＞20%
置管人员要求	经过培训的护士可以置管	需专科医生置管
导管维护费用和方便程度	治疗间隙每周用生理盐水、肝素钠盐水冲封管1次即可	治疗间隙期每1~2天必须用盐水冲管、肝素钠盐水封管，维护费用高
带管出院	可以，只需每周到门诊做一次导管维护	比较危险，也不方便
从材质和导管内壁的沉积物上看	导管设计应用的时间长，材质好，长时间应用导管内壁的沉积物相对较少	导管设计应用的时间短，材质粗糙，长时间应用导管内壁的沉积物相对较多

参考文献

1. 罗艳丽 . 静脉输液治疗手册 [M]. 北京：科学出版社，2015.
2. 王建荣 . 输液治疗护理实践指南与实施细则 [M]. 北京：人民军医出版社，2009.
3. 钟华荪 . 静脉输液治疗护理学 [M]. 北京：人民军医出版社，2009.
4. 余勤 . 内科护理手册 [M]. 北京：北京：人民卫生出版社，2016.
5. 李小寒，尚少梅 . 基础护理学 [M]. 北京：人民卫生出版社，2016.
6. 美国静脉输液护理学会 . 输液治疗实践标准 [S]. 中华护理学会静脉输液治疗护理专业委员会，编译 .2016，39（1S）：63-65.
7. 李春燕 . 美国 INS2016 版《输液治疗实践标准》要点解读 [J]. 中国护理管理，2017，17（2）：150-153.
8. 吴玉芬 . 静脉输液治疗学 [M]. 北京：人民卫生出版社，2012.
9. 杨瑞英 . 静脉治疗护理临床操作指南 [M]. 石家庄：河北科学技术出版社，2016.

10. 武中林，李智岗，李顺宗，等．植入式静脉输液港体内导管断裂介入捕捞的临床应用价值 [J]．临床放射学杂志，2015，34（2）：271–275.
11. 郑悦平，贺莲香，王耀辉，等．植入式静脉输液港的维护及常见并发症分析 [J]．中国现代医学杂志，2012，22（33）：109–112.
12. 周劼．静脉输液港的临床应用与并发症处理 [J]．护士进修杂志，2011，26（18）1701–1703.
13. 方荣华，邓学学．实用全科护理手册 [M]. 北京：科学出版社，2018.
14. 李俊英，罗艳丽，余春华．外周中心静脉导管技术的临床应用 [M]. 北京：科学出版社，2013.
15. 杨瑞英，王淑霞，王安杰．静脉治疗护理临床操作指南 [M]. 石家庄：河北科学技术出版社，2016.

第二章

吸入治疗护理技术

吸入治疗是治疗呼吸系统疾病的常用方法，分为湿化治疗和雾化治疗。包括气雾吸入、经储药罐气雾吸入、干粉吸入以及雾化吸入等。

湿化治疗通过湿化器装置将水或溶液蒸发成水蒸气或由0.05~50 μg小水滴组成的气雾以提高吸入气体的湿度，湿润气道黏膜，稀释痰液，使纤毛运动保持有效廓清能力。雾化吸入法是应用雾化装置将药液分散成细小的雾滴，经鼻或口吸入呼吸道，达到预防和治疗疾病的目的。

吸入药物除了对呼吸道局部产生作用外还可以通过气道吸收而产生全身治疗的疗效。雾化吸入用药具有奏效快、药物用量小、不良反应轻的优点，临床应用广泛。常用的吸入治疗装置分为小容量雾化器（SVN）、定量吸入器（PMDI或MDI）、干粉吸入器（DPI）。常用的雾化吸入有超声波雾化吸入法、氧气雾化吸入法和手压式雾化器雾化吸入法。

第一节 超声波雾化吸入技术

超声波雾化吸入技术是应用超声波声能将药液变成细微的气雾，再由呼吸道吸入，以预防和治疗呼吸道疾病的方法。超声波雾化吸入的特点为雾量大小可调节；雾滴小而均匀（直径<5 μm）；患者感觉温暖舒适（雾化器电子部分产热，对雾化器有轻度加温的作用）；治疗效果好（药物可被吸入到终末支气管和肺泡）。

【适宜对象】

哮喘、慢性阻塞性肺疾病、支气管扩张症、慢性支气管炎、激素敏感性咳嗽、感染后咳嗽、气管插管或气管切开患者接受机械通气超过48小时发生的肺炎、耳鼻咽喉头颈外科相关疾病、儿科相关呼吸系统疾病、围手术期相关预防疾病等患者。

【目的】

1. 湿化气道：常用于呼吸道湿化不足、痰液黏稠、气道不畅者，也可作为气管切开术后常规治疗手段。

2. 控制感染：消除炎症，控制呼吸道感染。常用于咽喉炎、支气管扩张、肺炎、肺脓肿、肺结核等患者。

3. 改善通气：解除支气管痉挛，保持呼吸道通畅，常用于支气管哮喘等患者。

4. 祛痰镇咳：减轻呼吸道黏膜水肿，稀释痰液，帮助祛痰。

【操作步骤及要点】

1. 护士准备：穿戴整齐，修剪指甲，洗手，戴口罩。

2. 用物准备

（1）治疗车上层：超声波雾化吸入器一套、水温计、弯盘、冷蒸馏水、生理盐水、药液、毛巾。

（2）治疗车下层：锐器盒、废物桶。

3. 超声雾化吸入技术操作步骤及要点见表3–2–1。

表 3–2–1　超声雾化吸入技术操作步骤及要点

操作步骤	要点
1. 使用前检查雾化器各部件是否完好，有无松动、脱落等异常情况	
2. 连接雾化器主件与附件	
3. 加冷蒸馏水于水槽内，水量视不同类型的雾化器而定，要求浸没雾化罐底部的透声膜	●水槽和雾化罐内切忌加温水和热水，水槽内无水时，不可开机，以免损坏仪器
4. 将药液用生理盐水稀释至30~50 ml，倒入雾化罐内，检查无漏水后，将雾化罐放入水槽，盖紧水槽盖	●水槽底部的晶体换能器和雾化罐底部的透明膜薄而质脆。易破碎，操作中注意不要损坏
5. 携用物至床旁，核对患者姓名、住院登记号等信息	●操作前查对
6. 协助患者取合适卧位	
7. 接通电源，打开电源开关（指示灯亮），调整定时开关至所需时间，调节雾量	●大档雾量3 L/min ，中档雾量2 L/min，小档雾量1 L/min
8. 再次核对患者信息及医嘱	●操作中查对：患者床号、姓名、药名、浓度、药量给药方法及时间
9. 将口含嘴放入患者口中（也可使用面罩），指导患者做闭口深呼吸，直至药液吸完为止	●水槽内须保持有足够的冷水，如发现水温超过50℃或水量不足，应关机，更换或加入冷蒸馏水 ●连续使用雾化器时，中间需间隔30分钟
10. 取下口含嘴，关闭雾化开关，再关电源开关	
11. 再次核对患者信息和医嘱内容，执行签字	
12.协助患者擦干面部，清洁口腔，取舒适体位，整理床单位。做好记录	●记录雾化器开始与持续时间，患者反应及效果
13. 清理用物，放掉水槽内的水，擦干水槽，将口含嘴、雾化罐、螺纹管浸泡于消毒液内1小时，再洗净晾干备用	

【注意事项】

1. 护士熟悉雾化器性能，水槽内应保持足够的水量（虽有缺水保护装置，但不可在缺水状态下长时间开机），水温不宜超过50℃。

2. 水槽底部的水晶体换能器和雾化罐底部的透声膜薄而脆，在操作及清洗过程中动作要轻，防止损坏。

3. 观察患者痰液排出是否困难，若因黏稠的分泌物经湿化后膨胀致使痰液不易咳出，应给予拍背以协助痰液排出，必要时吸痰。

4. 治疗过程需加药时，先关机，再从盖上小孔内添加即可；若要加水入水槽，也必须关机操作。

【知识拓展】

吸入疗法的起源

医用雾化吸入起源于4 000年前的印度，当时人们将曼陀罗属植物烧成粉末吸入治疗哮喘及其他肺部疾病 。我国《黄帝内经》中已有吸入含肾上腺素的麻黄烟雾治疗哮喘的记载；古埃及也有让患者吸入草类植物在加热砖块上所产生的烟雾治疗疾病的记载；古希腊的希波克拉底已采用吸入植物烟雾和醋蒸汽的方法治疗哮喘；中美洲和南美洲的土著人已用烟嘴吸入烟草类植物的烟雾治疗疾病。

第二节　氧气雾化吸入技术

氧气雾化吸入技术是借助高速氧气气流，使药液形成雾状，随吸气进入呼吸道的方法。

【适宜对象】

哮喘、慢性阻塞性肺疾病、支气管扩张症、慢性支气管炎、激素敏感性咳嗽、感染后咳嗽、气管插管或气管切开患者接受机械通气超过48小时发生的肺炎、耳鼻咽喉头颈外科相关疾病、儿科相关呼吸系统疾病、围手术期预防相关疾病等患者。

【目的】

同超声波雾化吸入法。

【操作前准备】

1.患者准备

（1）评估：患者的病情、治疗情况、用药史、过敏史；患者的意识状态、肢体活动能力、对用药的认知及合作程度；呼吸道是否通畅、面部及口腔黏膜有无感染、溃疡等。

（2）解释：向患者及家属解释氧气雾化吸入法的目的、方法、注意事项及配合要点，使患者了解并积极配合。

（3）患者取卧位或坐位接受雾化治疗。

2. 环境准备：环境清洁、安静，光线、温度、湿度适宜。

3. 护士准备：衣帽整洁，修剪指甲，洗手，戴口罩。

4. 用物准备

（1）治疗车上层：氧气雾化吸入器、氧气装置一套（湿化瓶内不加水）、弯盘、药液（遵医嘱准备）、生理盐水。

（2）治疗车下层：锐器盒、废物桶。

【操作步骤及要点】

氧气雾化吸入技术操作步骤及要点见表3-2-2。

表 3–2–2 氧气雾化吸入技术操作步骤及要点

操作步骤	要点
1. 检查：使用前检查雾化器各部件是否完好，有无松动、脱落等异常情况	
2. 加药：遵医嘱将药液稀释至5 ml，注入雾化器的药杯内	
3. 核对：携用物至患者床旁，核对患者床号、姓名、腕带	●操作前查对
4. 连接：将雾化器的接口连接于氧气筒或中心供氧装置的氧气吸入管上	●氧气湿化瓶内不加水，以免液体进入雾化吸入器内使药液稀释
5. 调节：调节氧流量，一般为6~8 L/min	
6. 再次核对相关信息	●操作中查对：患者床号、姓名、药名、浓度、剂量、给药方法及时间
7. 吸入方法：指导患者手持氧气雾化器，将吸嘴放入口中，紧闭嘴唇深吸气，用鼻呼气，如此反复，直至药液吸完为止	●深吸气：使药液充分到达细支气管和肺内，可提高治疗效果
8. 再次核对	●操作后查对：患者床号、姓名、药名、浓度、剂量、给药方法及时间
9. 结束雾化，取出雾化吸嘴，关闭氧气开关	●先取出雾化吸嘴，再关闭氧气开关，以免因氧气流量过大导致患者不适等
10. 操作后处理 （1）协助患者擦干面部，清洁口腔，取舒适卧位，整理床单位 （2）分类处理垃圾，清洁用物 （3）洗手，记录	●记录雾化开始与持续时间，患者的反应及效果

【注意事项】

1. 正确使用供氧装置，注意用氧安全，室内应避免火源和热源。

2. 氧气湿化瓶内不能加湿化水，以免液体进入雾化器内使药液稀释影响疗效。

3. 观察及促进排痰，注意观察患者痰液排出情况，排痰无力者可予以拍背，必要时吸痰等方法促进排痰。

【知识拓展】

呼吸相关知识简介

（1）呼吸困难分级量表：功能性呼吸困难可用呼吸困难分级量表进行评价。量表的具体内容如下：

0级：除非剧烈运动，无明显呼吸困难。

1级：当快走或上缓坡时有气短。

2级：因呼吸困难而比同龄人步行慢，或者以自己的速度在平地上行走时需要停下来呼吸。

3级：在平地上步行100米或数分钟后需要停下来呼吸。

4级：明显的呼吸困难而不能离开房间，或者穿脱衣服即可引起气短。

（2）曾经使用的雾化吸入药物

①地塞米松。无雾化剂型，该药进入人体后，需经肝脏转化后在全身起作用，不良反应大；脂溶性低，水溶性高，与气道黏膜组织结合较少，肺内沉积率低，与糖皮质激素受体亲和力低，在气道内滞留时间也短，疗效相对较差，故不适合雾化。

②庆大霉素。无雾化剂型，气道药物浓度过低，达不到抗感染的目的，细菌长期处于亚抑菌状态，可产生耐药，同时可刺激气道上皮，加重上皮炎症反应。故不适合雾化。

③α糜蛋白酶。无雾化剂型，对视网膜毒性较强，雾化时接触眼睛容易造成损伤；遇血液迅速失活，不能用于咽部、肺部手术患者；有报道该药物对肺组织有损伤，吸入气道内可致炎症加重并诱发哮喘，故不适合雾化。

第三节　手压式雾化装置吸入技术

手压式雾化装置吸入技术是利用拇指按压雾化装置瓶底部，使药液从喷嘴喷出，形成雾滴作用于口腔及咽部气管、支气管黏膜而被其吸收的治疗方法。

【适宜对象】

同超声雾化吸入治疗患者。

【目的】

同超声雾化吸入治疗法。

【操作前准备】

1. 评估患者并解释：同超声雾化吸入法。
2. 患者准备：同超声波雾化吸入法。
3. 护士准备：衣帽整洁，修剪指甲，洗手，戴口罩。
4. 用物准备：按医嘱准备手压式雾化吸入器（内含药物）。
5. 环境准备：环境清洁、安静，光线、温度、湿度适宜。

【操作步骤及要点】

手压式雾化装置吸入技术操作步骤及要点见表3-2-3。

表 3-2-3 手压式雾化装置吸入技术操作步骤及要点

操作步骤	要点
1. 检查：使用前检查雾化装置是否完好	
2. 核对：携用物至患者床旁，核对患者床号、姓名、腕带信息及医嘱	●操作前查对
3. 摇匀药液：倒转手压式雾化装置6～8次，充分摇匀药液	
4. 再次查对	●操作中查对：查对患者床号、姓名、药名、浓度、剂量、给药方法及时间
5. 取下雾化器保护盖，将雾化装置倒置，吸嘴放入口中，平静呼气	●深吸气、屏气，使药液充分到达细支气管和肺内，可提高治疗效果
6. 按压喷药：吸气开始时，按压雾化装置的瓶底部，使药物气雾喷出，同时深吸气，药物经口吸入，吸入后尽可能延长屏气时间再呼气，如此为1喷	●常规1～2喷/次
7. 再次核对患者及医嘱信息	●操作后查对：查对患者床号、姓名、药名、浓度、剂量、给药方法及时间
8. 协助患者清洁口腔，取舒适卧位，整理床单位	
9. 清理用物	●塑料外壳定期温水清洁
10. 洗手，记录	●记录雾化开始与持续时间，患者反应及效果

【注意事项】

1. 喷雾器使用后放在阴凉处（30℃以下）保存。其塑料外壳应定期用温水清洁。

2. 使用前检查雾化装置各部件是否完好，有无松动、脱落等异常情况。

3. 每次1~2喷，使用间隔时间不少于3小时。

【健康教育】

1. 指导患者或家属正确使用手压式雾化吸入装置给药。

2. 教会患者评价疗效，当疗效不满意时，不随意增加或减少用量或缩短用药间隔时间，以避免加重不良反应，而应报告医生。

3. 帮助患者分析并解释引起呼吸道痉挛的原因和诱因，指导其选择适宜的运动方式，同时预防呼吸道感染。

【知识拓展】

雾化器的发明

1858年，法国的 Sales—Girons发明了第一台便携式压力雾化器。1864年，英国的 Newton首次应用干粉吸入治疗哮喘。1867年版的《英国药典》收录“吸入治疗”条目，标志着吸入治疗方式被接纳为正规医疗方式。1867年，美国的 Da Costa在其专著中，首次描绘了 Siegle蒸汽雾化器，同期，德国也有类似装置问世，应用Venturi原理，将药物液体雾化成为气溶胶。1874年，“ Nebuliser”（雾化器）一词被正式定义（源自拉丁语“ Nebula”一词，意为“雾气”）。1920年，“ Aerosol”（雾化或气溶胶）一词问世，即固体或液体微粒悬浮在气体中而成的。20世纪30年代初，全球第一台电动压力雾化器Pneumostat在德国法兰克福诞生，随后，在20世纪60年代，出现了超声雾化器。

第四节 定量吸入器吸入技术

定量吸入器（PMDI）是利用操作过程中液化气体在突然减压瞬间急剧氧化而将药物切割成微粒并分散在空气中，由患者吸入呼吸道和肺内。其外形轻巧、高度便携、使用方便。代表药物有硫酸沙丁胺醇（万托林）气雾剂、异丙托溴胺（爱全乐）气雾剂、丙酸倍氯米松（必可酮）气雾剂。

【适宜对象】

用于预防和治疗支气管哮喘或喘息型支气管炎等伴有支气管痉挛（喘鸣）的呼吸道疾病患者。

【操作步骤及要点】

定量吸入器吸入技术操作步骤及要点见表3-2-4。

表 3-2-4　定量吸入器吸入技术操作步骤及要点

操作步骤	要点
1. 用力摇匀后，打开喷口的盖子	●充分摇匀
2. 将喷口用嘴含住，闭紧嘴唇	●避免气雾从嘴角溢出
3.呼气后再深深地、缓慢地吸气，同时按压药罐将药雾释出，将气雾吸入呼吸道	●轻轻呼气直到不再有空气可以从肺内呼出
4.吸入后尽量屏气10秒，然后再缓慢呼气	●在没有不适情况下尽量屏气时间长一点

【注意事项】

1. 吸入前应充分摇匀，吸入后需漱口。

2. PDMI 需要及时清洁，避免异物堵塞喷嘴口。

3. 避免将PDMI浸入水中。

4. PDMI位置上下倒置，按压时应按压彻底。

【不良反应】

1. 免疫系统：过敏反应（荨麻疹、支气管痉挛、低血压、虚脱）。

2. 神经系统：震颤、头痛、精神亢进。

3. 心血管：心律失常。

4. 胃肠道：口咽部刺激。

5. 呼吸系统：支气管痉挛。

6. 代谢及营养：低血钾。

7. 肌肉：肌肉痉挛。

第五节 干粉吸入器吸入技术

干粉吸入器（DPI）是指将药物粉末装填于药物储库中，患者通过吸入器吸气，将粉末分散成雾状后吸入气管或肺部发挥疗效。患者的吸气是干粉吸入器的驱动力，需较高的吸气流量。

【适宜对象】

用于预防和治疗支气管哮喘和慢性阻塞性肺疾病患者，目前也用于某些蛋白质、多肽类药物和疫苗的吸入。

【优点】

不需要协调配合，容易为儿童或老人所接受。

【代表药物】

常用的有沙美特罗替卡松粉吸入剂（舒利迭）、布地奈德粉吸入剂（普米克都保）、布地奈德福莫特罗粉吸入剂（信必可都保）等。

【操作步骤及要点】

干粉吸入器吸入技术操作步骤及要点见表3-2-5。

表 3–2–5　干粉吸入器吸入技术操作步骤及要点

操作步骤	要点
1. 旋松保护瓶盖并拔出，充分摇匀。取好一次剂量药粉	●一手握住瓶身，使旋柄在下方，垂直竖立，另一手将底座旋柄朝某一方向尽量拧到底，然后再转回到原来位置，当听到“咔嗒”一声时，表明一次剂量的药粉已经装好
2. 轻轻呼气到不再有空气从肺内呼出	●勿对着吸嘴呼气
3. 将吸嘴放在齿间，用嘴唇包住吸嘴，用力经口深吸气后尽量屏住气	●使药雾吸入到气管和细支气管内，然后屏气10秒左右
4. 吸入完毕，取出吸嘴，缓慢呼气	●如果需吸入多个剂量可重复步骤1~4
5. 吸入所需剂量后，盖上盖子	
6. 做好口腔护理	●用温水反复漱口，保持口腔清洁，不要咽下漱口液
7. 定期用干纸巾擦拭吸嘴外部	●保持吸嘴清洁

【注意事项】

1. 吸嘴放置适宜，避免药物吸入效果不佳。

2. 确认吸药前先上药，避免空吸。

3. 注意避免吸气时间过短或吸气不均匀。

4. 吸药后一定要屏气10秒左右，以免吸入药物又因呼气排出气道。

【不良反应】

1. 使用后出现支气管异常痉挛并喘鸣加重，应立即停止。

2. 震颤、心悸、头痛、心律失常。

3. 关节痛、肌痛、肌肉痉挛。

4. 过敏反应。

5. 声音嘶哑、发音困难和口咽部念珠菌感染。

【使用中常见问题】

1. 口含吸嘴时间过长，药物受潮。

2. 吸药前未上药，空吸。

3. 吸药后未屏气。

4. 向都保内呼气，使储药池中药物受潮。

5. 吸嘴放置过浅，唇舌或牙齿挡住吸嘴。

6. 吸气不均匀或吸气时间过短。

7. 吸药时角度放置不当，致药物吸附于上腭或舌面。

【知识拓展】

吸入治疗的发展历史

1858年，法国的 Sales—Girons发明了第一台便携式压力雾化器。1864年，英国的 Newton首次应用干粉吸入治疗哮喘。1867年版的《英国药典》收录“吸入治疗”条目，标志着吸入治疗方式被接纳为正规医疗方式。

1955年，Thil在 Riker实验室研发成功PMDI，相关产品于1956年正式上市。当时的PMDI使用氟利昂，即含氯（CFC）作为助推剂，因CFC可破坏臭氧层，2008年美国食品药品管理局规定2013年后禁止使用CFC，改用对臭氧层无破坏作用的氢氟烷烃（HFA）。PMDI药物每年的全球销量超过4亿支，成为治疗呼吸系统疾病最常用的装置。为减少药物在口咽部的沉积，增加药物在下呼吸道的沉积，20世纪70年代研发了与PMDI联合应用的储雾装置，分为未安装单向阀的储雾罐和安装单向阀的手持储雾罐。1971年DPI正式研发成功进入临床应用。1974年，“呼吸系统疾病治疗的科学基础大会”正式研讨吸入治疗问题，标志着其科学地位被正式承认。

参考文献

1. 李小寒，尚少梅 . 基础护理学 [M]. 第 6 版 . 北京：人民卫生出版社，2017.

2. Muers MF.Overview of nebuliser treatment[J]. Thorax，1997，52 Suppl2: S 25–30.

3.Anderson PJ .History of aerosol therapy:liquid nebulization to MDIs to DPIs[J]. Respiratory Care，2005，50（9）：1139–1150.

4.Dolovich MB，Ahrens RC，Hess DR，et al. Device selection and outcomesOf aerosol therapy:Evidence–based guidelines:American College of Chest Physicians/American college of Asthma， Allergy， and Immunology[J]. Chest，2005，127（1）：335–371.

5. Sanders M.Inhalation therapy: an historical review[J].Prim Care Respir J，2007，16（2）：17–81.

6. 中华医学会呼吸学分会 .2014 机械通气时雾化吸入专家共识 (草案)[J]. 中华结核和呼吸杂志，2014，37（11）：812–815.

7. 中华医学会呼吸学分会 .2014 雾化治疗专家共识（草案）[J]. 中华结核和呼吸杂志，2014，37（11）：805–808.

8. 中华医学会呼吸学分会 . 雾化吸入疗法在呼吸疾病中的应用专家共识 [J]. 中华医学杂志，2016，96（34）：2696–2708.

第三章

造口及其护理技术

造口是人体空腔脏器在体表外的非自然性开口，常称为造瘘。造口一词来源于希腊语，意思开设在腹壁上的口。因疾病治疗需要，在腹壁上开口，将一段肠管拉出，翻转缝于腹壁，用于排泄大小便。

肠造口表面为肠黏膜，红润有光泽。造口没有神经组织，无痛觉。造口无括约肌及神经感应器，患者不能通过自己的意志控制排便。

第一节　造口护理技术

【适宜对象】

肠道、尿道、双腔造口患者。

【目的】

1. 排泄粪便：肠道内容物的输出，肠道减压，解除肠梗阻。

2. 排泄尿液。

3. 保护远端肠道、损伤修补或吻合口的顺利愈合。

4. 使远端肠道得到休息，促进肠炎性疾病的愈合。

【操作步骤及要点】

1. 用物准备：治疗车、一次性造口袋、防漏膏、剪刀、弯盘、温水、脸盆、小毛巾、医嘱执行单（或电子医嘱）、免洗手消毒液、废物桶、锐器盒。

2. 环境准备：光线适宜、环境整洁宽敞。

3. 患者准备：排便，取舒适卧位。

4. 护士准备：穿戴整齐、洗手、戴口罩、备齐用物。

5. 造口护理技术操作步骤及要点见表3–3–1。

表 3–3–1 造口护理技术操作步骤及要点

操作步骤	要点
1. 备齐用物，携至病人床旁	●节省时间和体力
2. 三查七对并解释造口护理目的	● 防止差错
3. 协助病人舒适卧位，适当遮挡患者	● 注意保护患者隐私
4. 由上向下撕离造口袋，并观察内容物	●防止撕破皮肤
5. 测量造口大小，用笔标记	
6. 剪出新造口袋开口	
7. 撕去底板，涂防漏膏	● 防止造漏袋内容物渗出
8. 再次核对患者信息	
9. 贴造瘘袋，固定	● 注意底板紧贴皮肤
10. 第三次查对，协助病人取舒适卧位	● 操作中关心患者感受
11. 整理用物，做好记录	

【注意事项】

1. 注意评估患者

（1）了解患者对护理造口方法和知识掌握程度。

（2）了解患者造口类型及造口情况。

（3）评估患者造口的功能状态。

（4）评估患者自理程度。

2. 用温水清洁造口及周围皮肤，观察周围皮肤及造口情况。

3. 测量造口的大小，用笔在造口袋标记后，剪出开口，撕去造口袋底板的塑料膜，涂上防漏膏等，贴好，固定，扣袋。

4. 造口边缘与用品边缘应保持2~3 mm的距离。选择有保护作用的用品，使底板与皮肤紧密贴合。

【知识拓展】

造口术最早施行于18世纪早期，因战争和条件所限，对战场上肠管受伤的病人只能对肠管进行分离，将肠管的一端或两端引出到体表以形成一个开口，或形成一个袢。那时的造口术，大多以失败告终，病人多因感染而死亡。此后，医生将这一技术应用在外科手术中，当病变的肠管被切除后，又无法将肠管相接时，肠管的一端在腹部适当的位置上被拉出并反转，然后缝于腹壁，最后便会形成一个有开口、乳头状的肠黏膜，医学上称为肠造口，俗称“人工肛门”。

第二节 造口分类及定位考虑因素

【造口分类】

1. 根据目的分类

（1）肠造口。又分为空肠造口、结肠造口及回肠造口。

（2）尿路造口。

2. 根据作用分类

（1）输入性造口。营养物质直接通过造口进入胃肠道，多为暂时性造口。

（2）转流行造口。将胃肠道内容物直接转移至体外，使之不经过病变部位。

（3）输出性造口。为排泄体内废物提供出口。

3. 根据时间分类

（1）临时性造口。

（2）永久性造口。

4. 根据外形分类

（1）单腔造口。

（2）双腔造口。

（3）环形造口。

【定位考虑因素】

1. 手术切口。
2. 髋骨、耻骨联合、腹股沟。
3. 脐、腰、肋缘的下沿。
4. 避开皮肤皱褶、手术瘢痕、疝。
5. 腹部外形。
6. 视觉因素：大肚子、腹部隆起之上。
7. 腹部检查，脂肪组织形成的皱褶。

第三节　造口的观察和评估

【造口的观察】

1. 造口的活力：呈牛肉红或粉红色，表面平坦且湿润。

2. 造口的高度和直径：造口高度可以记录为平坦、突出、回缩或脱垂。一般乙状结肠突出腹壁1.5~2 cm，直径3~5 cm，回肠造口突出腹壁2~3 cm，直径2~2.5 cm；尿路造口突出腹壁1.5~2 cm，直径2~2.5 cm。

3. 造口的形状及大小：可记录为圆形、椭圆形、不规则形，理想的造口为圆形。

4. 造口的位置：记录造口的位置可以用右上腹、右下腹、左上腹、左下腹、伤口正中或脐部来描述。

5. 造口周围皮肤的评估：周围皮肤是正常和完整的，如有破溃或皮疹应及时处理。

6. 皮肤黏膜缝线的评估：正常造口黏膜位于表皮下层，没有张力。检查是否有皮肤黏膜分离、感染或皮肤对缝线材质敏感。

【造口的评估】

1. 回肠造口：一般术后48~72小时开始排泄。最初有可能排除远端小肠储存的液体。肠蠕动恢复后，每天排出的量可超过1 000 ml，排泄物为流质状，持续排放，排泄物对皮肤的腐蚀性很强，需加强对皮肤的保护。另外，要特别检测病人的水电解质情况，防止水电解质紊乱。

2. 结肠造口：横结肠通常在术后3~4天开始排放，排泄物从糊状到柔软。降结肠和乙状结肠造口一般在术后5天开始排放，排泄物柔软或成形大便。

3. 泌尿造口：术后即有尿液排泄，最初的2~3天，尿液呈淡红色，之后恢复正常淡黄色。

第四节 肠造口并发症护理技术

一、造口出血护理技术

【原因】

1. 手术时止血不彻底。术后早期出血可能是肠系膜小动脉未结扎或结扎线脱落。

2. 患者凝血障碍。放疗或化疗后血小板过低。

3. 渗血。源于肠造口黏膜与皮肤连接处的毛细血管及小静脉后期出现大出血。应检查消化道疾病。

4. 物理性刺激。

5. 黏膜摩擦。

6. 肿瘤复发。

7. 门脉高压。

8. 使用抗凝药物。

【处理】

1. 观察出血量、颜色等，做好交班和记录。

（1）少量出血，用棉球或纱布稍加压迫即可止血。

（2）出血较多较频，可用1%肾上腺素溶液浸湿的纱布压迫，云南白药粉、造口粉、藻酸盐等外敷。

（3）大量出血则需拆开1～2针黏膜皮肤缝线，找寻出血点加以钳扎，彻底止血。

2. 检查血液凝血功能。

二、 造口水肿护理技术

【原因】

1. 手术初期（淋巴血液循环不畅）。

2. 低蛋白血症。

3. 腹壁开口过小。

4. 腹壁没有按层次缝合。

5. 支撑棒压力过大。

6. 底盘内圈剪裁过小。

【处理】

1. 手术后自然恢复。

2. 补充血清蛋白。

3. 必要时缓解肠管狭窄。

4. 间断拆开周围缝线减压。

5. 使用硫酸镁湿敷20分钟，每日两次，或3%高渗盐水湿敷。

6. 使用剪裁口较大的两件式造口袋，避免造口用品过紧影响血液循环，严密观察造口的颜色，避免导致造口缺血坏死。

三、造口缺血坏死护理技术

【原因】

1. 手术中损伤肠边缘动脉。

2. 肠造口腹壁开口过小（压迫肠系膜边缘动脉）或缝合过紧。

3. 严重的动脉硬化。

4. 因肠梗阻引起肠肿胀导致肠壁长期缺氧。

5. 提出肠管时牵拉力过大、扭曲及压迫肠系膜血管。

6. 造口脱垂、黏膜摩擦。

【处理】

1. 每日检查造口情况，使用透明袋。

2. 黏膜暗红色或紫色时，应将围绕造口的碘伏纱布拆除，解除所有压迫的物品。

3. 部分坏死可等待坏死组织脱落。

4. 完全坏死应尽快手术重建肠造口。

四、造口皮肤黏膜分离护理技术

【原因】

1. 肠造口黏膜部分坏死。

2. 肠造口黏膜缝线脱落、缝合不恰当，缝的太少，对缝线敏感或吸收不好。

3. 腹压过高。

4. 缝合处感染。

5. 营养不良。

6. 糖尿病。

7. 长期使用类固醇药物。

【处理】

探查分离的深度：

1. 表浅者可用护肤粉+防漏膏保护分离部分。

2. 分离范围大且深者，用藻酸盐填充条填塞+水胶体或防漏膏（感染者用藻酸盐银离子），再贴造口袋（凸面、两件式）避免粪便污染。剪裁口大小适当。

3. 如疑渗漏应及时更换造口袋及伤口敷料。皮肤黏膜分离处愈合后，及早扩肛，预防造口狭窄。

五、 造口回缩、凹陷护理技术

【原因】

1. 肠系膜过短而有张力。
2. 造口周边缝线固定不牢或缝线过早脱落。
3. 造口周边愈合不良，引致瘢痕组织形成。
4. 环状造口的支架过早除去。
5. 体重急剧增加。
6. 体内继发恶性肿瘤快速长大。

【处理】

1. 程度较轻者可使用防漏膏进行填补。
2. 皮肤有损伤者，可用皮肤保护粉或无痛保护膜。
3. 使用凸面底盘造口袋，患者佩戴腰带。
4. 乙状结肠造口、皮肤有持续性损伤的患者，可考虑用结肠灌洗法。
5. 问题严重可考虑手术重建肠造口。
6. 使用凸面底盘，没有凸面底盘时使用防漏条、防漏膏。

六、造口脱垂护理技术

【原因】

1. 患者自身原因。年老、肥胖、腹部造口周围经过多次手术结肠松弛、筋膜薄弱。

2. 腹部长期用力。咳嗽、便秘、用力排尿、排尿困难或过早从事重体力活动。

3. 手术的原因。造口位置不当（如位于腹直肌外侧）。造口技术不当，腹壁肌层开口过大，肠系膜固定不当，结肠冗长未行切除等。

【处理】

1. 减轻腹压。

2. 造口发生嵌顿需急诊手术。

3. 禁忌使用卡环式造口。

4. 保护肠造口黏膜。

5. 双腔造口远端送回缝合。

6. 脱垂部分手法回纳腹腔。可用生理盐水纱布覆盖、保护，放松镇静后回纳。单腔乙状结肠或降结肠造口排出大便成形时，可先将奶嘴穿2~3小洞，塞住肠造口处，餐后30分钟拿出排便后，继续塞住。

七、 造口黏膜肉芽肿护理技术

【原因】

1. 发生在黏膜与皮肤交界处息肉样良性组织，易出血。

2. 缝线刺激排异反应。

3. 坚硬造口底盘刺激造口黏膜。

【处理】

1. 检查造口缝线，拆除缝线。

2. 正确量度造口底板尺寸，抚平边缘，避免经常摩擦。

3. 硝酸银点灼，3~5天一次。或分次钳夹喷洒保护粉。注意评估凝血功能、做好止血。

4. 手术切除。

八、 造口狭窄护理技术

【原因】

1. 造口周边愈合不良，引致瘢痕组织挛缩。
2. 手术时腹壁内肌肉层及皮肤开口过小。
3. 克罗恩病复发。
4. 肿瘤压迫肠管。
5. 不是一期愈合形成瘢痕组织收缩。

【处理】

1. 患者无主诉不适或者不影响排便的情况下，多采用保守治疗，患者多摄取纤维素高的食物：大白菜、生菜、丝瓜、木瓜、香蕉、柑橘、番薯叶，避免难消化的食物：蘑菇、玉米、韭菜、沙田柚。食物要仔细咀嚼，以免阻塞造口，加重梗阻。

2. 手指扩“肛”。

3. 肠造口术后2~3天开始，食指戴手套，涂润滑剂，轻轻插入造瘘口2~3 cm，停留5~10分钟，手指插入后不应做旋转，以免造口黏膜出血，每天1次，需坚持长期进行，避免暴力。

4. 泌尿造口留置导尿管，如狭窄引起尿潴留、感染、尿逆流，应行X线或B超检查肾脏是否肿大。

5. 降结肠或乙状结肠造口可灌肠或使用缓泻剂，严重时外科手术治疗。

九、 造口旁疝护理技术

【原因】

1. 造口位于腹直肌外。

2. 筋膜开口过大。

3. 腹部肌肉软弱，腹壁薄弱。

4. 持续性腹压增高。

【处理】

1. 术后使用造口腹带。使用特制的或弹性的疝带治疗，减轻脱垂。

2. 减轻腹压。避免提重物、便秘，咳嗽时用手按压造口部位。

3. 选择合适的造口袋，较软的造口底板。

4. 观察造口黏膜颜色（是否缺血坏死）。

5. 慎重辨别疝与肿瘤复发。

6. 不宜结肠灌洗 。

7. 必要时手术治疗。

第五节　肠造口周围并发症护理技术

一、刺激性皮炎护理技术

【原因】

1. 造口位置差（造口在伤口正中）。

2. 回肠造口形成没有一个适当的乳头突起（或开口向一边)。

3. 造口回缩、造口旁疝。

4. 造口周围有凹陷。

5. 皮肤皱褶造成的溢漏。

6. 护理技巧差。清洁不彻底、皮肤不干爽、造口袋底盘开口剪裁过大、造口袋选择不恰当、造口袋的粘贴技巧未掌握、造口袋过久没更换、造口袋过分胀满。

【处理】

1. 治疗皮肤问题。
2. 重新指导病人选择造口用品、避免刺激性用品。
3. 使用造口粉或吸收性敷料。
4. 指导病人正确的粘贴技术。
5. 禁用类固醇药物。

二、过敏性皮炎护理技术

【过敏原】

1. 造口袋。
2. 黏合剂。
3. 药物。
4. 皮肤护理产品。
5. 含酒精成分的造口用品：防漏膏、保护膜。

【处理】

1. 询问过敏史，去除过敏原。
2. 若过敏严重，原因不明，可能需做Patch试验（将不同品种造口袋的猪油膏剪一小块贴在对侧腹部做好标记，看对哪种过敏）。
3. 更换造口用品 。
4. 使用外用类固醇药物，涂药10分钟后再用清水洗，干后贴袋 。
5. 情况不改善，需皮肤科医生诊治。
6. 对所有产品过敏，如病情适合灌洗可采用灌洗。

三、放射性皮炎护理技术

【原因】

1. 病人有放疗病史。

2. 放射线损伤表皮、真皮细胞及微血管，使造口缺血或黏膜及皮层纤维化失去弹性，皮肤发红，且有剧痛感。时间长，皮肤易色素沉着。

3. 放疗本身刺激大便次数增多，更换频繁加重皮炎。

【处理】

1. 撕离造口袋及清洁皮肤时动作轻柔。

2. 放疗时用铅板保护。

3. 破损时用亲水性敷料如造口粉。

4. 减少皮肤刺激，尽量不用腰带、两件式。

5. 减少更换造口袋次数。

6. 做好放疗期间的健康教育：剪去毛发、减少摩擦、避免使用油脂类有机溶剂、避免过冷过热的温度刺激、避免太阳直晒、避免银敷料的应用。

四、毛囊炎护理技术

【原因】

1. 毛囊损伤，受细菌感染所致 常见菌种金黄色葡萄球菌；外观：豆样脓疱或红色突起。

2. 闷热、流汗、压力、患者体毛多。

3. 除去造口周围皮肤的毛发方法不恰当、剃毛太频繁伤害毛囊。

【处理】

1. 提高去除毛发之技巧：剪刀将毛发剪平，避免伤到毛囊。

2. 提高撕脱造口袋之技巧：一手按压皮肤、一手缓慢撕除底盘，避免皮肤拉扯疼痛。

3. 用弱酸性沐浴乳，清洁时轻柔、由外向内环状清洁。

4. 除去脓疱 。

5. 严重者使用抗生素。

五、造口周围脓肿护理技术

【原因】

由于造口周围皮肤破损，细菌感染引起红、肿、热、痛，有波动感。

【处理】

1. 穿刺抽脓，棉签挤压。

2. 按医嘱应用抗生素。

3. 切开引流，引流位置远离粘贴袋处。

4. 换药处理：冲洗，油纱银引流，或负压抽吸。

六、念珠菌感染护理技术

【原因】

1. 患者免疫力差，化疗、放疗、长期使用激素药物。

2. 过量使用抗生素，皮肤保护功能减弱。

3. 造口底盘渗漏未立即清洗、使用时间过长。

4. 出汗多，合并皮肤受损。

【处理】

1. 抗念珠菌药物：持续2~3周，避免突然停药，以免影响疗效。

2. 上保护粉保持皮肤干燥。

3. 指导换袋技巧。

七、机械性损伤护理技术

【原因】

1. 撕离造口袋是过急或过分用力，引致皮肤表层被撕开。

2. 持续频密更换造口袋，创伤位置未及时愈合。

3. 不恰当清洗造口周围皮肤。

4. 不恰当选择造口用品。

5. 患者年龄体弱，皮肤薄。

【处理】

1. 轻柔清洗造口周围皮肤。

2. 撕离造口袋时，动作轻柔。

3. 选择合适造口用品如粘连性较轻底盘，或全猪油膏底盘。

4. 减少更换造口袋频次。

5. 应用保护红损皮肤用品：皮肤保护粉，水胶体。

6. 减去粘贴胶纸部分，调整造口袋腰带。

7. 避免重复受伤，促进创伤创面愈合。

八、增生护理技术

【原因】

1. 表皮细胞长期接触渗出物引致表皮层增厚：疣状、接触时痛、易出血、部分或全部围绕在造口周围皮肤上。

2. 常见原因是皮肤长期暴露于排泄物中。

3. 造口袋尺寸不合：可能由于底盘开口尺寸过大，引致皮肤外露，经常接触排泄物所致。

4. 排泄物渗漏。

【处理】

1. 提高换袋技巧。

2. 袋口尺寸正确。

3. 评估并排除引致渗漏原因。

4. 增生部位可用凸面护肤胶将之压平。

5. 损伤部位可用护肤粉。

6. 若增生严重，影响造口袋粘贴及持续有痛楚，可手术治疗。

九、肿瘤转移护理技术

【原因】

造口周围皮肤出现癌细胞蔓延，造成周围组织变化，皮下组织摸到硬块、按压有疼痛感。造口处出血，溃疡或硬块形成，导致阻塞造口或肠管狭窄。

【处理】

1. 选用柔软、胶质温和的一件式造口袋 。

2. 底盘剪裁须较造口周围皮肤癌细胞组织大，贴袋时不可压贴癌细胞组织，以防出血。

3. 若发生出血，可用小冰块或藻酸盐或造口粉敷盖流血处，同时粘贴一件无菌造口袋，观察出血情况、出血量。

十、脐周静脉曲张护理技术

【原因】

1. 造口周围皮下静脉扩张。

2. 多见于肝硬化、门脉高压的病人。

【处理】

1. 清洗及撕造口袋造口时动作要轻。

2. 避免不需要的粘贴物品及坚硬底盘。

3. 减少更换底盘次数。

4. 止血处理：确定出血位置。对于轻微出血，可按压出血点，或采取硝酸银点灼，或用去甲肾纱布、藻酸盐、造口粉按压出血处。出血严重时需环形缝扎或将造口移位。

第六节　造口括约肌功能训练及健康宣教

【功能锻炼】

1. 每天晨晚用手按摩腹部加压等措施促进排便，形成规律性排便。

2. 每日做收缩腹肌（腹内、外斜肌和腹横肌）的锻炼，延长收缩时间，持续收缩腹肌时做胸式呼吸，使腹内、外斜肌处于闭合状态达到紧闭造口，阻滞粪便排出的作用。

3. 随着腹肌收缩力的增大，持续时间的延长，可使造口紧闭，结肠产生逆蠕动，粪便暂时储存在上段结肠，便意消失，等到再一次，肠蠕动粪便达到腹膜外隧道内的肠段又产生便意时，放松腹肌，粪便自然排出。

【日常生活指导】

1. 避免提重物，以防并发症的发生。

2. 若有粪石嵌塞或便秘，可多饮水，尤其是早晨喝500~1 000 ml淡盐水，勿自行使用导泻剂，需找医生检查。

3. 造口的排泄物多为稀糊状，只有大便稀薄、量大，次数多，伴随腹痛，方可认为腹泻。除服用止泻药外，必要时还可以静脉补液，如果水样物连续5小时以上，应立即寻求医生。

4. 穿着宽松舒适的衣服，裤袋勿压迫造口。

5. 洗浴时最好采用淋浴方式。

【饮食指导】

1. 泌尿造口患者不需特别忌口，均衡饮食即可。每天适当多饮水，保持尿量在2 000 ml左右，以稀释尿液。

2. 肠造口患者可以根据粪便性状适当调节饮食，当粪便干结时则可进食蜂蜜水和香蕉等，粪便较稀薄时进食薯类利于粪便成形，为了避免臭味可适当减少洋葱、大蒜等辛辣食物的摄入，原则上不需忌口。

【运动指导】

1. 术后1~3个月避免重体力劳动，避免提重物，以防腹压增加导致造口旁疝，维持适当活动，活动时可使用造口腰带，以增加腹部支撑力。

2. 手术后，一般需要一段时间恢复，当身体体力完全恢复，便可以恢复以前的工作，但应避免重体力劳动。

3. 避免近距离接触性运动，如打篮球，可正常工作、游泳。做力所能及的家务。

4. 避免长期慢性咳嗽，避免家具碰伤造口。

【社交活动】

1. 如体力允许，可参加一般的社会活动，多与他人沟通交往，多参加造口联谊活动会，与众多的造口人士一起交流、娱乐。

2. 减轻孤独感，重新走向新的生活，对促进心理康复有着积极的作用。

【旅行】

1. 外出旅行时应选择便于护理的造口用品。例如二件式排放型袋，既粘贴牢固，又方便更换，保持清洁。

2. 旅行时更应该加倍小心饮食，避免食用不洁饮食，引起腹泻时可以适当自备一些药品，如黄连素、藿香正气丸等。

【性生活】

术后3个月可适当行房事。

【造口袋的更换时机】

1. 尿路造口的特点是排泄物为液体，且持续排放，因此更换时间最好在早晨起床后空腹，或饭前2小时、饭后2小时，如果在饭后或饮水后进行，尿液流出增多，护理不便。

2. 肠造口则根据不同品牌的造口袋更换时间略有不同，一般3~5天更换一次，最长不要超过7天。若出现渗漏则需要立即更换，避免造口周围皮肤浸渍。

3. 造口袋内有1/3~1/2粪便或者尿液时，应到厕所排放。

4. 为了不影响患者活动，白天可不使用尿袋引流。夜间临睡前，将尿袋与造口袋尾部连接口连接，夜间可不用起床排尿，保证睡眠质量。

5. 每日适当多饮水，可预防感染。当尿液出现混浊、有恶臭味、腰背部疼痛、发热、恶心等症状时提示泌尿道感染，应及时到医院就诊。

参考文献

1. 宋丽娟 . 肠造口护理方法探讨 [J]. 中国药物与临床，2017，17（12）：1868-1869.
2. 朱色，谢春晓，吴娟 . 造口周围皮肤并发症危险因素的研究进展 [J]. 临床皮肤科杂志，2015，44（2）：126-128
3. 魏志明，夏立平，李青荷 . 肠造口出院病人自我护理现状及护理需求调查分析 [J]. 全科护理，2018，（33）：4100-4103.

第四章

伤口护理技术

伤口是正常皮肤组织在致伤因子作用以及机体内在因素作用下导致的损害，常伴有皮肤完整性的破坏以及一定量正常组织丢失，同时皮肤的正常功能受损。伤口愈合理念包含干性愈合和湿性愈合，目前正由传统的干性愈合向湿性愈合转变。湿性治疗是指伤口在湿性愈合理念的指导下，运用敷料和（或）药液保持伤口湿润，给伤口提供一个湿性愈合的环境，以促进愈合的手段或方法。

【适宜对象】

各种因素引起的急、慢性伤口（如物理损伤、化学损伤、放射性损伤、电源损伤等）患者。

【目的】

1. 清除刺激源。
2. 清除坏死组织。
3. 预防和控制感染。

4. 保护伤口及其周围组织。

5. 为伤口愈合提供一个湿润的环境。

【操作步骤及要点】

1. 患者评估及准备

（1）评估患者年龄、生活自理能力、心理、合作程度等。

（2）评估患者的主要病情、伤口形成的原因、持续时间，曾经接受的治疗护理。

（3）评估伤口的部位、气味、大小（长、宽、深）、颜色，有无触痛、渗血、渗液量，伤口红、肿、痛情况，伤口周围皮肤或组织情况。

（4）患者知晓伤口治疗的目的、注意事项，做好心理评估，消除紧张和疑虑情绪。排空大小便，采取适宜体位，为伤口护理做好准备。

2. 操作人员准备：穿戴整齐，修剪指甲，洗手，戴口罩、帽子。

3. 环境准备：环境清洁，光线充足，室温合适，保护隐私，避免着凉。

4. 用物准备：治疗车上备PDA 、一次性换药包、相关清洁液或消毒液、合适的敷料、拆线剪、棉签、无菌手套、弯盘、废物桶、锐器盒、胶布。用物均在有效期内。

5. 伤口护理技术操作步骤及要点见表3-4-1。

表 3-4-1　伤口护理技术操作步骤及要点

操作步骤	要点
1. 备齐用物，携至患者床旁，做好解释工作	●消除患者紧张情绪
2. 三查七对并解释伤口护理目的、意义	●防止差错，取得患者配合

续表

操作步骤	要点
3. 根据伤口部位选择合适的体位，暴露伤口，伤口下垫治疗巾	●注意保暖，保护患者隐私，节省时间和体力
4. 检查伤口敷料外观情况，是否有渗血、渗液	●若敷料与创面粘贴，用生理盐水浸湿后轻柔除去，注意观察肉芽生长情况 ●清洗范围应超过伤口周围 2.5 cm；消毒范围应大于敷料范围
5. 戴一次性薄膜手套取下外层敷料	
6. 用镊子取下内层敷料	
7. 用生理盐水清洗伤口，用消毒液消毒皮肤	
8. 清理伤口，观察创面，擦拭净分泌物、脓液、纤维素膜等，剪去坏死组织、痂皮，留取标本送病理科检查	●剪除或用去腐生肌的敷料填塞伤口，去除坏死组织
9. 选择合理的方式清除坏死组织	
10. 根据创面渗液情况确定是否安置引流物	
11. 妥善固定敷料，确保紧密贴附	●选用理想的敷料包扎伤口，避免二次感染
12. 整理床单位，协助患者取舒适卧位，行健康教育	
13. 按规定处理物品，记录换药情况	

【注意事项】

1. 密切观察伤口愈合情况并及时记录。

2. 根据伤口有无渗液、伤口愈合情况等确定换药频率。

3. 严格执行无菌技术，更换敷料时需去除伤口表面的坏死组织和感染性渗出液。

4. 选用生理盐水或者对人体组织无毒性的清洁液清洗伤口。有引流管时，先清洁伤口，再清洗引流管。

5. 多处伤口换药时，应先换清洁伤口，后换感染伤口。清洁伤口换药时，应自伤口中心从内向外消毒，感染伤口换药时，应从伤口外周向中心消毒。

6. 根据伤口情况调整换药方案及选用理想的敷料，伤口敷料应超过伤口范围2 cm。

7. 使用具有通透性的敷料包扎伤口，表浅的伤口不宜包扎过紧。

8. 换药过程中密切观察患者病情，出现异常情况立即停止换药并及时报告医生。

【敷料和溶液的选择】

1. 敷料的选择

（1）油纱敷料：一般用作伤口的内层敷料，避免外层敷料粘连伤口肉芽组织。

（2）无黏性敷料：适用于渗液少的摩擦伤口，或者清洁的缝合伤口，以保护脆弱组织。

（3）透明膜敷料：保护伤口避免外界污染，如静脉留置针部位；适用于无渗液或渗液少的表浅伤口或Ⅰ~Ⅱ的压疮；常与水凝胶结合使用，作为第二层敷料，多用于黄色腐肉或黑色坏死伤口。

（4）水凝胶敷料：用于有黄色腐肉或黑色坏死组织伤口，已清创、处于上皮形成期或肉芽期的红色伤口。

（5）水胶体敷料：用于覆盖创面、自溶清创、软化痂皮、提供湿性愈合环境，促进伤口愈合。适用于表浅和部分皮层损伤的伤口，小到中量渗液的伤口，黄色腐肉或黑色坏死的伤口，Ⅱ~Ⅳ期压疮，糖尿病足溃疡，软组织损伤形成干痂的伤口，药物性溃疡有干痂的伤口。

（6）藻酸盐敷料：适用于中到大量渗液的伤口，表浅到全皮层缺损的伤口，有腔隙、窦道和坏死组织的伤口，轻度出血的伤口。主要作用是吸收渗液、清创、止血及促进窦道或腔洞闭合。

（7）亲水性纤维敷料：适用于少到大量渗液的伤口，部分皮层烧伤伤口，裂开伤口，有窦道伤口。代表产品：爱康复（美国，康维德）。

（8）超吸收敷料：适用于难以愈合的慢性伤口以及感染伤口。

（9）高渗盐敷料：镁盐敷料适用于渗液较多的伤口，化脓或恶臭的感染伤口，以及深层腔隙伤口，黄色腐肉的清创。20%高渗盐水凝胶敷料常用于软化并清除伤口中的干性坏死组织，处理伤口的黑痂期。

（10）含胶原蛋白敷料：适用于Ⅰ～Ⅳ期肉芽伤口，中到大量渗液的伤口。

（11）海绵敷料：适用于部分皮层或全皮层损伤伤口，各种中到大量渗液伤口，肉芽形成伤口，上皮增生伤口，引流管周围渗液伤口，肉芽过长伤口以及压疮的预防。

（12）含炭敷料：适用于有渗液或者有异味的伤口。具有吸收渗液、吸附异味的作用。

（13）含银敷料：适用于各类感染的伤口，具有广谱抗菌作用。

（14）生物活性材料——壳聚糖：适用于中等渗出的浅表创面、放疗后灼伤创面、烧伤创面、烫伤创面、有空洞与窦道的伤口、下肢静脉溃疡、糖尿病足溃疡。

2. 清洁溶液的选择

（1）生理盐水：生理盐水与机体组织等渗，对机体组织无不良影响，可用于冲洗创面和体腔。因生理盐水不含任何防腐剂，无毒，对肉芽、上皮细胞温和无刺激，不会损害机体组织，有除菌效果，符合人体生理性，是最适合伤口的清洗溶液。

（2）乳酸林格液（平衡液）：乳酸林格液是一种无色、无刺激的等张静脉注射液，富含钠离子、氯离子、钾离子、乳酸、钙离子，因这些元素广泛存在于细胞外环境中，参与细胞新陈代谢生化反应，是比较接近人体内环境的理想清洁溶液，对活体组织无不良影响，可用于冲洗伤口创面和体腔。

（3）清水：在院前急救中，清水冲洗伤口应用较多，对一些意外创伤如烧烫伤、爆炸伤、重度污染的车祸伤等，现场可先使用清水冲洗，清除伤口的部分污物，降低烧烫伤部位的温度，使创伤或感染降到最低。但是一定要评估患者全身情况和伤口状况，了解是否有潜行、窦道通向体腔或者伤口深部，否则在冲洗过程中可能将细菌逆行带入机体深部组织或者体腔内，造成感染。

3. 消毒溶液的选择

（1）传统消毒溶液：如过氧化氢溶液、75%乙醇溶液、含氯消毒溶液、醋酸、甲硝唑等。

（2）目前临床使用的伤口消毒溶液：如聚维酮碘、高渗盐水。

（3）新型离子型消毒剂：国外已有离子型消毒剂用于伤口护理中，因价格昂贵，短期内难以普及。

（4）生物消毒剂：生物消毒剂具有代表意义的是国内推出的新型生物消毒剂，如FE复合酶，其核心成分是溶葡萄球菌酶，是一种含锌的金属蛋白酶，专一降解葡萄球菌细胞壁的甘氨酸肽键，细菌的细胞壁被破坏后发生溶胀、破裂而死亡，故不易产生耐药性和耐药菌株，但远期疗效仍在临床循证研究中。

【指导要点】

1. 保持伤口局部的密闭性，防止污染。保持敷料清洁干燥，防止敷料浸渍，预防感染。

2. 沐浴、翻身、咳嗽及活动时，应注意保护伤口，避免伤口局部受到摩擦，影响伤口愈合。

3. 加强营养支持

（1）蛋白质是伤口愈合的基本保证。严重的蛋白质缺乏可造成肉芽组织及胶原形成不良，伤口愈合迟缓。增加蛋白质的摄入可促进伤口愈合，提高机体免疫力，减少伤口感染的发生率。

（2）维生素与矿物质是伤口愈合的必需品。维生素C缺乏时胶原分子难以形成，影响胶原纤维的形成，进而影响伤口愈合。

4. 避免用药不当。过量的抗炎药物能抑制炎症反应期，使中性粒细胞及巨噬细胞无法进入伤口组织，使成纤维细胞和表皮细胞活动受阻；化疗药物则导致炎性细胞、血小板数量降低，相关生长因子不足。故遵医嘱合理用药，减少或避免影响伤口愈合的药物因素。

5. 保护伤口局部

（1）避免感染与异物。伤口局部出现异物时易造成感染，感染时渗出物较多，会加大伤口局部张力，导致伤口裂开甚至破裂。感染化脓伤口产生的一些酶类和菌类可引起胶原纤维和胶原溶解、细胞坏死，加重组织损伤，阻碍愈合。因此，伤口局部应避免异物。

（2）保持良好血液循环。良好的血液循环既能保证伤口愈合所需的营养和氧分，也有利于坏死物质的吸收和运输。因此，应避免伤口局部受到压迫，适当活动，多饮水，以保持良好的血液循环。

（3）避免照射。射线损伤小血管，抑制成纤维细胞增生和胶原蛋白的合成，直接损伤各类细胞，可导致皮肤溃疡，造成瘢痕组织形成。因此，伤口局部应避免受到射线照射。

6. 心理干预。慢性、复杂难愈性伤口的患者因伤口经久不愈，导致患者失去生活自理能力或工作、学习能力，心理压力非常大。患者常表现出烦躁、易怒、抑郁等负面情绪。因此护士要耐心地与患者沟通，向患者介绍一些简单的湿性伤口愈合知识，根据患者不同的心理差异，制定个体化的心理干预方案，采用因势利导的护理措施，稳定患者情绪，建立积极主动配合的良好心理状态。

【知识拓展】

伤口护理发展史

近年来，伤口护理备受瞩目，从研究促进伤口愈合的方法和最佳愈合环境，再到各种新型敷料的问世，伤口护理发生了革命性的飞跃。远古时代的人类已经懂得用树叶、尿液、粪便、蜜糖去处理伤口。公元前460—前377年，希腊人Hippocrates提出关于伤口需要保持清洁及干燥的概念。公元129—199年，Galen提出脓液产生是伤口愈合过程所必需的。其后，不少医生利用不同的物质处理伤口来促进脓液形成。13世纪，Theodoric曾提出反对Galen，他认为脓液会延长伤口愈合期，极力提出用酒来清洁伤口，将伤口内的异物清除及清创。18世纪，Pasteur发现微生物的存在，确立了微生物是伤口感染的罪魁祸首学说，并引用高温方法消灭微生物，至此，Galen的理论才被推翻。

18世纪以前，人们主要凭借个人经验处理伤口，18世纪后，人们都是在干性愈合理论的指导下进行伤口护理，认为伤口愈合需要干燥环境，需要氧气的作用。但事实上人类对氧气的利用需血红蛋白的氧合作用，而大气氧是不能直接被伤口所利用的。1958年，Odland首先发现水疱完整的伤口愈合速度比水疱破溃的伤口愈合速度明显加快。1962年，英国动物学家Dr.George.Winter在“幼猪皮肤的表浅性的上皮形成速度和瘢痕形成”的研究中发现，用聚乙烯膜覆盖猪的伤口，上皮化率加快了一倍。他首次证实了与暴露于空气中的干燥伤口相比，在湿润且具有通透性的伤口敷料应用后所形成的湿润环境中，表皮细胞能更好地繁殖、移生和爬行，从而加速伤口的愈合过程。这一实验理论不仅为现代湿润创面处理理论奠定了基础，同时也促进了湿性伤口愈合理论在护理技术方面的应用。不过专家也指出，所谓“湿润的环境”并不意味着就是“潮湿的愈合环境”，过量的渗出液会造成伤口周围的皮肤浸渍。真正的“湿性伤口愈合”指的是伤口局部的湿润，不会形成结痂，Winter后来将他的这一项研究结果和湿润环境愈合理论首先发表于权威杂志《Nature》。1963年Hinman博士与Maibach的研究也证实了伤口愈合在湿性环境比在干性环境更快，这些发现促进了伤口愈合理论的诞生和发展。1972年，Rovee教授通过实验证实了清洁无痂伤口的上皮细胞移行、增生速度比结痂伤口快得多。由此，湿性愈合的观点开始被临床所接受。2000年8月，美国食品与药品管理局在新颁布的创面医疗用品（外用药和敷料）行业指南中特别强调：保持创面湿润环境是标准的伤口处理方法。自此，湿性敷料逐渐成为创面敷料的主流。

中国直到20世纪90年代初，随着医务人员对伤口湿性愈合理论的认识、新型密闭型敷料的引进、伤口专科护士的培养及伤口专科的发展，伤口湿性愈合理论才逐渐被医务人员所认可，但由于干性愈合理念在人们思想上已经根深蒂固，所以湿性愈合理论还需要不断推广和普及。

湿性伤口愈合的原理主要包括以下几个方面：

1. 维持创面局部微环境的低氧状态。现代研究发现，当伤口处的氧分压在四天内从150 mmHg降至25 mmHg，血管形成加速，创面的供血、供氧增加，促进肉芽组织的形成。

2. 保留渗出液内的生长因子并促进其释放，刺激纤维细胞增生，是巨噬细胞、中性粒细胞的化学趋化剂。封闭的环境有利于白细胞介导的宿主吞噬细胞发挥作用，免疫细胞活性及功能增强，局部杀菌能力大为提高。

3. 保持创面温度接近或恒定在人体的37℃常温，细胞有丝分裂速度增加108%。

4. 保持伤口局部湿润，不会形成干痂，避免再次机械性损伤，避免神经末梢暴露于空气中，减少疼痛。

5. 湿性环境能增强免疫细胞的活性及功能，从而降低感染概率。密闭性敷料，对外界微生物具有隔绝作用，防止细菌传播造成医院交叉感染。研究显示，湿性敷料创面感染率为2.6%，而传统干性处理创面为7.1%。

伤口护理并非机械地更换伤口敷料，需不断地评估伤口的状况，调整伤口处理方案，应用一切可促进伤口愈合的有利因素，加快伤口愈合的过程。不同的伤口需要遵循不同的伤口处理原则，采取不同的处理方式。现代伤口愈合观点特别强调：伤口愈合是一个连续动态的过程，具有多因素性、复杂性，尚未形成完整、严谨的理论体系，在护理实践中仍然有许多问题尚待探索和解决。

参考文献

1. 宁宁，廖灯彬，刘春娟 . 临床伤口护理 [M]. 北京：科学出版社，2013.
2. 方荣华，邓学学 . 实用全科护理手册 [M]. 北京：科学出版社，2018.
3. 耿志杰，陈军，刘群峰，等 . 伤口护理应用湿性敷料研究进展 [J]. 护理学报，2017，24（11）：27–30.
4. 许琪 . 浅谈现代伤口护理理念在慢性伤口中的应用 [J]. 中国伤残医学，2017，25（15）：99–100.
5. 王彤华，周雄丽，谢利勤，等 . 湿性敷料在伤口护理中的应用进展 [J]. 齐齐哈尔医学院学报，2016，37（24）：3078–3079.
6. 王瑞淑 . 湿性愈合新型敷料在外伤难愈合伤口中的应用及护理效果分析 [J]. 世界最新医学信息文摘，2016，（65）：366–367.
7. 黄博婷 . 新型敷料在外伤伤口的应用及护理 [J]. 中国实用医药，2016，（11）：228–229.
8. 李芳丽，陈燕，龚放华 . 新型伤口敷料结合清创治疗压疮的效果观察 [J]. 当代护士，2017（8）：130–132.

第五章

压疮护理技术

压疮是指由压力和剪切力所引起的皮肤损害，是因局部组织长期受压、血液循环障碍，持续缺血、缺氧、营养不良而致的组织溃烂坏死。压疮分为六期，分别为Ⅰ期压疮、Ⅱ期压疮、Ⅲ期压疮、Ⅳ期压疮、可疑深部组织损伤期、不可分期。

【适宜对象】

压疮Braden评分≤12分的压疮高危患者。

【目的】

1. 预防患者发生压疮。
2. 为已患压疮患者提供恰当的护理措施。
3. 促进压疮愈合。

【操作步骤及要点】

1. 患者评估及准备

（1）评估患者年龄、生活自理能力、心理状态、合作程度等。

（2）评估患者压疮发生的危险程度。

（3）对已经发生压疮的患者，评估压疮的部位、面积、分期、有无感染等，评估压疮周围皮肤，分析导致压疮发生的危险因素。

（4）患者知晓预防压疮及已患压疮护理的目的、注意事项，做好心理评估，消除紧张和疑虑情绪。

2. 操作人员准备：穿戴整齐，修剪指甲，规范洗手，戴口罩、帽子。

3. 环境准备：环境清洁，光线充足，室温合适，保护隐私，避免着凉。

4. 用物准备：PDA、毛巾、盆内盛50～52℃温水、软枕、气垫床、泡沫敷料、胶布。

5.压疮预防护理技术操作步骤及要点见表3-5-1。

表3-5-1　压疮预防护理技术操作步骤及要点

操作步骤	要点
1. 备齐用物，携至患者床旁，做好解释工作	●消除患者紧张情绪
2. 三查七对并解释压疮预防目的及配合要求	● 防止差错，取得患者配合
3. 告知患者及家属导致发生压疮的危险因素	
4. 关闭房间门及拉上窗帘	●注意保暖，保护患者隐私，节省时间和体力
5. 协助患者采取合适体位，盖好衣被	
6. 揭除原有减压敷料	
7. 检查受压部位皮肤状况，并记录	
8. 清洁皮肤，用毛巾蘸取温水擦浴	●动作轻柔
9. 根据病情采取预防措施，例如：气垫床、骨关节处垫软枕、受压部位贴泡沫敷料	●保护骨突处及受压部位
10. 协助患者翻身，每1~2小时一次，并记录	●掌握翻身技巧，避免拖、拉、拽，减小摩擦力
11. 根据患者病情协助患者适当活动	

续表

操作步骤	要点
12. 观察患者主观反应，向患者及家属交代注意事项	●患者主诉不适应则停止活动
13. 整理床单位，保持床单位清洁、干燥、平整	
14. 正确处理用物，洗手，记录患者皮肤状况、压疮预防措施	

已患压疮护理技术用物准备、操作步骤及要点见第三篇第四章伤口护理技术。

【压疮预防要素】

1. 预防压力

使用气垫床、水垫、气垫 、足跟垫。

2. 预防潮湿

（1）使用隔绝潮湿和保护的护理产品。

（2）使用吸收垫或干燥垫控制潮湿。

（3）找出潮湿的原因并避免。

（4）按照翻身计划提供床上便盆、尿壶。

3. 预防摩擦力、剪切力

（1）使用床单移动患者。

（2）抬高床头不宜超过30° 。

（3）必要时使用牵吊装置。

（4）如肘部和足跟易受摩擦，则需保护。

【注意事项】

1. 预防压力的误区

（1）气垫圈：使局部循环受阻，造成静脉充血与水肿，同时妨碍汗液蒸发而刺激皮肤，特别是水肿和肥胖者更不宜使用。

（2）局部按摩：使骨突出处组织血流量下降。组织活检显示该处组织水肿、分离。应避免以按摩作为各期压疮的处理措施。特别说明：因软组织受压变红是皮肤的保护性反应，解除压力一般30～40分钟褪色不会形成压疮，无须按摩；如持续发红，则表示软组织损伤，按摩加重损伤程度。尸检证明，凡经按摩的局部组织常显示浸渍和变形，未经按摩的组织却无撕裂现象。

（3）翻身90°：使双侧髋关节骨突处直接受压导致压疮发生率大大增加。翻身应30°为宜。

2. 预防潮湿的误区

（1）使用烤灯：使皮肤干燥、组织细胞代谢及需氧量增加，进而造成正常细胞缺血甚至坏死。

（2）涂抹凡士林等油性剂：无透气性，也没有呼吸功能，其水分蒸发量维持在一个较低的水平，低于正常皮肤水分蒸发量，皮肤浸渍。

3. 预防摩擦力、剪切力的误区

（1）频繁过度清洁皮肤：使皮肤屏障作用降低，更不能用碱性清洁剂。

（2）酒精等消毒剂擦拭皮肤。

（3）独自搬动危重患者。

【各期压疮处理方法】

1. Ⅰ期压疮

此期皮肤处于危险状态下，局部皮肤应避免再受压，密切观察局部皮肤颜色变化情况，可以使用透明薄膜或薄的水胶体敷料改善局部皮肤的缺血缺氧状态。

2. Ⅱ期压疮

对于直径小于 2 cm 的小水疱，可以让其自行吸收，局部使用透明薄膜；若水疱直径大于 2 cm，在水疱基底部抽吸液体，保存完好的上皮，表面覆盖透明薄膜。Ⅱ期压疮创面通常是无腐肉的红色或者粉红色伤口，渗液较少时可以使用薄的水胶体敷料，渗液中等或较多时使用厚的水胶体敷料或泡沫敷料。

3. Ⅲ～Ⅳ期压疮

此期创面通常会覆盖较多的坏死组织，首先要根据患者全身情况和伤口局部情况，选择合适的清创方法。当伤口存在感染时，选择合适的抗生素的同时可以使用银离子抗菌敷料。当伤口黑色焦痂覆盖时，使用水凝胶敷料；当伤口有较多的黄色坏死组织覆盖时，渗液由少变多，可使用水胶体、藻酸盐、镁盐等敷料；当伤口有较多红色组织，渗液多时，可使用藻酸盐、泡沫类敷料吸收伤口过多的渗液。若伤口存在潜行和窦道时，根据情况选择合适的敷料填充或引流。Ⅲ、Ⅳ期压疮伤口按以下方法处理：

（1）清创：若患者年老体弱、耐受性差或者创面坏死组织很薄、有出血倾向或不容易清创干净者，选用清创胶涂于创面，外用闭合性敷贴如透明贴或溃疡贴，进行自溶性清创，渗液较多的创面可用镁盐覆盖，外用渗液吸收贴或者美皮康，有感染的创面外用银离子抗菌敷料，每1~2天更换1次，直至痂皮或坏死组织从创面完全脱落。

（2）促进肉芽组织生长：伤口处于红色期时使用溃疡糊，如果有窦道或潜行，使用藻酸盐填充条外用闭合性敷贴，根据创面渗出情况更换敷料。

（3）促进上皮组织增生爬行：伤口表面处于粉红色期时，清洁后，喷上溃疡粉外用透明贴，根据情况决定更换时间，直至伤口愈合。

（4）不可分期压疮：只有腐痂或痂皮充分去除，才能确定真正的深度和分期，然后在湿性愈合理论指导下，根据不同情况采用不同的压疮处理方法。新型敷料应用于压疮伤口，能明显提高治愈率，减少换药次数和缩短创面愈合时间。

【健康教育】

1. 避免局部组织长期受压：间歇性解除压力是有效预防压疮的关键，经常翻身是卧床患者最简单又有效地解除压力的方法。经常翻身可使骨隆突部位交替地减轻压迫，轮流承受身体的重量。一般至少每2小时翻身1次，必要时每30分钟翻身1次。

2. 避免摩擦力和剪切力：适当调节患者体位，防止患者身体发生滑动后产生摩擦力。更换床单及衣裤时，必须抬起患者身体，避免拖、拉、拽等动作而造成患者皮肤的破损；如需使用便盆时，应选择完好无损的便盆，使用时抬高患者臀部，不可强塞硬拉。

3. 保护患者皮肤：应随时保持患者皮肤清洁干燥，床单位应平整、无皱褶、无碎屑，大小便失禁患者应及时更换床单位及衣裤；使用石膏、夹板、牵引的患者要注意骨骼突起部位的衬垫，仔细观察局部皮肤变化和肢端皮肤改变情况。

4. 加强营养支持：良好的膳食搭配是改善患者营养状况、促进创面愈合的重要条件。因此，对易出现压疮的患者应给予高蛋白、高热量、高维生素饮食，保证正氮平衡，促进创面愈合；水肿患者应限制其水、钠摄入。

5. 鼓励患者活动：鼓励患者参与自己力所能及的日常活动，对于长期卧床患者，每日应进行全范围关节运动，维持关节的活动和肌肉张力，促进肢体的血液循环，减少压疮发生。

【知识拓展】

压疮定义及分级的演变

压疮已成为卧床患者常见的并发症之一，不管在家庭、养老院或是医院，压疮均普遍存在，对患者的生理、心理健康和家庭经济均产生很大的影响，给患者直接造成躯体上的痛苦和心理上的折磨，给家庭带来照护压力和经济负担，给社会造成医疗资源的耗费和社会负担的增加。2013年全球死因统计指出，因压疮而死亡者共29 000例，远超过1990年的14 000例，在医疗成本耗用上仅次于癌症及心血管疾病，位居第三顺位。随着医学的发展和科学研究的证实，对压疮的认识也逐渐深入，其定义与分级也不断变化。最新的压疮定义和分级是2016年美国国家压疮咨询委员会（NPUAP）举办共识会议对压疮定义的修订和决议。

压疮一词源于西方国家，常见的压疮英语单词包括bed sore、decubitus ulcer、decubiti、pressure sore、pressure ulcer、pressure necrosis，或ischemic ulcer等。压疮最早的文献记载则源自公元前400年古希腊时期被尊为医学之父的希波克拉底。decubitus ulcer一词可追溯到1947年由拉丁语decumbere（躺卧lie down)演变而来，在法国被用来描述压疮。因压疮诱因不仅是躺卧所导致，如坐姿也可能会发生压疮，所以这些用词无法完全表达压疮的诱因及病灶组织破坏。目前被全球专业人士认可和广为使用的pressure ulcer一词，是由美国医疗质量研究所（AHRQ）所提出和推广。1989年NPUAP定义压疮为：压疮是软组织和骨突处部位的受压所引起的皮肤缺血性损伤。然而此定义不符合压疮分级中的Ⅰ、Ⅱ级及深部组织损伤，同时考虑到剪切力、摩擦力这些导致压疮的因素也没有被纳入，因此，2007年NPUAP修订压疮定义为皮肤和/或皮下组织的局部损伤，通常位于骨突处，由压力或压力合并剪切力和摩擦力所造成。2009年NPUAP和欧洲压疮咨询委员会（EPUAP）将摩擦力于定义中删除，更新压疮定义为压疮系指皮肤或皮下组织的局部损伤，通常位于骨突处，由压力或压力合并剪切力所造成；许多促成因子或复杂因素也与压疮有关，这些因素的重要性尚未阐明。

2016年4月8日至9日NPUAP在美国芝加哥举行专家共识会议。召开会议前，NPUAP工作小组进行系统性文献回顾，并建立修订草案，然后由全球的临床医师、教育者和研究人员与公众代表共同进行审查。会议中，400多名跨学科领域的专家针对压疮的定义与分级系统进行讨论，考虑到临床健康照护人员在诊断压疮与辨识分级过程中常遇到的问题，达成共识并进行分级系统的修正与更新，具体如下：

1. 将压疮（pressure ulcer）一词变更为压力性损伤（pressure injury），系因pressure ulcer之中ulcer意指皮肤或黏膜破损，有表面组织缺失、上皮组织损毁及坏死之含义。然而并非所有压力性损伤皆会有表皮缺失的开放性伤口，如Ⅰ级及深部组织损伤之皮肤仍是完整且存在的。因此ulcer一词无法明确地描述Ⅰ级及深部组织损伤。

2. 过去分级代码系用罗马数字Ⅰ～Ⅳ表示，新的分级系统代码采用阿拉伯数字1~4 表示，可疑深部组织损伤，变更为深部组织损伤。

3. 新增医疗器材相关压力性损伤及黏膜压力性损伤。过去压疮定义将部位局限在骨突处，新定义则纳入医疗器材相关压力性损伤与黏膜压力性损伤，使临床上常见各类型压力所导致的损伤，均被正式纳入压疮范畴内。

参考文献

1. 朱彤华 .30° 侧卧位翻身法对长期卧床患者防治压疮的作用 [J]. 上海护理，2012，12（2）：27–30.
2. 李佳倩 . 护士压疮防治知识水平及影响因素的研究进展 [J]. 护理管理杂志，2016，16（4）：254–256.
3. 张菊芬 . 压疮的分期及护理理论新进展 [J]. 吉林医学，2013，34（11）：2126–2127.
4. 徐玲 . 压疮定义和分期的研究进展 [J]. 护理研究，2014，28（1）：9–10.

5. 可易弘 . 对压疮风险患者主要照顾者相关知识及照顾行为的调查 [J]. 西部中医药，2018，31（4）：78–80.
6. 刘芳 . 压疮患者家属照顾负担现状及其影响因素调查分析 [J]. 齐鲁护理杂志，2016，22（1）：35–37.
7. 孙柏莲 . 压疮护理小组早期介入对预防脑卒中患者压疮的影响 [J]. 中外女性健康研究，2018，2（4）：157–162.
8. 叶菁 . 压疮创面治疗与心理指导并重 [N]. 健康报，2018–06–05（007）.
9. 占婷婷 . 湿性愈合理论在压疮伤口护理中的应用进展 [J]. 安徽医药，2012，16（6）:841–842.
10. 黄永霞，盛伟，燕沙莎，等 . 压疮伤口的护理进展 [J]. 当代护士，2014，1:24–25.
11. 李小寒，尚少梅 . 基础护理学 [M]. 第 4 版 . 北京：人民卫生出版社，2006.

第六章

跌倒/坠床护理技术

跌倒是指突发的、不自主的、非故意的体位改变，倒在地上或更低的平面上。跌倒/坠床可严重影响患者的健康及生活质量，甚至会引起严重的损伤，威胁着患者的安全。保证患者安全是做好护理工作的基础，患者的安全管理是医院护理工作的重点，也是护理管理的重中之重。

【适宜对象】

1. 年龄≥65岁或≤6岁患者。

2. 有认知障碍，如意识模糊、定向障碍等患者。

3. 各种原因致患者步态不稳如病理步态、下肢活动受限或共济失调等。

4. 有反复跌倒/坠床史者。

5. 病情变化或其他各种原因出现神志改变或步态不稳患者。

6. 服用特殊药物，如作用于中枢神经系统的药物，特别是镇静催眠药、抗精神病药和麻醉镇痛药，或者服用易引起头昏/低血压等不良反应的药物如β受体阻滞剂等患者。

7. 有发生跌倒/坠床危险的其他危险因素。

【目的】

1. 患者及照护者知晓跌倒高危和跌倒防范措施。
2. 患者不发生跌倒。
3. 保证患者安全。

【操作步骤及要点】

1. 护士准备：穿戴整齐，修剪指甲，洗手、戴口罩。

2. 用物准备：治疗车、PDA、跌倒标识（床头、腕带）、宣教内容条。

3. 跌倒/坠床护理技术操作步骤及要点见表3–6–1。

表 3–6–1 跌倒 / 坠床护理技术操作步骤及要点

操作步骤	要点
1. 备齐用物，携至患者床旁	●节省时间和体力
2. 自我介绍，三查七对并解释宣教目的	●建立良好护患关系，防止发生差错，取得患者的配合 ●告知患者及家属跌倒/坠床的高危因素和危害，使其重视防跌倒/坠床的发生
3. 做好患者及家属的健康教育	●告知患者及家属具体防范措施：①应保持地面平整干燥，避免有水渍或油渍，如果有则马上擦拭干净；②指导留陪护人员并指导陪护人员如何防止患者跌倒/坠床；③指导患者及家属晚上陪护床应紧靠病床，将床档上好，说服患者夜间起床前叫醒陪护协助；④告知患者所穿衣裤、鞋码应合适，穿防滑鞋；⑤指导患者学会应用日常起居要严格遵循“3个30秒”的原则，即醒后30秒再坐起来，坐起30秒后再站立，站立后30秒再行走；⑥指导患者沐浴时使用座椅，沐浴后坐着穿衣服，避免弯腰捡东西；⑦告知患者需要改变体位（如起床、站立或坐起）时，需借助扶手的作用，如果有头晕、目眩等症状，应请求家属或护士帮助

续表

操作步骤	要点
4. 引导患者及家属熟悉病房环境	●保证患者及家属能正确使用床和床档，并告知患者尽量不要独自下床，更勿跨越床栏
5. 教会患者及家属床档的使用及正确上下床的方法	●保证患者及家属能正确使用床和床档，并告知患者尽量不要独自下床，更勿跨越床栏
6. 教会患者正确有效地使用呼叫器	●遇到紧急情况及时呼叫医护人员
7. 将生活用品放置于患者伸手可及之处，病床固定，将床调至适宜的高度	●防止患者拿用品时发生坠床
8. 再次查对	●防止差错
9. 患者及家属复述健康教育内容	●保证健康教育有效性
10. 做好跌倒/坠床标识	●提醒患者、家属及护士
11. 查对	●防止差错

【注意事项】

1. 让患者及家属提高防范跌倒/坠床的意识。
2. 能准备复述跌倒/坠床的防范措施。
3. ≥4分属于高危人群，需每周复评。
4. 病情变化及时评估。

【健康教育要点】

1. 保持病房地面清洁、干燥、通畅，及时清除病房走道障碍。
2. 保持室内光线充足，恰当使用夜间照明设施。
3. 床档保护，将常用物品放在病人便于拿取处。
4. 指导呼叫器的使用。
5. 注意病床/推床/轮椅制动。

6. 其他

（1）指导病人渐进活动，必要时使用辅助工具。

（2）保证有人陪伴照护。

（3）指导床上使用便器，注意便盆的固定。

（4）酌情使用约束带。

【发生跌倒坠床的应急处理】

立即通知医生，判断患者意识，测量生命体征，初步了解受伤情况—不易搬动时就地急救处置—病情允许则将患者移至病床或抢救室—遵医嘱处置—向上级汇报—通知家属—做好记录—填写护理意外、差错事件报告单—科内讨论—处理结果报护理部。

【知识拓展】

跌倒 / 坠床管理规范和流程

跌倒/坠床是指在非预期情况下因身体失去平衡而跌坐在地面或更低的平面上，是临床护理常见不良事件，轻者可引起扭伤、皮肤破损等症，重者可改变身心状态、导致骨折甚至死亡，是住院患者较大的安全隐患，也会影响护理质量和护患关系的维护。因此，采取有效措施防范跌倒/坠床对保障患者身心健康、提高临床护理水平具有重要意义。

1.加强跌倒/坠床管理

实行“护理部—科护士长—护士长”三级跌倒/坠床管理架构，护理部负责对全院的跌倒/坠床监控、指导及管理，科护士长负责对所分管护理单元的跌倒/坠床监控、指导及管理，护理单元护士长负责对本护理单元跌倒/坠床患者的监控、指导及管理，护理单元责任护士负责对所管患者跌倒/坠床的监控及管理，必要时报告专业组长和护士长。

2.加强跌倒/坠床高危患者的评估

跌倒风险评估是预防患者跌倒的第一步，也是预防跌倒的重要措施。因此，建立跌倒/坠床评估表，筛查出高危跌倒/坠床人群，并采取相应的防范措施，能够有效降低住院患者跌倒/坠床发生率。

1）评估工具

采用跌倒/坠床风险评估表进行评估，详见表3–6–2。

表 3–6–2　跌倒 / 坠床风险评估表

项目	评分标准
年龄	0分：6~64岁 1分：<6岁或65~75岁 2分：76~80岁 3分：>80岁
认知能力	0分：认知正常 1分：认知障碍
走动能力	0分：步态平稳或卧床无法移动 1分：步态不稳或需要使用助行器
自理程度—排泄	0分：能自行如厕 1分：失禁频尿/腹泻或需要其他人协助如厕
住院前一年跌倒/坠床史	0分：无 1分：有
目前使用镇静/止痛/安眠/利尿/泻药/降压药/降糖药/其他特殊药物	0分：无 1分：有
双眼视力障碍	0分：无 1分：有
依从性低或者沟通障碍	0分：无 1分：有
躁动不安	0分：无 1分：有
其他高危因素（每项1分，依次累加）	

2）评估对象

（1）年龄≥65岁或≤6岁。

（2）有认知障碍，如意识模糊、定向障碍等。

（3）各种原因致患者步态不稳如病理步态、下肢活动受限或共济失调等。

（4）入院前有反复跌倒/坠床史。

（5）病情发生变化时：因各种原因患者出现神志改变或步态不稳。

（6）服用特殊药物时：如患者有服作用于中枢神经系统的药物，特别是镇静催眠药、抗精神病药和麻醉镇痛药，或者是服用易引起头昏/低血压等不良反应的药物如β受体阻滞剂等。

（7）有发生跌倒/坠床危险的其他危险因素。

3）判定标准

评估分数≥4分者，视为跌倒/坠床高危患者。

4）评估频次

（1）首次跌倒/坠床评估总分<4分，病情稳定者评估一次即可。

（2）首次跌倒/坠床评估总分≥4分，病情稳定者每周评估一次即可。

（3）首次跌倒/坠床评估总分≥4分，病情不稳定者每周至少评估两次。

（4）患者病情发生变化时或服用特殊药物时需及时评估，每周至少两次，若连续评估3次分数均<4分，且病情相对稳定者则可暂不再评估。

5）资料管理

高危患者跌倒/坠床评估表的打印与存档。

（1）评分<4分的患者，评估表可不打印，只留存电子记录。凡评分≥4分者，应及时打印评估单，评估护士签字，并向患者和/或家属沟通相关内容，患者/家属签字确认，护士长审核签字，同时做好相关记录。

（2）在患者出院/转科/死亡时，凡有患者/家属签字的评估表，附在护理记录单之后，归入病历保存。

3.跌倒/坠床的防范措施

1）提供安全的、可预防跌倒/坠床的诊疗环境。

（1）根据专科特点，合理进行病室诊疗（诊断室、换药室等）分区，规范陈放各类设施。

（2）对新入院的患者做好健康宣教及环境介绍。

（3）保持室内光线充足，恰当使用夜间照明设施。

（4）保持护理单元地面清洁、干燥，及时清除地面积水并放置"小心滑倒"告示牌，及时清理走廊及通道上的障碍物等。

（5）常用物品及呼叫器置于患者伸手可及处，必要时协助患者大小便。

（6）及时将床尾摇柄归位，以防跌倒。

（7）患者上下病床/推车时，注意病床/推车处于制动状态。

（8）卫生间设置坐式马桶、扶手和相应的呼叫器等设备，以便患者如厕体位改变发生头晕等紧急情况下使用。

（9）及时排除或减少环境中导致跌倒/坠床的隐患，氧气管、导尿管和带电仪器电线固定妥当，防止牵拉绊倒，并恰当设置警示标志，提示跌倒/坠床风险。

（10）生活用品整理入柜，必需品放在患者触手可及处，患者休息时拉起床档，并告知患者及家属正确使用床档。

（11）在病区的宣传栏张贴预防跌倒/坠床的相关知识，以生动形象的漫画形式做成宣传册子挂在病区走廊，制作安全温馨提示，在高危地区做好警示标识，如卫生间、病区外花园等。

（12）跌倒高危患者24小时留陪护，穿着合身，穿防滑鞋，病区厕所、走廊等设置扶手等辅助装置便于患者安全行走。

2）患者入院时做好预防跌倒/坠床的健康宣教，指导患者及陪护人员掌握防跌倒/坠床的措施，并做好记录。

3）加强对跌倒/坠床高危人群（跌倒/坠床评估总分≥4分）的管理。

（1）告知患者有跌倒/坠床的高度危险，及时与患者及家属沟通并在评估单上签字，同时做好护理记录。

（2）患者床旁标识“防跌倒/坠床”，警示患者有跌倒/坠床的高度危险。

（3）嘱患者活动时应有人陪同或搀扶，无人陪伴时勿擅自离床活动。

（4）加强巡视，严格交接班。

（5）护士要掌握药物的作用及不良反应、用法、用量及时间，如患者服用特殊药物，如易引起头昏/低血压等不良反应的药物前，告知患者药物的副作用和不良反应，指导其有头昏或眩晕症状时，应卧床休息，起床时应缓慢，并需有人协助。

（6）做好防跌倒 / 坠床的知识宣教并行相关记录。

（7）提前做好极度躁动患者的防护，必要时使用约束带。使用前应与患者/家属做好充分沟通并签字；使用时要注意松紧适度，忌动作粗暴，经常检查约束部位及骨突处受压局部皮肤，避免局部损伤。

（8）根据病情，恰当使用床档或/和其他约束措施，如约束带，防止患者坠床。若床档已拉起，嘱患者切勿翻越。对下列患者需要常规使用床档：①意识障碍的患者；②镇静或麻醉恢复阶段的患者；③肢体/躯体移动障碍的患者；④儿童或活动不便的患者；⑤有视觉障碍的患者；⑥有坠床危险的其他特殊患者。

4）做好心理护理。个别患者因害怕麻烦别人或遭人嫌弃，有时又高估自己的能力，常在不愿让人帮助的情况下发生跌倒/坠床。因此，护士应与患者及家属进行沟通，使其掌握自身的身体状况，了解其自理能力，避免因“不愿麻烦他人”而导致跌倒/坠床事件的发生。

4.患者跌倒/坠床后的护理处置流程

原则：勿轻易搬动患者，应初步评估后再做进一步处理。

（1）立即观察患者神志、瞳孔，测量脉搏（P）、呼吸（R）、血压（BP），必要时测体温（T），同时通知医生和患者家属。

（2）协助医生做进一步处理，检查有无受伤、受伤部位及严重程度，尤其注意有无颅脑损伤、骨折、内出血等，并做好记录。

（3）视情况将患者转移至病床或安置在安全处。

（4）密切关注患者病情的发展与转归以及患者及家属的情绪状况，做好安抚。

（5）向上级领导汇报。于24小时内填报《护理意外不良事件报告单》交至护理部。严重不良事件立即口头报告护士长、护理部，在12小时内填报《护理意外不良事件报告单》交护理部。

（6）对跌倒/坠床事件进行原因分析，讨论并制定改进措施，持续追踪改进效果，做好相应记录。

5.跌倒/坠床护理质量管理评价

（1）跌倒/坠床预防措施及时正确。

（2）及时评估与预报跌倒/坠床的高危人群。

（3）与患者/家属沟通签字。

（4）跌倒/坠床后处理措施及时正确有效。

（5）各科护士长每年至少开展两次全科追踪活动，并做好记录。

（6）护理部定期对跌倒/坠床管理进行监控、指标数据收集和分析，持续质量改进。

6. 跌倒/坠床的应急预案

跌倒/坠床不仅使患者躯体受到伤害，而且让患者心理缺乏安全感，加重原发疾病，延长患者的住院时间，加重患者的经济负担。受患者原发性疾病及身体素质等因素的影响，跌倒/坠床是住院患者住院治疗期间最常见的风险事件之一，因此，做好跌倒坠床应急预案，使护理人员掌握跌倒/坠床护理技术，采取有效的措施提前做好住院患者跌倒/坠床的防范，具有重要意义，也是医院护理质量管理的重要环节。

（1）跌倒/坠床患者的处理流程：发生跌倒/坠床→生命体征与伤情评估→通知值班医生处理，同时通知家属→协助医生处理、安抚患者及家属→逐级汇报（护士长、科护士长、护理部）→记录→分析整改→持续改进。

（2）处理原则：不轻易搬动患者。

（3）做好评估和分类处理，注意有无脑损伤、骨折、内出血等，并做好相应处理。

不伤害原则

在临床诊治过程中不使患者受到不应有的伤害的伦理原则。医疗伤害作为职业性伤害，是医学实践的伴生物，并带有一定的必然性。不伤害原则的真正意义不在于消除任何医疗伤害，而在于强调培养为患者高度负责、保护患者健康和生命的医学伦理理念和作风，正确对待医疗伤害现象，在实践中努力使患者免受不应有的医疗伤害。

医护人员的不伤害原则包括：

（1）培养为患者的健康和福利服务的动机和意向。

（2）提供病情需要的医疗护理。

（3）做出风险或伤害/受益评估。

参考文献

1. 赵燕.PDCA循环管理在预防在院患者跌倒/坠床中的应用[J].护理实践与研究，2016，13（10）：79-82.

2. 王艳玲，邓叶青，刘美娴，等.PDCA循环管理在感染科预防患儿跌倒和坠床的应用[J].全科护理，2014（27）：2574–2576.

3. 余爱云. PDCA循环管理在预防在院患者跌倒/坠床中的应用[J].中国卫生产业，2017，14（21）：88–89.

4. 刘德英.品管圈活动在预防住院老年病患者跌倒/坠床中的应用[J].齐鲁护理杂志，2015，21（17）：121–123.

5. 熊玉干.品管圈活动在预防老年住院患者跌倒管理中的应用[J].中华现代护理杂志，2014，20（30）：4348–4351.

6. 夏胜玲，夏瑶.病区环境管理在预防老年住院患者跌倒/坠床中的应用[J].中外医学研究，2017，15（1）：139–141.

第七章

心理护理技术

患者的心理活动十分复杂，护理人员应正确识别、及时评估并有效处理其存在的各种心理问题，分阶段、有步骤地采取各项护理措施，有效利用社会资源，减轻患者心理应激反应，缓解压力，消除焦虑、绝望、悲观等不良情绪，提高患者对治疗的依从性和社会适应能力，保持良好情绪，提升患者生活质量。

【适宜对象】

全科所有门诊和住院患者，包括社会上的老、弱、病、残者以及有其他身心疾患的人。

【目的】

以良好的医患关系为桥梁，应用各种心理学技术进行正确及时的健康教育，提高患者对疾病的认识，减轻或解除病人的紧张、焦虑、悲观、抑郁等情绪，消除顾虑，增强战胜疾病的信心和抗病能力，帮助患者建立新的人际关系，特别是医患关系，尽早适应新的角色和住院环境、社会环境，以达到改善患者的心理状态和行为方式，起到减轻病痛和提高治疗效果的目的。

【常用心理护理技术】

1. 支持性心理护理技术：是一种简单易学、行之有效的方法，是广大护理人员可以广泛应用的基本心理干预方法。包括群体教育和个体干预两种形式，多采用倾听、解释、理解、适当保证、指导、建议、启发、鼓励、促进自助等方式。

（1）倾听。是在对方讲话的过程中，听者通过视觉和听觉的同时作用，接受和理解对方思想、信息及情感的过程。倾听是心理干预最基本的技术，它是建立良好医患关系的基础，便于医护人员深入了解患者的心理活动、问题和需要，以便提供帮助。倾听不只是单纯地听，还应注意患者说话的声调、流畅程度、选择用词、面部表情、身体姿势和动作等各种非语言性行为，同时让患者感受到你在认真听其述说。

（2）鼓励。通过语言和非语言行为向持有消极心理的患者传达理解和支持，引导其积极向上的过程。患躯体疾病或心理疾病的人常将疾病看得过分严重，从而产生悲观、多虑、紧张等消极情绪，这些情绪会阻碍患者积极地参与治疗，此时，医护人员的鼓励和安慰可以帮助患者增强信心、振作精神、促使其充分发挥主观能动性及潜能，采取积极健康的行为，促进恢复。

（3）解释。治疗者根据自己的专业知识和生活经验，对患者的问题、困扰、疑虑等进行解答。解释可帮助患者从一个新的、更全面的角度来审视自己面临的问题，并借助新的观念和思想加深对自身行为、思想和情感的了解，产生领悟，促使改变。恰当的解释可以消除患者的疑虑、紧张、焦虑情绪，增强信心，正确看待自己的症状和内外环境，主动配合治疗。

（4）指导。医护人员与患者一起分析其主观和客观存在的问题，寻求应付困难或处理问题的恰当方法，并指导患者使用。医护人员应根据患者的实际情况提出合理指导和建议，为他们提供新的思维和方法，使其从困惑中解脱出来，有新的、明确的目标和方向，能自行选择解决问题的办法，并积极努力改变，战胜疾病。

（5）适当保证。疾病诊断后，医护人员按疾病发展的规律，向患者恰当地保证通过治疗能减轻或治愈疾病，从而缓解患者的焦虑、紧张或悲观等消极情绪，唤起他们的希望和信心，促进其恢复身心健康。

（6）暗示。是通过语言使患者不经逻辑判断，自觉接受医护人员灌输的观念来消除或减轻症状的方法。患者受暗示性与其人格特点、所患疾病类型、医护人员服务态度以及所采用医疗措施是否恰当有关。医护人员有意识地使用积极肯定的心理暗示，能对患者的心理、行为、情绪产生一定的积极影响，使患者保持良好情绪。

（7）共情。又称 “同理心”，是指体验他人内心世界的能力。共情可以促进良好护患关系的建立，鼓励患者进行深入的自我探索、自我表达和自我认知，稳定其情绪，缓解其心理压力，提高其适应能力。

2. 心理行为干预技术：心理行为干预（心理治疗）方式多样，应用较广泛的是放松疗法、系统脱敏疗法、音乐疗法及分散注意力，常用的心理行为干预方法如下。

（1） 放松疗法。使患者全身肌肉充分放松，缓解紧张、焦虑、恐惧等负性情绪。一个人的心情反应包含“情绪”和“躯体”两部分， “躯体”反应改变时“情绪”也会随着改变，经由人的意识可以把“随意肌肉”控制下来，再间接把“情绪”松弛下来，建立轻松的心理状态，有利于身心健康。

（2）系统脱敏疗法。又称交互抑制法，按一定方法诱导患者慢慢地暴露出导致负性情绪的情景，并通过心理放松来对抗这种情绪状态，从而逐步消除不良情绪。主要用于帮助焦虑、恐怖情绪的患者。

（3）音乐疗法。音乐演奏法及音乐欣赏法可影响人的情绪，轻松欢快的音乐使大脑及整个神经功能得到改善，使精神焕发，消除疲劳。医护人员通过歌唱、舞蹈、乐器演奏、配乐朗诵等，运用音乐治疗技术使患者达到愉悦心情、表达情感、促进语言交流和改善人际关系的目的。主要用于抑郁、焦虑、悲观、消极情绪的患者。

（4）厌恶疗法。是通过轻微的惩罚来减轻或消除适应不良行为的治疗方法。当某种适应不良行为即将出现或正在出现时，立即给予一定的消极刺激，使患者产生厌恶的主观体验，经过反复实验，患者会逐渐终止原有的适应不良行为。它主要用于矫正各种不良行为，包括酒瘾、烟瘾等不良嗜好和行为。

（5）分散注意力。让患者发现并且参与感兴趣或需要集中精力的事，如：听音乐、看书、体育锻炼等，减少不良刺激对患者的影响或损害。主要用于改善焦虑、紧张情绪的患者。

（6）行为塑造法。是用奖励强化方式塑造新的行为，以取代异常行为。它主要适用于孤独症、恐怖症、神经性厌食、肥胖或其他神经症行为。

（7）示范法。是通过给患者一个榜样，进行适宜的示范行为，让患者观察他人行为和行为后果，进行模仿学习。该方法可以帮助患者通过学习、观察、模仿他人行为来克服情绪障碍。

（8）松弛疗法。是通过机体主动放松，使人体验到身心的舒适，调节因紧张反应所造成的心理、生理功能紊乱的一种行为治疗方法。该方法适用于治疗高血压、糖尿病、癌症、口吃等。

（9）认知疗法。是通过认知和情绪技术手段来改变患者对事件不合理的认知、解释和评价，改变其对自己、他人及事物的看法和态度，从而消除不良情绪和行为的心理治疗方法。包括以下几方面。

①教育：介绍疾病及治疗相关知识，提高其应对疾病的能力。

②认知重建：纠正不良认知，重建积极认知。

③言语重构：使用积极性语言替代消极性语言。

④角色转化：鼓励患者站在家人的角度考虑，减轻负性情绪。

⑤向下比较：对丧失治疗信心的患者，与更重的患者比较，增强其治疗疾病的信心。

（10）支持疗法。建立在社会网络机构上的各种社会关系对个体主观的和客观的影响力，良好的社会支持有益于身心健康。

①实质支持：主要是经济支持，包括国家各种医保待遇和医疗补贴。

②家庭情感支持：家庭是社会支持中最突出的部分，是最基本、最重要的支持，是患者应对压力的重要资源。家庭支持较好的患者，家人会花更多时间陪伴并接受患者各种情绪的表达，当患者遇到问题时，能及时安慰、鼓励并给予支持和帮助，使患者获得更直接、有效的尊重、关怀和理解，体会到被爱的感觉，发现自我价值，增强对治疗的信心。

③医护支持：医护人员积极与患者及家属沟通，让患者对就医环境、医生、护士、病友熟悉起来，消除恐惧感，鼓励患者多与相同经历的病友交流，树立战胜疾病的信心。给患者做好疾病保健相关知识宣教，组织各类讲座和培训，为患者提供各类疾病相关信息。

④社会支持：鼓励患者参加社区活动和各种公益活动，扩宽自己的生活圈子，多与人交流，以提高正性情感体验。

【操作步骤及要点】

心理护理技术操作步骤及要点见表3–7–1。

表 3-7-1　心理护理技术操作步骤及要点

操作步骤	要点
1. 建立信任的治疗合作性护患关系	●注意运用沟通技巧 ●安静、舒适、独立空间的环境 ●恰当运用心理护理方法 ●运用护理程序的方法进行心理护理
2. 选择和创建有益于心理护理的环境	
3. 鼓励患者表达自己的感受，表达理解患者的感受	
4. 鼓励患者深入探讨自己的心理问题及相关原因	
5. 协助患者制定解决自己心理问题的措施，并肯定患者的能力	
6. 协助患者分析解决自己心理问题的优势和障碍	
7. 定期进行总结和分析，协助患者再次分析自己的心理问题和制定解决措施	

【护士在心理治疗中的作用】

1. 护士与患者接触时的态度具有广义的心理治疗的意义。心理治疗的理论和技巧是护士与患者沟通、对患者实施心理护理的基本技能。护士在日常护理工作中可普遍运用心理治疗的一般方法，促使患者与医护人员建立并维护良好的医患关系，以提高护理质量。

2. 临床工作中，护士常常作为非常重要的合作者参与心理治疗的过程，如保持环境安静，做好各种心理治疗文件的收集和保管，在某些特殊治疗场合（如催眠疗法、音乐疗法）作为配合者和见证人。

3. 经过专业培训的护士可进行心理治疗，如暗示疗法、放松训练、运动疗法、音乐疗法等。

【知识拓展】

我国护理心理学的发展史

1991年人民卫生出版社出版的高等医学院校教材《医学心理学》，将护理心理学归为医学心理学的一个分支学科，1996年经有关学者讨论正式命名为“护理心理学”并被列为“九五”国家重点教材，由此护理心理学成为一门独立的学科。

护理心理学将心理学知识运用到现代护理学领域，研究心理变化与健康、疾病之间的关系。护理心理学侧重于研究心理问题，但是这种心理变化的过程则是以护理情景作为背景，因此也会涉及医学、护理学的一些基础和临床知识。护理心理学发展时间不长，近几十年才成为了专门的研究科目，因此目前国内外对于护理心理学的研究都还在不断发展进步中。现在四川大学华西医院临床上广泛应用的华西心晴指数量表（见表3-7-2），用来初步筛查住院患者的心理问题，为临床治疗和护理提供参考依据，也为护理心理学的研究发展提供了临床资料和样本。

表 3-7-2　华西心晴指数量表

最近一个月里，您有多少时候会感到：	完全没有	偶尔	一部分时间	大部分时间	全部时间
1. 情绪低落到无论怎样都无法开心？	0	1	2	3	4
2. 感到对什么事情都没有兴趣？	0	1	2	3	4
3. 过于紧张？	0	1	2	3	4
4. 控制不住地担忧或担心？	0	1	2	3	4
5. 感到不安以致难以平静下来？	0	1	2	3	4
6. 害怕再次突然出现严重恐惧或惊恐感？	0	1	2	3	4
7. 责怪自己？	0	1	2	3	4
8. 没有希望？	0	1	2	3	4
9. 感到活着没意思？	0	1	2	3	4

注：0~8 分无不良情绪，9~12 分轻度焦虑抑郁，13~16 分中度焦虑抑郁，17~36 分重度焦虑抑郁。

参考文献

1. 高天 . 音乐治疗学基础论 [M]. 北京：世界图书出版公司，2007.
2. 高天 . 音乐治疗导论 [M]. 北京：军事医学科学出版社，2007.
3. 姜国和 . 医患关系 [M]. 北京：新华出版社，2005.
4. 沈玲 . 护理心理学在临床护理中的应用 [J]. 中西医结合护理，2016，2（2）6–7.
5. 李琳 . 护理心理学研究 [J]. 解放军预防医学杂志，2016，34（4）：180–181.
6. 曹建琴 . 国内护理心理学研究现状 [J]. 科技创新导报，2009，（21）：1.
7. 计惠民，陈素坤 . 国内外护理心理学研究现状 [J]. 现代护理，2003，9（11）：886–888.
8. 李慧莉，朱玲玲 . 肿瘤科护士规范操作指南 [M]. 北京：中国医药科技出版社，2016，208–211.

第八章

排泄护理技术

排泄是机体将新陈代谢所产生的废物排出体外的生理活动，是人体的基本生理需要之一，也是维持生命的必要条件之一。排泄的主要方式是排便和排尿，正常的排便、排尿活动对维持机体内环境相对稳定、保证机体正常生命活动起着重要作用。因此护士应仔细观察患者排便、排尿情况，为诊断、治疗和护理工作提供参考依据。另外护士还应了解正常排泄的促进因素、阻碍因素以及导致排泄改变的原因等，以便更好地处理患者的排泄问题，并帮助患者维持正常的排便、排尿习惯，必要时能熟练运用有关护理技术，满足患者排泄的需要。

第一节　灌肠护理技术

灌肠护理技术是将一定量的液体由肛门经直肠灌入结肠，以帮助患者清洁肠道，排出宿便和积气，或由肠道供给药物或营养，达到辅助检查、确定诊断、术前准备、解除胀气和治疗的目的。

根据灌肠的目的不同，可分为保留灌肠技术和不保留灌肠技术。根据灌入的液体量又可将不保留灌肠技术分为大量不保留灌肠技术和小量不保留灌肠技术。如为了达到清洁肠道的目的，而反复使用大量不保留灌肠，则为清洁灌肠。

一、大量不保留灌肠技术

【适宜对象】

适用于肠道手术、分娩、便秘患者。

【目的】

1. 解除便秘、肠胀气。
2. 清洁肠道，为肠道手术、检查或分娩做准备。
3. 稀释并清除肠道内的有害物质，减轻中毒。
4. 灌入低温液体，为高热患者降温。

【操作步骤及要点】

1. 护士准备：衣帽整洁，修剪指甲，洗手，戴口罩。
2. 用物准备

（1）治疗车上层：一次性灌肠包（包内有灌肠筒、引流管、肛管一套、孔巾、垫巾、肥皂冻1包、纸巾数张、手套），医嘱执行本，弯盘，水温计，手消毒液。根据医嘱准备的灌汤液。

（2）治疗车下层：便盆，便盆巾，生活垃圾桶，医用垃圾桶。

（3）灌汤溶液：常用0.1%~0.2%的肥皂液，生理盐水。成人每次用量为500~1 000 ml，小儿200~500 ml。溶液温度一般为39~41℃，降温时用28~32℃，中暑用4℃。

（4）其他：输液架。

3. 患者准备

（1）向患者解释操作目的，取得其配合。

（2）关闭门窗，注意保暖和保护患者隐私。

（3）协助患者左侧卧，暴露臀部。

（4）排尿。

4. 大量不保留灌肠技术操作步骤及要点见表3-8-1。

表 3-8-1　大量不保留灌肠技术操作步骤及要点

操作步骤	要点
1. 携用物至患者床旁，核对床号、姓名、登记号、腕带信息和医嘱内容	●操作前查对，确认患者身份和医嘱 ●正确选用灌肠溶液，掌握溶液的温度、浓度和量。肝性脑病患者禁用肥皂液灌肠；充血性心力衰竭和水钠潴留患者禁用生理盐水灌肠；急腹症、消化道出血、妊娠、严重心血管病等患者禁忌灌肠
2. 关闭门窗，屏风遮挡患者	●注意保暖，保护患者隐私
3. 协助患者取左侧卧位，双膝屈曲，褪裤至膝部，臀部移至床沿	●左侧卧位使降结肠、乙状结肠处于下方，利用重力作用使灌肠液顺利流入降结肠和乙状结肠 ●不能自我控制排便的患者可取仰卧位，臀下垫便盆
4. 及时盖被，暴露臀部，消毒双手	
5. 检查并打开灌肠器包。取出垫巾铺于患者臀下，孔巾铺遮盖臀部，暴露肛门，置弯盘于臀部旁边，纱布（纸巾）放治疗巾上	●用物摆放合理，便于操作
6. 取出灌肠筒，关闭引流管上的开关，将灌肠液倒入灌肠筒内，测量温度，灌肠筒挂于输液架上，筒内液面高于肛门40~60 cm	●保持一定灌注压力和速度，灌肠筒过高，压力过大，液体流入速度过快，不易保留，而且易造成肠道损伤。伤寒病人灌肠时灌肠筒内液面不得高于肛门30 cm，液体量不得超过500 ml

续表

操作步骤	要点
7. 再次查对后戴手套	●操作中查对
8. 润滑肛管前端，排尽管内气体，关闭开关	●防止气体流入直肠
9. 一手垫纸巾或纱布分开臀部，暴露肛门，另一手将肛管轻轻插入直肠7~10 cm，固定肛管	●嘱患者深呼吸，使其放松，便于插入肛管 ●操作轻柔，忌暴力插管，以免损伤患者肠黏膜。如插入受阻，可退出少许，旋转后轻轻插入。小儿插入深度为4~7 cm
10. 打开开关，使灌肠液缓缓流入	
11. 灌入液体过程中，密切观察筒内液面下降速度和患者情况，酌情处理	●如液面下降过慢或停止，多由于肛管前端孔道被阻塞，可移动肛管或挤捏肛管，使堵塞肛管的粪便脱落 ●如患者感觉腹胀或有便意，可嘱患者张口深呼吸，放松腹部肌肉，并降低灌肠筒的高度以减慢流速或暂停片刻，减轻腹压，同时分散患者的注意力 ●如患者出现脉速、面色苍白、大汗，剧烈腹痛，心慌气促，此时可能发生肠道剧烈痉挛或出血，应立即停止灌肠，通知医生，立即处理
12. 待灌肠液即将流尽时关闭开关，用卫生纸包裹肛管轻轻拔出，弃于医用废物桶内。擦净肛门，脱下手套，消毒双手	●避免拔管时空气进入肠道及灌肠液和粪便随管拔出
13. 协助患者取舒适卧位，嘱其尽量保留5~10分钟后再排便	●使灌肠液在肠中有足够的作用时间，以利粪便充分软化容易排出 ●降温灌肠时液体要保留30分钟，排便后30分钟测量体温并记录
14.对不能下床的患者，给予便盆，将卫生纸、呼叫器放于易取处，排便后及时取出便盆，擦净肛门，穿好裤子。协助能下床的患者穿鞋，扶助上厕所排便	●观察大便性状，必要时留取标本送检 ●保证患者安全

续表

操作步骤	要点
15. 整理床单位，开窗通风	●保持病房的整齐，去除异味
16. 按要求处理用物	●防止病原微生物传播
17. 洗手、再次核对并记录	●操作后查对并签字执行 ●在体温单大便栏目处记录灌肠结果，如灌肠后解便一次为1/E。灌肠后无大便记为0/E ●记录灌肠时间，灌肠液的种类、量，患者的反应

【注意事项】

1. 妊娠、急腹症、严重心血管疾病等患者禁忌灌肠。

2. 伤寒患者灌肠时溶液不得超过500 ml，压力要低（液面距离肛门不得超过30 cm）。

3. 肝性脑病患者灌肠，禁用肥皂水，以减少氨的产生和吸收；充血性心力衰竭和水钠潴留患者禁用0.9%氯化钠溶液灌肠。

4. 准确掌握灌肠溶液的温度、浓度、流速、压力和溶液的量。

5. 灌肠时患者如有腹胀或有便意时，应嘱其做深呼吸，以减轻不适。

6. 灌肠过程中随时注意观察患者的病情变化，如发现有脉速、面色苍白、大汗、剧烈腹痛、心慌气促等症状时，应立即停止灌肠，通知医生紧急处理。

二、小量不保留灌肠技术

【适宜对象】

腹部或盆腔手术后患者、危重和年老体弱便秘患者、小儿及孕妇等需灌肠患者。

【目的】

1. 软化粪便，解除便秘。

2. 排出肠道内的气体，减轻腹胀。

【操作步骤及要点】

1. 护士准备：衣帽整洁、修剪指甲，洗手，戴口罩。

2. 用物准备

（1）治疗车上层：一次性灌肠包（或50 ml以上注射器、量杯、肛管、温开水5~10 ml、止血钳、一次性垫巾或治疗巾、手套、润滑剂、卫生纸），遵医嘱准备灌肠液，水温计、棉签、弯盘、速干手消毒液。

（2）治疗车下层：便盆、便盆巾、生活废物桶、医用废物桶。

（3）常用灌汤溶液：①“1、2、3”溶液（50%硫酸镁30 ml，甘油60 ml，温开水90 ml）；②甘油50 ml加等量温开水；③各种植物油120~180 ml。溶液温度为38℃。

3. 患者准备

（1）向患者解释操作目的，取得其配合。

（2）关闭门窗，注意保暖和保护患者隐私。

（3）协助患者左侧卧，暴露臀部。

4. 小量不保留灌肠技术操作步骤及要点见表3–8–2。

表 3–8–2　小量不保留灌肠技术操作步骤及要点

操作步骤	要点
1. 携用物至患者床旁，操作前查对患者床号、姓名、登记号及腕带信息和医嘱内容	●确认患者身份
2. 协助患者取左侧卧位，双膝屈曲，褪裤至膝部，臀部移至床沿，臀下垫一次性垫巾与治疗巾	●利用重力作用使灌肠液顺利流入乙状结肠

续表

操作步骤	要点
3. 测量灌肠液的温度，戴手套，将弯盘置于臀部边	●用物摆放合理，便于操作 ●灌肠液温度适宜
4. 连接肛管与注射器或灌肠器，润滑肛管前段、排气、夹管	●减少插管时的阻力和对黏膜的刺激
5. 操作中查对，左手垫卫生纸或纱布分开患者臀部，暴露肛门，嘱患者深呼吸，右手将肛管从肛门轻轻插入7~10 cm	●使患者放松，便于插管
6. 固定肛管，松开血管钳，缓缓注入灌肠液，如用注射器推注则注射完毕后夹闭肛管，取下注射器再吸取灌肠液，松夹后再行灌注。如此反复至灌肠液全部注入完毕	●注入速度不得过快过猛，以免刺激肠黏膜，引起排便反射 ●如果小容量灌肠筒，液面距肛门不能超过30 cm ●注意观察患者的反应
7. 血管钳夹闭肛管尾端或反折肛管尾端，用卫生纸包住肛管轻轻拔出，放入弯盘内	
8. 擦净肛门、脱手套，协助患者取舒适卧位。嘱其尽量保留灌肠液10～20分钟再排便	●充分软化粪便、利于排便
9.对不能下床的患者，给予便盆，将卫生纸、呼叫器放于易取处，排便后及时取出便盆，擦净肛门，穿好裤子。协助能下床的患者穿鞋，扶助上厕所排便	●根据医嘱留取大便标本 ●垫便盆时勿拖、拉、拽等粗暴动作
10. 整理床单位，处理用物	●保持床单元整洁，分类处理用物及各类废物
11. 洗手，操作后查对，记录	●在体温单相应栏目记录灌肠结果，如灌肠后解便一次为1/E。灌肠后无大便记为0/E ●记录灌肠时间，灌肠液的种类、量和患者的反应

【注意事项】

1. 灌肠时插管深度为7~10 cm，压力宜低，灌肠液注入的速度不得过快，以免损伤患者肠道黏膜。

2. 每次抽吸灌肠液时应反折肛管尾端，防止空气进入肠道，引起腹胀。

三、保留灌肠技术

【适宜对象】

适用于需肠道内灌注抗肿瘤药、抗生素、镇静剂等进行治疗的患者。

【目的】

1. 镇静，催眠。
2. 治疗肠道感染。
3. 局部用药进行肿瘤化疗。

【操作步骤及要点】

1. 护士准备：衣帽整洁，修剪指甲，洗手，戴口罩。

2. 用物准备

（1）治疗车上层：50 ml以上注射器、治疗碗（内盛遵医嘱备的灌肠液）、肛管（20号以下）、温开水药液、速干手消毒液。

（2）治疗车下层：便盆、便盆布，生活和医用废物桶。

（3）灌肠液：遵医嘱准备灌肠药液及剂量，灌肠液量不超过200 ml，温度为38℃。常用灌肠药液包括：①镇静、催眠用10%水合氯醛；②抗肠道感染用2%小檗碱、0.5%～1%新霉素或其他抗生素溶液。

3. 患者准备

（1）向患者解释操作目的，取得其配合。

（2）关闭门窗，注意保暖和保护患者隐私。

（3）根据病情，协助患者取相应卧位，暴露臀部。

4. 保留灌肠技术操作步骤及要点见表3-8-3。

表 3-8-3 保留灌肠技术操作步骤及要点

操作步骤	要点
1. 携用物至患者床旁，查对患者床号、姓名、登记号及腕带信息和医嘱内容	●操作前查对，确认患者身份 ●保留灌肠以晚上睡眠前灌肠为宜，因为此时活动减少，药液易于保留和吸收
2. 根据患者病情，选择不同的卧位	●慢性细菌性痢疾、病变部位多在直肠或乙状结肠，应取左侧卧位。阿米巴痢疾病变多在回盲部，应取右侧卧位，以提高疗效
3.抬高臀部，将小垫枕、一次性垫巾和治疗巾垫于臀下，使臀部抬高10 cm	●抬高臀部，利于药液保留，防止药液溢出
4.查对腕带信息及医嘱内容，戴手套、润滑肛管前段，排气后轻轻插入肛门15～20 cm，慢慢注入药液	●操作中查对 ●插管时动作轻柔，以免损伤患者肠黏膜
5.药液注入完毕，再注入温开水5~10 ml，抬高肛管尾端，使管内溶液注射完毕，拔出肛管，擦净肛门，嘱患者尽量保留药液1小时以上	●使药液充分被吸收，保证治疗效果 ●注意观察患者的反应
6.脱手套，消毒双手，再次查对并签字	●操作后查对
7.整理床单位，分类处理用物	
8.洗手，记录	●记录灌肠的时间，灌肠液的种类、量，患者的反应

【注意事项】

1. 保留灌肠前嘱患者排便，肠道排空有利于保留药液和药物吸收。

2. 灌肠前明确病变部位和灌肠目的，以确定病人的卧位和插入肛管的深度。

3. 应选择稍细的肛管并且插入足够深度，液量不宜过多，灌入速度宜慢，使灌入的药液能保留较长时间，利于肠黏膜吸收。

4. 肛门、直肠、结肠手术及大便失禁的患者，不宜行保留灌肠。

四、肛管排气技术

【适宜对象】

适用于肛门停止排气，肠胀气和腹胀的患者。

【目的】

帮助患者排出肠腔积气，减轻腹胀。

【操作步骤及要点】

1.护士准备：衣帽整洁，修剪指甲，洗手，戴口罩。

2.用物准备

（1）治疗车上层：肛管、玻璃接头、橡胶管、玻璃瓶（内盛水3/4满，瓶口系带）、润滑油、棉签、胶布（1 cm×15 cm)、清洁手套、卫生纸、速干手消毒液。

（2）治疗车下层：生活和医疗废物桶。

3. 患者准备

（1）向患者解释操作目的，取得其配合。

（2）关闭门窗，注意保暖和保护患者隐私。

（3）协助患者取左侧卧，暴露臀部。

4. 肛管排气技术操作步骤及要点见表3–8–4。

表 3–8–4 肛管排气技术操作步骤及要点

操作步骤	要点
1. 携用物至患者床旁，核对床号、姓名、登记号及腕带信息和医嘱	●操作前查对，确认患者身份
2. 关闭门窗，用屏风遮挡，协助患者取左侧卧位，暴露肛门，被子遮盖好患者	●此体位有利于肠腔内气体排出 ●注意保暖和保护患者隐私
3. 查对腕带和医嘱，连接排气装置，将玻璃瓶系于床边，橡胶管一端插入玻璃瓶液面下，另一端与肛管相连	●操作中查对 ●防止空气进入直肠内，加重腹胀
4. 戴手套，润滑肛管前端，嘱病人张口呼吸，将肛管轻轻插入直肠15~18 cm，用胶布将肛管固定于臀部，橡胶管留出足够长度用别针固定在床单上	●动作轻柔，以免损伤肠黏膜 ●固定稳妥，避免肛管脱出 ●观察气体排出情况
5. 观察排气情况，如排气不畅，帮助患者更换体位或按摩腹部	●若有气体排出，可见瓶内液面下有气泡溢出
6. 保留肛管不宜超过20分钟	●长时间留置肛管，会降低肛门括约肌的反应，甚至导致肛门括约肌永久性松弛 ●需要时，2~3小时后再行肛管排气
7. 拔出肛管，擦净肛门，脱下手套，协助患者取舒适体位	●询问患者腹胀有无减轻
8. 洗手，再次查对并签字记录	●操作后查对，记录排气时间及效果
9. 整理床单位，清理用物	●分类处理用物和各类废物

【注意事项】

1. 保留肛管一般不超过20分钟，因为长时间留置肛管，会降低肛门括约肌的反应，甚至导致括约肌永久性松弛。

2. 必要时可间隔2~3小时，再重复插管排气。

第二节　尿标本采集技术

尿液是具有重要意义的排泄物，尿液成分的变化可以反映泌尿系统及其他组织器官的功能和病变，其检验结果的准确性可直接关系到疾病的诊断与治疗。正确、合理和规范化地采集和处理尿液标本，是保证准确获得尿液检测结果的前提。

【适宜对象】

适用于所有门诊、急诊、住院患者及健康体检者。

【目的】

采集尿液标本，通过实验室检查，协助疾病诊断。

【尿标本种类】

1. 常规标本：检查尿液的颜色、透明度、有无细胞及管型，测定比重，并作尿蛋白定量及定性检测。

2. 尿培养标本：收集未被污染的尿液作细菌学检查。

3. 12小时或24小时尿标本：进行尿的各种定量检查，如钠、钾、氯、17—羟类固醇、肌酐、尿蛋白、肌酸及尿糖定量或尿浓缩查结核杆菌等。

【操作步骤及要点】

1. 护士准备：穿戴整齐，修剪指甲，洗手，戴口罩。

2. 用物准备：弯盘、手套、治疗巾、50～100ml的常规小便杯（尿常规标本）、尿培养瓶或培养试管（尿培养标本）、加了防腐剂的有盖容器（12小时或24小时尿标本，防腐剂种类和量是依检验项目而定）。

3. 患者准备

（1）向患者解释操作目的，取得其配合。

（2）关闭门窗，注意保暖和保护患者隐私。

（3）能自理者教会患者自行留取常规标本。

4. 尿标本采集技术操作步骤及要点见表3–8–5。

表 3–8–5　尿标本采集技术操作步骤及要点

操作步骤	要点
1. 根据检验单，选择适当容器，检查标本容器有无破损，医嘱条码是否粘贴规范。备齐用物，携至用物至患者床旁	●节省时间和体力
2.核对患者床号、姓名、登记号及腕带信息和医嘱、采集项目	●操作前查对，确认患者身份，防止差错发生
3.评估患者目前病情、诊断、治疗情况、采集尿标本的原因、心理状态、合作程度、自理能力，向患者解释留取标本的目的及方法，以取得合作	●根据检查的目的、项目及要求指导患者做好采样前的准备 ●采样前指导患者合理饮食、不要进行剧烈运动或长久站立，以免影响检验结果 ●指导患者合理正确地留取各种尿标本
4. 注意保暖和保护患者隐私，必要使用屏风遮挡，协助患者取舒适体位，必要时严格无菌操作	
5. 再次核对腕带信息和医嘱内容，指导患者正确采集尿标本 （1）常规标本 ①嘱患者将晨起第一次尿存放于标本容器内；除测定尿比重需留尿100 ml外，其余检验留尿30 ml即可	●操作中查对 ●晨尿浓度较高，未受饮食影响，所得检验结果较准确。不可将粪便混于尿液中，女性月经期不宜留取尿标本，以免影响检验结果

续表

操作步骤	要点
②对不能自理的患者应协助其留取尿标本 ③取标本后贴上检验条形码 （2）尿培养标本 ①中段尿留取法：嘱患者排尿时，弃去前段尿，以尿培养杯或试管接取中段尿5～10 ml ②导尿术留取法：通过插入导尿管的方法将尿液引出，留取尿标本，具体步骤见导尿术 （3）12小时或24小时尿标本 ①取有盖容器，贴上检验单条形码，注明起止日期、时间 ②嘱患者于晨7时起床后排空膀胱，将7时后至次日晨7时之间的24小时尿液留于容器中	●患者应持续不停顿排尿，前段尿起到冲洗尿道的作用 ●适用于昏迷患者 ●留24小时尿标本，时间为早是7时至次日7时 ●留12小时尿标本，时间为晚上7时至次日7时 ●盛尿容器加盖置阴凉处，并根据检验要求加入防腐剂，避免尿液放久变质
6. 整理用物，协助病人取舒适卧位，洗手，必要时做好记录，标本及时送检	●操作后查对

【注意事项】

1.女性月经期不宜留取尿标本。

2. 会阴部分泌物过多时，应先清洁或冲洗后再留取尿标本。

3. 做早孕诊断试验应留晨尿。

4. 留取尿培养标本时，应注意执行无菌操作，防止标本污染，影响检验结果。

5. 留取12小时或24小时尿标本，集尿瓶应放在阴凉处，根据检验要求在瓶内加防腐剂。

第三节　导尿技术

导尿技术是指在严格无菌操作下，用导尿管经尿道口插入膀胱引流尿液的方法。导尿技术易引起医源性损伤或感染，如在导尿过程中因插管造成膀胱、尿道黏膜的损伤，插管操作导致泌尿系统的感染。因此，为患者导尿时必须严格遵守无菌技术操作原则及操作规程。

【适宜对象】

1. 各种下尿路梗阻所致尿潴留患者。
2. 危重抢救的患者。
3. 需要常规导尿手术患者。
4. 膀胱肿瘤患者。

【目的】

1. 为尿潴留患者引流出尿液，以减轻痛苦。
2. 协助临床诊断，如留取未受污染的尿标本做细菌培养，测量膀胱容量、压力及残余尿，进行尿道或膀胱造影等。
3. 为膀胱肿瘤患者进行膀胱内化疗。

【操作步骤及要点】

1. 护士准备：着装整洁，修剪指甲，洗手，戴口罩。
2. 用物准备

治疗车上：一次性导尿包（为生产厂商提供的灭菌导尿用物包，包括初步消毒、再次消毒和导尿用物。初步消毒用物有：小方盘，内盛数个消毒液棉球袋、镊子、纱布、手套。再次消毒及导尿用物有：手套、孔巾、弯盘、气囊导尿管，内盛4个消毒液棉球袋，镊子2把，自带无菌液体的10 ml注射器，润滑油棉球袋，标本瓶，纱布，集尿袋，方盘，外包治疗巾）、速干手消毒液、弯盘、一次性垫巾或小橡胶单和治疗巾1套、浴巾，生活及医疗废物桶。

3. 环境准备：酌情关闭门窗，用围帘或屏风遮挡患者。注意保暖，保持合适的室温，光线充足。

4. 患者准备

（1）评估：病人的年龄、病情、临床诊断、导尿的目的、意识状态、生命体征、合作程度、心理状况、生活自理能力、膀胱充盈度、会阴部皮肤黏膜情况及清洁度。

（2）解释：向患者及家属解释有关导尿术的目的、方法、注意事项和配合要点，使之了解导尿的目的、意义、过程、注意事项，并积极配合。

（3）清洁外阴，做好导尿前准备。指导能自理的患者自行清洁外阴，若患者自理能力受限，则协助其清洁。

（4）体位：男性患者取仰卧位，女性患者取外展屈膝仰卧位。

5. 导尿技术操作步骤及要点见表3–8–6。

表 3–8–6　导尿技术操作步骤及要点

操作步骤	要点
1. 携用物至患者床旁，核对床号、姓名、登记号及腕带信息和医嘱内容。解释操作目的	●操作前查对，确认患者身份 ●取得患者的配合
2. 关闭门窗，用屏风或围帘遮挡患者	●注意保护患者隐私
3. 移床旁椅至操作同侧的床尾，将便盆放床旁椅上，打开便盆巾	●方便操作，省时省力
4. 松开床尾盖被，帮助患者脱去对侧裤腿，盖在近侧腿部，并盖上浴巾，对侧腿用盖被遮盖	●防止受凉
5. 协助患者取屈膝仰卧位，两腿略外展，暴露外阴。再次查对	●方便护士操作 ●操作中查对
6. 将小橡胶单和治疗巾垫于臀下，弯盘置于近外阴处。消毒双手，打开导尿包，取出初步消毒用物，操作者一只手戴上手套，将消毒液棉球倒入小方盘内	●保护床单不被污染 ●严格无菌操作，预防感染

续表

操作步骤	要点
7. 根据男、女患者尿道的解剖特点进行消毒、导尿 （1）女性患者 ①初步消毒：操作者一手持镊子夹取消毒液棉球依次消毒阴阜、大阴唇后，另一戴手套的手分开大阴唇，再依次消毒小阴唇和尿道口；污染棉球置弯盘内；消毒完毕脱下手套置弯盘内，将弯盘及小方盘移至床尾处	●每个棉球限用一次 ●镊子不可接触肛门区域 ●消毒顺序是由外向内、自上而下 ●患者保持固定体位，避免污染无菌区域
②用速干手消毒液消毒双手后，将导尿包放在病人两腿之间，打开治疗巾 ③取出无菌手套并戴好无菌，取出孔巾，铺在患者的外阴处，并暴露外阴 ④按操作顺序整理好用物，检查尿管并润滑尿管前段，根据需要将导尿管和集尿袋的引流管连接，取消毒液棉球放于弯内	●孔巾和治疗巾内层形成一连续无菌区，扩大无菌区域 ●润滑尿管可减轻尿管对黏膜的刺激和插管时的阻力
⑤再次消毒：弯盘置于外阴处，一手分开并固定小阴唇，一手持镊子夹取消毒液棉球，依次消毒尿道口、两侧小阴唇、尿道口。污染棉球、弯盘、镊子放床尾弯盘内	●再次消毒顺序是内—外—内，自上而下。每个棉球限用一次，避免已消毒的部位再污染
⑥将方盘置于孔巾口旁，嘱患者深呼吸，用另一镊子夹持导尿管轻轻插入尿道4~6 cm，见尿液流出再插入1 cm左右，松开固定小阴唇的手下移固定导尿管，将尿液引入集尿袋内	●消毒尿道口时稍停片刻，充分发挥消毒液的消毒效果 ●深呼吸可使患者肌肉放松，有助于插管
（2）男性患者 ①初步消毒：操作者一手持镊子夹取消毒棉球进行初步消毒，依次为阴阜、阴茎、阴囊。另一戴手套的手取无菌纱布裹住阴茎将包皮向后推暴露尿道口，自尿道口由内向外旋转擦拭尿道口、龟头及冠状沟。污染棉球、纱布置弯盘内，消完毕将小方盘、弯盘移至床尾，脱下手套	●每个棉球限用一次 ●自阴茎根部向尿道口消毒 ●包皮和冠状沟易藏污垢，应注意仔细擦拭消毒 ●患者保持固定体位，避免无菌区域污染 ●孔巾和治疗巾内层形成一连续无菌区，扩大无菌区域
②用速干手消毒液消毒双手后，将导尿包放在在患者两腿之间，打开治疗巾	●避免尿液污染环境

续表

操作步骤	要点
③取出无菌手套并戴好，取出孔巾，铺在患者的外阴处，暴露阴茎和龟头 ④按操作顺序整理好用物，取出导尿管，用润滑液棉球润滑导尿管前段，根据需要将导尿管和集尿袋的引流管连接，放于方盘内，取消液棉球放于弯盘内 ⑤再次消毒：弯盘移至近外阴处，一手用纱布包住阴茎将包皮向后推，暴露尿道口。另一只手持镊子夹消毒棉球再次消毒尿道口、龟头及冠状沟。污染棉球、镊子放床尾弯盘内 ⑥导尿：将方盘置于孔巾口旁，嘱患者深呼吸，操作者一手继续持无菌纱布固定阴茎并提起，使之与腹壁成60°角，另一手用镊子夹持导尿管轻轻插入尿道20~22 cm，见尿液流出再插入2 cm，将尿液引入集尿袋内 ⑦将尿液引入集尿袋内	●由内向外，每个棉球限用一次，避免已消毒的部位再污染 ●使耻骨前弯消失，利于插管 ●插管时，动作要轻柔，男性尿道有三个狭窄，切忌插管过快过猛而损伤尿道黏膜 ●注意观察患者的反应并询问有无不适 ●避免碰撞或污染 ●首次放尿不能超过1 000 ml ●插管时动作要轻柔，避免损伤尿道黏膜 ●使患者舒适
8. 若需做尿培养，用无菌标本瓶接取中段尿液5 ml，盖好瓶盖，放置合适处	
9. 导尿完毕，轻轻拔出导尿管，撤下孔巾，擦净外阴，脱去手套，协助患者穿好裤子，整理床单位	●保护病人隐私
10. 消毒双手，查对并记录	●操作后查对 ●标本及时送检，避免污染
11. 清理用物，测量尿量，分类处理用物及废物	

【注意事项】

1. 严格查对制度和无菌操作技术原则。

2. 操作过程中注意保护患者的隐私，并采取适当的保暖措施防止患者着凉。

3. 对膀胱高度充盈且极度虚弱的患者，第一次放尿不得超过1 000 ml。大量放尿可使腹腔内压急剧下降，血液大量滞留在腹腔内，导致血压下降而致虚脱；膀胱内压突然下降，还可致膀胱黏膜急剧充血，发生血尿。

4. 老年女性尿道口回缩，插管时应仔细观察、辨认，避免误入阴道。

5. 为女病人导尿时，如导尿管误入阴道，应更换无菌导尿管，重新插管。

6. 为避免损伤和导致泌尿道感染，必须掌握男性和女性尿道的解剖特点。

7. 导尿管的种类：一般分为单腔导尿管（用于一次性导尿）、双腔导尿管（用于留置导尿）和三腔导尿管（用于膀胱冲洗或向膀胱内滴药）三种。其中双腔导尿管和三腔导尿管均有一个气囊，以达到将尿管头端固定在膀胱内防止导尿管脱出的目的。导尿管按管径大小分为不同型号，操作前根据患者情况选择大小合适的导尿管。

第四节　留置导尿管技术

留置导尿管技术是在导尿后，将导尿管保留在膀胱内，引流尿液的方法。

【适宜对象】

危重抢救患者、盆腔手术患者、泌尿系统疾病患者，昏迷、截瘫或会阴部有伤口患者。

【目的】

1. 抢救危重、休克患者时准确记录每小时尿量，测量尿比重，以密切观察患者的病情变化。

2. 为盆腔手术排空膀胱，使膀胱持续保持空虚状态，避免术中误伤。

3. 某些泌尿系统疾病手术后留置导尿管，便于引流和冲洗，并减轻手术切口的张力，促进切口的愈合。

4. 为尿失禁或会阴部有伤口的患者引流尿液，保持会阴部的清洁干燥。

5. 为尿失禁病人行膀胱功能训练操作前准备。

【操作步骤及要点】

1. 护士准备：着装整洁，修剪指甲，洗手，戴口罩。

2. 用物准备：同导尿术。

3. 环境准备：同导尿术。

4. 患者准备

（1）评估患者的年龄、病情、临床诊断、导尿的目的、意识状态、生命体征、合作程度、心理状况、生活自理能力、膀胱充盈度及会阴部皮肤黏膜情况。

（2）患者及家属了解留置导尿的目的、过程和注意事项，学会在活动时防止导尿管脱落的方法等。

（3）清洁患者的外阴。

（4）按导尿技术摆好患者体位，如患者不能配合时，请他人协助维持适当的姿势。

5. 留置导尿管技术操作步骤及要点见表3–8–7。

表 3–8–7　留置导尿管技术操作步骤及要点

操作步骤	要点
1.核对 携用物至患者床旁，核对床号、姓名、登记号及腕带信息和医嘱内容	●操作前查对，确认患者身份
2.消毒、导尿的方法同导尿术。操作中查对	●严格按无菌操作进行，防止泌尿系统感染
3.固定。见尿液后再插入7 ~ 10 cm。夹住导尿管尾端或连接集尿袋，连接注射器根据导尿管上注明的气囊容积向气囊注入等量的无菌溶液，轻拉导尿管有阻力感， 即证实导尿管固定于膀胱内	●气囊导尿管：因导尿管前端有一气囊，当向气囊注入一定的液体后，气囊膨大可将导尿管头端固定于膀胱内，防止尿管滑脱 ●集尿袋妥善固定在低于膀胱的高度 ●别针固定要稳妥，既避免伤害患者，又不能使引流管滑脱
4. 固定集尿袋。导尿成功后，夹闭引流管，撤下孔巾，擦净外阴，用安全别针将集尿袋的引流管固定在床单上，集尿袋固定于床沿下，开放导尿管	●引流管要留出足够的长度，防止因翻身牵拉，使尿管脱出 ●防止尿液逆流造成泌尿系统感染
5. 撤出病人臀下的小橡胶单和治疗巾放治疗车下层，整理导尿用物及废物，脱去手套	
6.协助患者穿好裤子，取舒适卧位，整理床单位	●使患者舒适，保护患者隐私
7.洗手，查对并签字记录	●操作后查对

【注意事项】

1. 同导尿术注意事项1~6。

2. 气囊导尿管固定时要注意不能过度牵拉尿管，以防膨胀的气囊卡在尿道内口，压迫膀胱壁或尿道，导致黏膜组织的损伤。

第五节 膀胱冲洗技术

膀胱冲洗技术是利用三通的导尿管，将无菌溶液灌入到膀胱内，再用虹吸原理将灌入的液体引流出来的方法。

【适宜对象】

有膀胱疾病、尿管引流不畅的患者。

【目的】

1. 对留置导尿的病人，保持尿液引流通畅。
2. 清洁膀胱：清除膀胱内的血凝块、黏液及细菌等，预防感染。
3. 治疗某些膀胱疾病，如膀胱炎、膀胱肿瘤。

【操作步骤及要点】

1. 护士准备：着装整洁，修剪指甲，洗手，戴口罩。
2. 用物准备（密闭式膀胱冲洗术）

（1）治疗车上：按导尿术准备的导尿用物，遵医嘱准备的冲洗液，无菌膀胱冲洗器1套，消毒液，无菌棉签，医嘱执行本，速干手消毒液。

（2）其他：根据医嘱准备的药液，常用冲洗溶液有生理盐水、0.02%呋喃西林溶液等。灌入溶液的温度为38~40℃。

3. 环境准备：环境整洁、安静，光线充足，温度适宜。酌情关闭门窗，用屏风或围帘遮挡患者。
4. 患者准备

（1）评估患者的年龄、病情、临床诊断、意识状态、生命体征、合作程度和心理状况。

（2）患者及家属了解膀胱冲洗的目的、过程和注意事项，学会在操作时如何配合。

5. 膀胱冲洗技术操作步骤及要点见表3–8–8。

表 3–8–8 膀胱冲洗技术操作步骤及要点

操作步骤	要点
1. 携用物至患者床旁，核对床号、姓名、登记号及腕带等信息和医嘱内容	●操作前查对，确认患者身份
2. 导尿、固定 同留置导尿技术	
3. 排空膀胱	
4. 连接冲洗液与膀胱冲洗器，将冲洗液倒挂于输液架上，排气后关闭导管。操作中查对	●便于冲洗液顺利滴入膀胱，有利于药液与膀胱壁充分接触，并保持有效浓度，达到冲洗的目的
5. 分开导尿管与集尿袋引流管接头，消毒导尿管尾端开口和引流管接头，将导尿管和引流管分别与“Y”形管的两个分管相连接，“Y”形管的主管连接冲洗器	●膀胱冲洗装置类似静脉输液导管，其末端与“Y”形管的主管连接 ●应用三腔管导尿时，可免用“Y”形管
6. 关闭引流管，开放冲洗管，使冲洗液滴入膀胱，调节滴速。待患者有尿意或滴入200~300 ml后，关闭冲洗管，放开引流管，将冲洗液全部引流出来后，再关闭引流管，开放冲洗管，如此反复冲洗	●瓶内液面距床面约60 cm以便产生一定的压力，使液体能够顺利滴入膀胱 ●滴速为60~80滴/分，滴速不宜过快，以免引起患者强烈尿意，迫使冲洗液从导尿管侧溢出尿道外 ●若患者出现不适或有出血情况，立即停止冲洗，通知医生处理
7. 冲洗完毕，取下冲洗管，消毒导尿管口和引流接头并连接	
8. 清洁外阴部，固定好导尿管	●冲洗过程中，询问患者的感受，观察其反应及引流液性状

续表

操作步骤	要点
9. 协助患者取舒适卧位，整理床单位，清理物品	
10. 洗手，再次查对患者腕带及医嘱，签字并记录	●操作后查对，记录冲洗液名称、冲洗量、引流量、引流液性质、冲洗过程中患者反应等

【注意事项】

1. 严格执行无菌技术操作。

2. 避免用力回抽造成黏膜损伤。若引流的液体少于灌入的液体量，应考虑是否有血块或脓液阻塞，可增加冲洗次数或更换导尿管。

3. 冲洗时指导患者深呼吸，尽量放松，以减少疼痛。若患者出现腹痛、腹胀、膀胱剧烈收缩等症状，应暂停冲洗。

4. 冲洗后如出血较多或血压下降，应立即报告医生给予处理，并注意观察和记录冲洗液的颜色、量及性状。

第六节　皮肤护理技术

一、温水擦浴技术

【适宜对象】

适用于长期卧床、自理能力缺陷、高热的患者等。

【目的】

1. 去除污垢，保持清洁，使患者舒适，美观，增强自尊与自信。

2. 促进全身血液循环，增强新陈代谢。

3. 安全地为高热患者降温。

【操作步骤及要点】

1. 护士准备：衣帽整洁，修剪指甲，洗手，戴口罩。

2. 物品准备

（1）治疗车上层：脸盆2个、小毛巾2块、浴巾1块、香皂、清洁病员服。

（2）治疗车下层：茶壶1个(内盛40～45℃的温水)、热水瓶一个(添加热水)。

（3）屏风。

3. 环境准备

（1）环境安全、安静、清洁、舒适，室温在22～24℃。

（2）关闭门窗，注意隐私保护，必要时使用屏风。

4. 患者准备

（1）评估患者的年龄、病情、意识状态、生命体征、合作程度和心理状况。

（2）向患者及家属解释温水擦浴的目的、过程和注意事项，取得配合。

5. 温水擦浴技术操作步骤及要点见表3-8-9。

表3-8-9 温水擦浴技术操作步骤及要点

操作步骤	要点
1. 携用物至患者床旁，核对床号、姓名、登记号和医嘱内容	●操作前查对，确认患者身份
2. 向患者解释操作目的	
3. 松开盖被，松裤带，脱去一侧上衣	

续表

操作步骤	要点
4. 上肢下垫浴巾，将小毛巾用温水浸湿，拧至半干缠在手上成手套式，从肩部沿上肢背侧至手背，再从前臂掌侧至腋窝擦拭，边擦边按摩，在肘窝、腋窝处停留，擦拭3分钟，用干浴巾擦干，同法擦对侧	●水温不宜过低，高热患者可在头部置冰袋，足底放热水袋，防血管反射性收缩 ●擦拭过程中，询问患者的感受，观察其反应
5. 协助患者侧卧，暴露出背部，下垫浴巾，用浸水小毛巾从下到上擦拭全背，擦干，换清洁上衣	
6. 脱去一侧裤子，下垫浴巾，擦拭顺序：髂部→大腿、小腿外侧→足背；腹股沟→大腿、小腿内侧；臀部→大腿后侧→腘窝→小腿后侧→足跟。用温水毛巾边擦拭边按摩，腹股沟及腘窝处停留，擦3～5分钟，浴巾擦干，同法擦对侧下肢，换上清洁裤子	●为高热患者擦拭腋下、肘窝、腹股沟等部位时，应稍用力，擦拭时间要长些
7. 安置患者，给予舒适体位	
8. 整理床单位及用物，洗手，记录	

【注意事项】

1. 颈后、心前区、腹部、阴囊、足底等部位对冷的刺激比较敏感，不宜擦浴。

2. 操作过程中，护士应密切观察患者的反应，如有异常，应立即停止操作。

3. 注意保护患者隐私且注意保暖。

4. 操作顺序符合要求，注意患者的感受。

5. 有伤口与管道的患者，操作过程中，应注意保护伤口及管道。

6. 护士在操作时，应符合人体力学原则，注意节力，动作熟练、轻柔。

二、床上洗脚技术

【适宜对象】

长期卧床、自理能力缺陷的患者。

【目的】

为卧床患者清洁双足，去除臭味，促进足部血液循环，增进舒适，促进睡眠。

【操作步骤及要点】

1. 护士准备：着装整洁，修剪指甲，洗手，戴口罩。

2. 用物准备：橡胶单（或塑料布）、水盆、热水、浴巾、毛巾、水温计、润肤霜，视情况备香皂或其他类型的清洁剂。

3. 环境准备：环境安全、整洁、安静，光线充足，温度适宜，酌情关闭门窗。

4. 患者准备

（1）评估患者的年龄、病情、意识状态、生命体征、合作程度和心理状况。

（2）向患者及家属解释操作目的、过程和注意事项，以取得配合。

5. 床上洗脚技术操作步骤及要点见表3-8-10。

表 3-8-10 床上洗脚技术操作步骤及要点

操作步骤	要点
1. 携用物至患者床旁，核对床号、姓名、登记号和医嘱内容	●操作前查对，确认患者身份

续表

操作步骤	要点
2. 向患者解释操作目的	
3. 倒好热水，水温计测试水温（水温40~45℃）	
4. 协助患者仰卧位，掀开盖被，被尾向上折，屈膝，取一软枕垫于患者膝下，将橡胶单（或塑料布）和大毛巾依次铺于足下	●注意保暖，防止受凉
5. 裤管卷至膝部，放水盆于大毛巾上，先放一足于盆内，询问患者水温是否合适，再放入双足，浸泡数分钟	●水盆可以置于床旁椅上，也可置于床上，注意水盆底部表面的清洁，避免污染衣被
6. 用小毛巾擦洗足部：踝部→足背→足底→趾缝。必要时先用香皂或其他清洁剂涂擦清洁，清水洗净，擦干足部放于大毛巾上	
7. 撤去水盆，必要时修剪趾甲，涂润肤霜，撤去大毛巾和橡胶单	●注意观察患者皮肤情况
8. 安置患者，给予舒适体位	
9. 整理床单位及用物，洗手，记录	

【注意事项】

1. 注意调节室温、水温，注意保暖，保护患者隐私。

2. 操作过程中，力度适中，避免擦伤皮肤。

3. 操作过程中注意观察患者的一般情况，如面色、呼吸、脉搏等，如有异常应立即停止操作，报告医生给予处理。

【知识拓展】

灌肠技术的发展历史

在我国，灌肠技术的发展可以追溯到东汉时期，医圣张仲景在《伤寒杂病论》中就记载了“蜜煎方”和“猪胆汁方”，帮助患者润肠通便，开创了中医直肠给药的先河。东晋时的葛洪在《肘后备急方》中描述“治大便不通，土瓜根捣汁。筒吹入肛门中，取通”。此则更加具体描述灌肠的方式，对筒吹气使药物进入直肠，达到通便的目的。

而在国外，可以追溯到古埃及，古埃及人认为所有的疾病都来源于食物的摄入，定期需要清洗肠道，清除残留在肠道上的腐败物质。如果不清除，腐败物质就会进入血液引起疾病。在他们视为“神鸟”朱鹭排泄肠道废物（常常用长嘴巴取水后深入自己的肛门，以此将肠道中的废物排出去）的启发下，开始对肛门注水清洗肠道，后来他们还发现从肛门用药，可以帮助病人退烧、缓解身体不适。到了文艺复兴时期，法国杰出的医师之一Jean Fernel所著的《治疗学》一书中，专门用一个章节来讲述灌肠：当便秘引起发热、胃肠蠕动减慢以及头痛、任何原因引起急腹痛后可以实施灌肠，灌肠液是加草药和蜂蜜的淡盐溶液。到了17世纪，人们相信清洗肠道可以促进健康，在路易斯十四统治时期达到了一个高峰，有人每天做灌肠次数竟然可以达到3~4次。在19世纪，大肠水疗法风靡欧洲。到了近现代，灌肠技术在医学中继续得以应用，为在手术前、便秘、控制肠道感染时可能都会为患者实施灌肠术。护士作为这项工作的具体执行者，更有可能在这方面进行探索和改进，促进灌肠技术的发展。

导尿技术的起源

孙思邈是我国唐代著名的医药学家，他所著的《千金方》对后世影响极大。作为医生，孙思邈救治病人从不考虑个人得失，他勤于实践，勇于探索，是我国第一个使用导尿法的临床医生。一次，一位小腹鼓胀的病人因四处求医无效，生命垂危，被抬到孙思邈处求医。孙思邈经过对病人的仔细诊察，结合自己的临床经验，判断病人腹胀乃小便久不得解所致。于是将一根洗净的葱管，剪去尖头，并将其小心插入病人尿道，用嘴吹气，使病人小便不断流出，腹鼓顿消。孙思邈的葱管导尿法，比法国医生1860年发明的橡皮管导尿法早了1 200多年，堪为世界之最。

参考文献

1. 李小寒，尚少梅 . 基础护理学 [M]. 北京：人民卫生出版社，2017.

2. 姜安丽 . 新编护理学基础 [M]. 北京：人民卫生出版社，2006.

3. 周凤英 . 男性留置导尿插管困难的操作体会 [J]. 世界最新医学信息文摘，2016，16（32）：256–257.

4. 王吉军，周培花 . 留置导尿术应用进展 [J]. 医药前沿，2013，（3）：134–135.

5. 康青 . 留置导尿术的护理及进展 [J] 医药前沿，2016，（9）：7–8.

6. 刘法丽，孙玉红，齐燕秋，等 . 清洁灌肠的护理进展 [J]. 中华护理杂志，2006，41（1）：72–74.

7. 周桂兰，梁惠球，何媛明 . 中药保留灌肠护理进展 [J]. 实用中医药杂志，2011，27（6）：429–430.

8. 苏新民，马芝艳 . 中药灌肠法述要 [J]. 中国中医药现代远程教育，2005，13（5）：45–46.

9. Doyle D. Perrectum:A history of enemata[J].J R Coll Physicians Ed2 inb，2005，35:367–370.

10. 冯雁，杨顺秋，金丽芬 . 新编临床常用 50 项护理技术操作规程及评分标准 [M]. 北京：军事医学科学出版社，2012.

11. 彭刚艺，刘雪琴 . 临床护理技术规范 (基础篇)[M]. 第 2 版 . 广州：广东科技出版社，2013.

第九章

口腔科护理适宜技术

第一节　口腔四手操作基础设施

口腔四手操作技术是为保护口腔科医生、护士的体力及健康的前提下逐步完善发展起来的国际标准化牙科操作模式，规范的四手操作技术能为患者提供优质的医疗卫生服务。它是一项适用于口腔门诊各专业的常用专科操作技能。

开展口腔四手操作技术需要配备相应的基础设施，主要有：牙科综合治疗台、医护用椅、边台、洗手设施等。

一、牙科综合治疗台

牙科综合治疗台是口腔临床医生和护士对口腔疾病患者实施口腔检查、诊断、治疗操作的综合设备，这一设备让医生、护士、患者和器械处于非常优化的空间位置关系，医疗过程高效、快捷、准确和无误，使患者具有安全、舒适的体位。目前，新型牙科综合治疗台的设计更符合人机工程学原理和四手操作要求。人体最稳定和自然的体位是平卧位，因此，综合治疗台的长与宽应根据人体的身高与宽度决定，因其涉及人体体重的支点部位，因而要加一定厚度的软垫。椅座面、背靠面的机械曲度与人体生理性弯曲尽可能一致，使患者的背部、坐骨及四肢都有比较完全的支托，身体各部分的肌肉和关节均处于自然松弛的状态。

牙科综合治疗台提供口腔疾病治疗和护理的重要功能，是机椅联动设备，包括口腔综合治疗机和口腔治疗椅两大部分组成。整体设计要求呈现流线型、程控、脚控或感应开关，减少触摸，具有抗医源性感染能力；水、气管路有防回吸、独立供水等装置系统。

牙椅主要由底板、支架、椅座、椅背、扶手、头托及头托按钮及控制开关等装置组成。兼备排湿、清洗、干燥功能；提供清洁无菌的工作环境功能；椅面材料选用紧密、光洁、耐老化的高分子材料制作，达到易清洁，抗玷污，减少病原微生物，并保持其在医院消毒环境中长期稳定，同时为患者提供可靠舒适的支撑及体位变换功能；为医生和护士提供最佳操作体位功能；具有良好的控制功能和信息处理功能；以及环境保护、美学和技术经济性等功能。

综合治疗台和牙椅可以给病人提供一个舒适、放松、稳定的体位，提高就医舒适性和耐受力。综合治疗台上的头托是支持患者头部，减少患者在治疗过程中头部的活动，具有良好固定作用，保证患者头颈部的安全、舒适；牙椅靠垫软硬应适度，头靠、背靠和椅面的调节要求灵活；冷光源灯具有淡化、消除阴影，光线柔和、细腻的自然光效果，画面清晰等功能，可按需调节，保证术区视野清晰；手机接口是手机与气软管、输水管的连接体，连接可推动手机风轮旋转和水雾产生，使手机进入正常工作状态；吸引器根据负压产生方式可分为强吸引器和弱吸引器，可用于吸出口腔内的废弃物及分泌物。

二、医护用椅

座椅是保持医生正常操作姿势与体位的重要保证，基本要求是椅位能上下调节，有适当厚度的泡沫软垫，坐垫柔软适当，可使医生和护士臀部完全得到支持，小腿和足有一定的空间，有利于医生和护士更换体位。座椅的高度以使医生大腿与地面平行，下肢自然下垂为宜。

1. 医生座椅是医生保持正常操作体位和姿势的重要支撑，座椅要求软硬适度，上、下调节幅度为38~45 cm；靠背呈镰刀形，半径为30 cm ，可以360° 旋转，为医生提供前倾和侧弯的支撑，可以全方位在地面滑动。

2. 护士椅腰间有扶手，底座有环形脚踏，工作时护士双脚放在座椅脚踏、维持舒适的平衡工作位置上。

三、活动器械柜

活动器械柜的顶部是较为宽敞、作为护理操作的工作台面，并放置治疗所需用物；下层柜内要求柜子储物空间较大，可以放置治疗和护理必备的各种小器械、材料、药品。

四、边台

边台可以根据治疗和护理单元的需要进行多功能化设计和安装，以便于储存和取用治疗和护理的器具，台面可作为写字台，并放置计算机、打印机等辅助设备，使工作更为方便快捷。

五、洗手设施

洗手设施是预防医源性感染的必备设施。设施要求：洗手槽采用特制的坡度设计，可有效防止水溅到洗手池外，各水嘴独立设置；水龙头可分别采用膝碰、脚踏式和感应方式开关，常备抗菌洗手液、干手纸或干手机；每个洗手位应带独立镜灯和镜子，可自带电热水器，自由设定出水温度，一年四季可提供恒温水。

第二节　口腔四手操作技术

口腔诊疗过程是一个极为精细的操作技术配合过程，其操作范围多在分毫之间，无四手操作的医生、护士在操作时往往处于扭颈、弯腰、曲背以及双眼斜视等强迫体位状态，全身多数肌肉很不协调，巡回护士不能及时有效配合治疗，医、护、患的诊疗和就医体验极差。口腔四手操作技术的发展和应用是随着世界牙科工业技术不断发展、器械不断改进和优化，在保护口腔医生、护士的体力和健康以及保证患者安全、舒适的前提下，逐步完善发展并形成国际标准化的牙科操作模式。

【目的】

规范医生及护士的操作姿势使其降低劳动强度，减轻医护人员职业损伤；规范病人的诊治体位，可以确保患者舒适的治疗卧位，能极大提高患者的就诊体验；有效避免医院感染；使治疗和护理时间大为缩短，提高工作效率和质量。

【适宜对象】

适用于口腔门诊接受检查和治疗的患者。

【基本操作技能】

1. 口腔四手操作体位及要点：口腔四手操作体位及要点见表3-9-1。

表 3-9-1　口腔四手操作体位及要点

体位	要点
1. 医生的体位 （1）医生的坐骨粗隆与股骨粗隆连线呈水平状，大腿与地面约呈15° 角，身体长轴平直，上臂垂直，肘维持与肋接触，头部微向前倾，视线向下、两眼瞳孔的连线呈水平位，双手保持在心脏水平 （2）医生的眼与患者口腔距离为36~46 cm	●采用平衡舒适的坐位，与患者保持适宜的距离
2. 护士的体位 （1）护士应面对医生，座位比医生高10~15 cm （2）护士双脚放在座椅脚踏上，维持舒适的平衡工作位置。髋部与患者肩部平齐，大腿与地面平行 （3）左腿靠近综合治疗台并与综合治疗台边缘平行，护士的座椅前缘应位于患者口腔的水平线上，应尽可能靠近患者以便与医生传递交换的器械和材料，确保医生保持正确的操作姿势，减少其在精神、体力上的疲劳	●护士体位有利于观察与配合操作
3. 患者的体位 （1）患者采用平卧位，诊疗椅靠背呈水平或抬高7° ~15° ，脊柱完全放松，头部位置舒适 （2）当医生的头部和眼睛正确地向前倾斜时，口腔部应在医生眼睛的正下方，患者的上颌殆面平行于医生的身体，下颌殆面与医生面部相对，头部与心脏平位。患者头部必须靠于头托端部。	●患者平卧舒适、安全，操作高度、角度适合技术操作

2. 四手操作区域及要点：以患者的口腔为中心，将医生、护士和患者严格划出不同的区域，保证各区域中的活动和器械互不干扰，以保证通畅的工作线路和默契的相互配合。将医生、护士、患者的位置关系以患者的面部作为中心假想成一个时钟面，将手术区域分为4个时钟区（见表3-9-2）。

表 3-9-2　四手操作区域及要点

区域	要点
1. 医生工作区：在假想时钟的7~12点区域，医生可在此区内根据患者的口腔情况调整最佳体位工作，不能超出此界限；在这一区域可放置一个小的工作台、手机和手机架；上颌操作多选11~12点区，下颌操作多选7~9点区	●医生在工作区移动自然、顺利和无障碍
2. 静止区：在假想时钟的12~2点区域， 此区可选用一个工作台方便护士进行护理操作，拿取和放置治疗与护理所需的设备、器械、材料	●工作台方便物品取用和操作
3. 护士工作区：在假想时钟的2~4点区域为护士工作区，除护士在此工作区外，还有护理用四手操作控制键盘、吸引器、三用水枪等护理设备；护士可以取用静止区工作台上的治疗和护理用物	
4. 传递区：在假想时钟的4~7点区域，为了保证传递的安全、顺畅和无污染，器械的传递在患者的颏部以下、胸以上，尽可能靠近患者的口腔位置完成	●为确保治疗顺畅进行，此区不能再放置其他任何治疗和护理物品

3. 四手操作口腔器械的握持：在四手操作过程中，为保持医生和护士正确的平衡操作体位，最大效率地利用治疗时间及提高工作质量，护士应协助医生在正确的位置应用正确的握持方法传递所需要的仪器、器械、材料。口腔四手操作器械握持法及要点见表3-9-3。

表 3-9-3 口腔四手操作器械握持法及要点

器械握持法	要点
1. 握笔法：临床上最常使用的器械传递法为握笔式直接传递法。握笔法是指器械握在拇指与示指之间，中指放在下面作支持，用中指末端作为支点，类似握钢笔的方法，是临床上最常用的器械握持方法。常用于手用器械、探针等器械的握持	●护士应注意握持器械的部位及方法
2. 改良握笔法：改良握笔法是指用拇指、示指、中指握持器械柄部，中指腹紧贴器械的颈部，示指的第二指关节弯曲，拇指、示指、中指构成一个三角形力点 。常用于刮治器、雕刻刀等器械的握持	
3. 掌握法：掌握法是指器械握于手掌内，示指、中指、无名指和小指并拢扣住一侧器械柄，拇指扣住另一侧器械柄，利用拇指及鱼际肌和掌指关节活动来张开或合拢器械，常用于拔牙钳、橡皮障夹钳、技工钳等器械的握持	
4. 掌拇指法：是指器械握于手掌内，四指紧绕器械柄，大拇指沿器械柄伸展，尽量靠近工作端作为手指支点，常用于牙铤、三用枪、强力吸引器等器械的握持	
5. 抓持法：抓持法是用拇指、中指、无名指和小指握住器械，示指沿器械柄伸展作为支点，更好地使用器械，常用于调拌刀等器械的握持	
6. 指套法：分为单指套法和两指套法。单指套法即拇指插入器械柄的环内，食指和中指夹持器械柄并将器械托起，常用于碧蓝麻醉剂注射器等器械的握持。两指套法即拇指和无名指分别插入器械柄的两环内，中指放在无名指环上，食指压在器械轴节处作为支撑，常用于剪刀、针持等器械的握持	

4. 口腔四手操作器械的传递：口腔器械传递的基本要求：护士左手用轻微向前向下的力量把器械传递到医生手中，医生必须保持正确的体姿，张开其手及手指能稳固地一下子握持住器械，并不需要再转换手指的位置，更不是医生从护士手中去拿器械。口腔四手操作器械传递法及要点见表3-9-4。

表 3-9-4 口腔四手操作器械传递法及要点

器械传递法	要点
1.单手传递法：最常用的方法为握笔式直接传递法，用于传递单支使用器械时的器械传递方法。护士左手保持在传递区，以拇指和食指握住器械非工作端部位，工作端指向治疗牙的牙位方向，中指置于器械下面作为支持，器械在传递区的位置方向与患者额部平行，护士传递时左手轻微用力传递器械于医生手中。医生以右手拇指和食指接过握住器械工作端的2/3部位，中指置于器械下面作为支持	●禁止在患者头面部传递器械，以确保患者治疗安全 ●传递器械要准确无误，防止器械污染 ●器械的传递尽可能靠近患者口腔
2.双手传递法：双手传递法适用于两支同时使用器械的传递方法，临床上最常使用的双手器械传递法为双手握笔式直接传递法。护士双手保持在传递区，以拇指和食指握住器械非工作端部位，中指置于器械下面作为支持，器械在传递区的位置方向与患者额部平行，护士传递时双手轻微用力传递器械与医生手中。医生用双手以拇指和食指接过器械，握住器械工作端的2/3部位，中指置于器械下面作为支持	
3.锐器传递法：临床上使用的锐器器械品种较多，在传递和使用过程中，锐器刺伤的概率较大；因此，在传递麻醉剂注射针、刀片、剪刀、缝针时不能用手直接传递，需放置于弯盘内传递，使用完毕绝对不能双手回套针冒	

5. 口腔四手操作器械交换：医护器械交换的基本要求是护士知晓医生的需要，并设定通畅的器械交换路径和医生合理有序的器械使用顺序；医生使用完毕应有明确示意，医护的手和手腕处于自然的工作状态。临床上最常用的器械交换法为单手平行器械传递法、双手器械交换法和旋转器械交换法，见表3-9-5。

表 3-9-5 口腔四手操作器械交换技术及要点

器械交换法	要点
1. 单手交换法：是临床上最常用的器械交换法。医生将使用完毕的器械工作端拿离患者的牙齿，将器械柄向外移出2 cm示意护士交换器械；护士将准备好交换的器械置于传递区内与医生手中的器械平行交换	●护士应提前了解病情及治疗程序，准时、正确交换医生所需器械。器械

续表

器械交换法	要点
医生将手中器械的非工作段向前向下接近护士的小手指，护士以左手的无名指和小指勾夹住医生器械非工作段，收回器械。同时护士再将拇指、示指及中指握住器械非工作段递送备用器械给医生，医生右手拇指、食指分开呈接器械工作端的2/3部位，中指置于器械下面作为支持，完成交换器械	交换过程中，以保证器械交换顺利，无污染、无碰撞，避免针刺伤
2. 双手交换法：常用于交换体积较大的器械或交替使用的器械，如印模托盘、橡皮防水障器械、交替使用的器械等。医生将右手使用后的器械轻微用力向护士左手掌中传递，护士握住工作端准确收回。同时，护士将右手准备传递备用器械的非工作端向前向下轻微用力置于医生手中	
3. 旋转器械交换法：同一双头器械在使用中，如医生需使用该器械的另一端工作时，护士右手以无名指和小指夹住接过医生使用过的器械后，以拇指和食指握住器械使用过的工作端部位旋转器械，再以中指置于器械下面作为支持，将待用的工作尖交换给医生使用，交换方法同单手传递法	
4. 小器械交换法：护士将扩锉针从小号到大号依次插在棉球或无菌泡沫块上，以左手拇指与食指夹持并置于传递区，尽量靠近患者口腔边缘，以便于医生按需要依次取用，使用完毕后医生仍将扩锉针递回	

6. 吸引器与三用枪的使用：吸引器是现代口腔治疗中必备的工具之一，为保持手术视野的清晰，应及时吸净口腔内的水雾、粉末及唾液。护士在进行操作时，吸引器和三用枪应配合使用，以不影响医生的视线和操作、保持治疗区域清楚、明晰为原则。吸引器与三用枪使用操作步骤和要点见表3–9–6。

表 3-9-6 吸引器与三用枪使用操作步骤及要点

操作步骤	要点
1. 吸引器的使用：护士用握笔法或掌拇指法握住吸引器进行吸唾，保持治疗区域清楚、明晰 （1）治疗上前牙腭侧时：吸唾管放于口底、磨牙后垫处，交替吸唾 （2）治疗上前牙唇侧时：吸唾管放于前庭沟处吸唾并牵拉上唇，患者口内积水略多时换于磨牙后垫处吸唾 （3）治疗上颌后牙时：吸唾管放于下颌磨牙上或下颌磨牙后垫吸引，行颊侧治疗时注意协助牵拉颊部 （4）治疗下颌前牙时：吸唾管可放于前庭沟、口底、磨牙后垫处，交替吸引，注意遮挡舌尖或提拉下唇 （5）治疗下颌后牙时：吸唾管放在磨牙颊舌侧或磨牙后垫处，交替吸引，治疗后牙颊侧时协助牵拉颊部；治疗后牙舌侧时协助医生遮挡舌体 （6）治疗结束时，吸唾器不要马上移出，应将口腔内剩余唾液彻底吸净	●掌握口腔内不同部位治疗时吸引器放置的位置和操作要领；一般情况下，吸引器应放入治疗部位附近区域，以确保口腔内操作空间；注意规范性操作，勿紧贴黏膜，以避免损伤黏膜和使管口封闭；操作时动作宜轻柔，力争牵拉软组织时患者无不适感
2. 三用枪与吸引器的配合使用：为保证术区清晰又不干扰医生的治疗操作，护士需做好三用枪和吸引器的配合使用 （1）操作时，护士左手持三用枪冲洗患者口腔，右手持吸引器以触点式或面式接触滑动吸引器吸唾 （2）若发现医生使用的口镜表面出现起雾的状态时，需用三用枪水清洗镜面，并迅速吹干镜面，保持清洁可视 （3）器械放置的顺序为：吸引器→高速涡轮机→口镜→三用枪 （4）取出的顺序为：三用枪、高速涡轮机、口镜	

【注意事项】

1. 四手操作基础设施完备，功能良好。

2. 参与医生制定的合理工作程序，保证治疗和护理正确实施。

3. 四手操作时医、护、患姿态正确，并处于各自的时钟区内。

4. 治疗前协助患者认真用漱口液鼓漱或含漱，去除口内大部分细菌。

5. 协助医生拉开患者口腔软组织，操作时动作应轻柔，尽量减少患者的不适，无软组织损伤。

6. 医护间器械的交换和传递在患者颏部以下胸部以上进行，切忌在患者面部进行操作。

7. 使用吸引器时，应掌握口腔内不同区域内吸引器放置的位置和操作要领。吸引器勿靠近咽喉敏感区域操作，不可遮挡医生视线。吸引器应采用触点式或面式接触滑动吸唾，切勿长时间在同一部位吸引，以免损伤病人黏膜。

【知识拓展】

牙科微创技术

牙科微创技术是强调最小限度介入，要求尽可能保留牙体的治疗和防治技术相结合的方法。主要包括：ART技术、化学机械去龋技术、微创窝洞预备技术、喷砂制备洞形技术、激光技术、臭氧治疗法、窝沟封闭技术等多项技术。

第三节 口腔四手操作技术在临床的应用

一、阻生牙拔除术的四手操作技术

由于现代人的饮食结构和习惯发生变化，食物日益精细，颌骨在发育过程中缺乏有效的生理刺激，导致骨量相对小于牙量，颌骨缺乏足够的空间容纳全部恒牙，而最后发育萌出的第三磨牙常发生阻生。而阻生牙与周围颌骨组织、邻牙关系密切，位置多变，难度大，手术操作时间长，器械使用复杂多变，对手术视野清晰度要求高。术中采用四手操作可以提高视野清晰度、缩短手术操作时间，减少交叉感染，提高了手术操作的安全性，保证了手术顺利完成。

【适宜对象】

1. 反复发炎的阻生牙。
2. 已经发生龋坏的阻生牙。
3. 导致食物嵌塞的阻生牙。
4. 已引起牙源性囊肿或肿瘤的阻生牙。
5. 正畸治疗需要拔除的阻生牙。

【目的】

医、护、患处于平衡、放松、舒适位，以尽可能小的损伤拔除患牙，减除患牙所造成的不利影响，最大程度减小患者生理及心理创伤，预防或减少术后并发症，减轻患者痛苦。

【操作步骤及要点】

1. 护士准备：着装整洁，仪表端庄，修剪指甲，洗手，戴口罩。

2. 用物准备：一次性检查盘一套、漱口液及口杯、治疗盘2个、避污套、洞巾、治疗巾、吸唾器、纱球、棉签、车针、牙钳、剪刀、持针器、弯脉镊、刮匙、牙挺、大骨膜剥离器、小骨膜剥离器、11号尖刀片及刀柄、镊子、探针、口镜、高速外科手机、缝合针线、麻醉药品、注射器、无菌手套、碘伏、75%酒精、一次性防护服、面罩。

3. 阻生牙拔除术的四手操作技术步骤及要点见表3–9–7。

表 3-9-7 阻生牙拔除术的四手操作技术步骤及要点

操作步骤	要点
1. 诊疗环境整洁、安静，牙椅功能正常	●环境安静、安全
2. 备齐用物，携至椅旁	●节省时间和体力
3. 评估患者全身有无系统性疾病、过敏史；口腔局部有无红、肿、痛；与医生核对牙位并签署拔牙知情同意书	●防止差错，确保安全
4. 术前宣教，告知拔牙术前和术中的注意事项	●缓解紧张、恐惧情绪
5. 协助患者上椅位，为其系上治疗巾	
6. 采用鼓漱法漱口	●防止术后伤口感染
7. 根据牙位将牙科椅位调节至舒适卧位	●利于操作
8. 从患者胸部向头面部移动调节光源	●避免刺激患者的眼睛
9. 准备麻醉药品，与医生再次核对牙位、麻醉药品及过敏史，左手拇指和食指持针筒部位，右手轻触护住针帽，将注射器置于治疗盘传递给医生，协助注射麻醉药品	●安抚患者，缓解紧张情绪 ●观察患者面色、表情 ●防止针刺伤
10. 医生、护士穿一次性防护服，戴面罩	●标准防护
11. 消毒口周，检查拔牙包有效期	
12. 打开在有效期内的拔牙包，传递治疗巾和洞巾给医生分别铺于患者胸前和头面部	●防止交叉感染
13. 安装好吸唾器并将远端固定于治疗巾上	●防止滑脱
14. 按手术使用顺序整齐摆放器械	●便于传递
15. 双手传递法将探针、口镜传递给医生，检查麻醉效果，并与医生再次核对手术牙位	●防止拔错牙
16. 将置于弯盘中的手术刀，大、小骨膜剥离器依次传递给医生行牙龈翻瓣术以暴露术野，及时吸尽口内血液和分泌物	●防止锐器损伤，保证手术视野清晰
17. 将外科长柄车针的工作端插入纱球中传递给医生装入高速涡轮机中进行去骨和分牙，配合吸唾	●防止误吸
18. 传递牙挺给医生将患牙挺松	
19. 传递弯脉镊给医生用于夹取拔除的牙体组织	

续表

操作步骤	要点
20. 传递刮匙给医生搔刮牙槽窝中碎片或肉芽组织等	
21. 将缝针线、剪刀及持针器放在弯盘中传递给医生行拔牙创缝合	●避免锐器损伤
22. 传递纱球给医生放于拔牙创口并嘱患者紧咬20分钟	●压迫止血
23. 清洁患者口周，撤去用物，询问有无不适	
24. 协助患者从操作位变成坐位，休息3～5分钟	●防止体位性低血压
25. 术后健康指导 （1）告知患者术后1~2天内伤口有少量渗血，无须特殊处理。若出血明显应及时复诊 （2）告知患者术后不要反复吸吮伤口或吐唾，以免口内负压增加，引起出血 （3）告知患者术后当日应进食温凉软食或流质饮食，不宜进食过热、过硬的食物 （4）告知患者注意休息，勿参加激烈运动，尽量少说话 （5）告知患者，如面部肿胀，可用冷毛巾或包有冰块的干毛巾冷敷15分钟后，间隔15分钟再冷敷15分钟 （6）告知患者术后遵医嘱服用抗生素和止痛药 （7）告知患者进食后应及时漱口，保持口腔清洁 （8）缝合伤口者嘱术后5～7天拆线	●健康指导尽可能详细、全面，减轻患者紧张感 ●减少出血 ●防止出血及烫伤 ●方法得当，防止冻伤 ●观察用药反应

【注意事项】

1. 术前充分评估，良好沟通可以减少手术意外的发生。

2. 正确传递和交换器械，缩短手术时间，避免职业暴露。

3. 正确、规范有效吸唾，保持呼吸道通畅，防止误吸。

4. 严格执行牙位核查，防止差错发生。

5. 严格执行无菌操作规程，有效控制交叉感染。

6. 术中严密观察病情，积极配合急救，确保医疗安全。

【知识拓展】

微创拔牙

传统拔牙以解除阻力方式为增隙或劈开，使用锤凿等方式给患者心理、生理上都造成较大的创伤甚至可能引发冠折、出血、严重感染等并发症。随着时代的进步，微创拔牙的理念和实践日益得到加强。

目前阻生牙拔除都采用微创方法，微创拔牙不仅是使用微创牙钳、牙挺等器械，更重要的是使用超声骨刀、高速涡轮机通过“多分牙，少去骨”的原则解除阻力，从而达到减轻患者局部创伤和紧张情绪的目的。

二、牙种植体植入术的四手操作技术

牙种植体植入术的四手操作是指在牙种植体植入术中，医生与护士双人四手进行操作配合，能有效提高牙种植体植入术操作过程中的医护合作程度，直接提升了口腔种植的医疗和护理质量，同时缩短了整个种植治疗操作时间，让患者充分享受精细化、舒适化的种植治疗技术。

【适宜对象】

牙列缺失或牙列缺损需进行牙种植体植入术的患者。

【目的】

配合医生使用种植专科器械和工具，在缺牙区备制种植窝洞，将种植体植入牙槽骨内，为后期完成种植义齿修复做好准备。

【操作步骤及要点】

1. 护士准备：护士着装整洁，戴手术帽、口罩，按标准防护穿戴手术衣及灭菌手套。

2. 患者准备

（1）术前核对患者的基本信息并评估患者的身体状况及有无药物过敏史等。

（2）告知患者手术流程、术式及麻醉方式和相关治疗步骤及配合注意事项。

（3）常规测量血压并记录，对60岁及以上老年患者视情况在心电监护下行种植外科治疗。

（4）评估完毕后助手带领患者进入手术间。

（5）迎接患者坐上治疗椅位，为患者戴上一次性手术帽。

（6）指导患者完成术前口内消毒。

（7）根据手术部位，护士调节椅位和椅背头靠至适宜位置。

3. 用物准备：准备的无菌手术布包包括手术布包、外科手术器械盒、种植手术工具盒、种植弯机工具盒、种植机（包括主机、脚踏板、电缆线、冲洗液支架等）、无菌生理盐水、麻醉剂、无菌瓶架罐、棉签、5 ml冲洗空针、一次性牙龈冲洗器、吸唾管及负压吸引管连接器、手术刀片和缝针缝线、种植外科治疗病历和知情同意书、牙种植外科治疗记录单、牙钻使用标记卡、高值耗材登记本等，如有特殊需要时，遵医嘱备好上颌窦提升器械、骨挤压器等特殊器械。

4. 牙种植体植入术的四手操作技术步骤及要点见表3–9–8。

表3–9–8　牙种植体植入术的四手操作技术步骤及要点

操作步骤	要点
1. 助手检查标签名称、有效期和消毒指示带，查看布包有无破损、潮湿等并打开布包外层	

续表

操作步骤	要点
2. 护士依次铺弯机放置台面、头巾、胸巾，护士与医生共同铺手术孔巾	●铺头巾时从患者头顶部包住眼部以上的非手术部位，注意松紧适宜
3. 助手传递一次性吸唾管、负压吸引管连接器，护士连接吸唾管并将其固定于无菌孔巾上	
4. 助手检查种植机工具盒和一次性牙龈冲洗器外包装，传递上述用物于无菌器械台	
5. 助手传递种植机工具盒给护士，双人清点盒内数目并记录	●防止差错
6. 护士将种植弯机安装在电机上，并将冲洗管安装在弯机头出水口	
7. 护士将弯机与电机连接处套上无菌机臂套，连同弯盘放入种植弯机工具盒一并传递给医生	
8. 助手打开种植机电源，调节主机面板进入种植治疗程序	
9. 医生传递一次性牙龈冲洗器插口端予助手，助手安装牙龈冲洗器于种植机上	
10. 助手将电机电缆接口连接到种植机上，并检测种植机运行是否正常	●轻踩脚踏板工作键检测种植机泵功能、旋转情况、旋转方向工作是否正常，以及冲洗系统的紧固程度
11. 助手检查外科器械盒无菌包装后，传递给护士，双人清点数目并记录。护士依照手术需要顺序放置外科器械	
12. 准备冲洗盐水、麻醉针、缝针线和刀片等用物	
13. 助手打开手术灯，根据手术部位调节灯源，保障术区视野清晰、明亮	
14. 护士传递口镜、探针给医生，医护共同完成术区牙位核查。检查完毕后，护士收回探针，放置于无菌器械台面	

续表

操作步骤	要点
15. 护士传递注射针具给医生并协助其进行局部麻醉，协助牵拉口角和及时吸唾。麻醉剂注射完毕后，护士用弯盘收回注射针具，并用纱布保护工作端。用弯盘传递纱球、镊子给医生，患者将纱球咬在术区压迫止血，等待麻醉剂起效	●防止锐器刺伤，有效吸唾的同时要注意防止吸唾器干扰医生的操作
16. 护士将刀片装上手术刀柄备用后收回镊子、纱球后，传递探针，医生检查麻醉效果	
17. 护士传递手术刀给医生做牙龈切口，协助牵拉口角。待医生操作完毕用弯盘收回手术刀	
18. 护士传递骨膜剥离器给医生，并手持另一骨膜剥离器协助翻开骨膜，暴露术区骨面	
19. 护士收回骨膜剥离器并传递骨刮器给医生，清理骨面软组织，暴露牙槽骨嵴	
20. 护士将大号球钻，安装于种植弯机卡槽内，传递给医生用于修整牙槽嵴，并及时吸唾；助手调整种植机至适宜参数	●护士应熟悉种植外科步骤，有预见性地安装所需钻针，有效配合医生的操作
21. 护士传递骨膜剥离器给医生用于牵拉一侧皮瓣，并用右手持另一骨膜剥离器协助医生牵拉另一侧皮瓣，及时吸唾，充分暴露术区视野	
22. 护士用湿润纱球擦拭并取下大号球钻，放于器械台湿润纱布内湿式保存	
23. 护士同法更换中号球钻装好弯机后传递给医生快速钻穿骨皮质，扩大定位点	
24. 护士同法更换先锋钻装于弯机后传递给医生备孔，将测量杆传递给医生，用于测量种植窝洞方向	
25. 医生继续扩孔，护士再次传递测量杆予医生，验证种植窝洞深度。种植窝洞测量完毕后，护士取出大一号扩孔钻装于弯机递给医生，助手将种植机调节至相应参数，护士协助吸唾。每级扩孔钻更换前均应使用测量杆验证方向和深度	

续表

操作步骤	要点
26. 护士取出颈部成型钻装于弯机上，递给医生；助手调节种植机参数至相应数值	
27. 护士取下颈部成型钻后，将机用适配器和机用攻丝钻安装于种植弯机，传递给医生。助手调节种植机参数至相应数值	
28. 护士取下攻丝钻，并湿式保存	
29. 护士传递冲洗针给医生，冲洗种植窝洞，并协助及时吸唾	●防止植入性耗材出现差错 ●种植体不能直接与纤维类、橡胶类、金属类等接触，以免破坏其表面涂层，影响骨结合
30. 助手与医生核对种植体无误后，连同种植体无菌包装置于器械台无菌碗内	
31. 助手调节种植机相应参数，护士传递种植体，持骨膜剥离器牵拉瓣膜，协助医生旋入种植体，并及时吸唾	
32. 护士用无菌弯盘传递手用种植体适配器、固定扳手与棘轮扳手，协助医生取出种植体携带体后收回固定扳手、棘轮扳手、手用种植体适配器及携带体	●注意清点，避免小器械误吞误吸
33. 助手与医生核对覆盖螺丝或愈合基台信息，置于无菌碗内。护士用弯盘传递覆盖螺丝或愈合基台、手用改刀，医生将覆盖螺丝或愈合基台就位，协助暴露视野，并及时吸唾	
34. 护士收回剥离子、手用改刀，并将手用改刀保存于湿润纱布内	
35. 关闭创口前，助手与护士双人核查清点种植手术工具盒数目	●避免差错
36. 清点无误后，护士将缝针缝线、持针器用无菌弯盘递给医生。及时协助吸唾、牵拉口角，并用线剪剪除线头	
37. 护士传递口镜、冲洗空针给医生，协助冲洗患者术区及口腔。冲洗完毕，护士收回冲洗空针，传递纱球给医生，用于压迫止血	

续表

操作步骤	要点
38. 护士收回口镜后，用盐水湿润的纱球轻拭患者口周血迹	
39. 助手关闭手术灯，护士告知患者手术完成，依次取下吸唾管、无菌单、治疗巾	
40. 整理用物，消毒备用	

【注意事项】

1. 种植手术期间护士在积极配合医生手术的同时，还应密切观察患者的反应，询问患者的感受，告知如有特殊情况及不适，应及时举左手示意。

2. 巡回护士需掌握种植外科治疗步骤与种植机相应的参数数值，正确及时地调节操作参数。

3. 术中应预防患者误吞误吸，并熟悉小器械误吞误吸的处理流程。

4. 种植体及其配件只能在有效期内一次性使用。如遇种植体包装已破损或此前已打开，视该种植体已被污染，不可使用，切忌自行消毒灭菌。

5. 严禁无菌手套、金属器械或器具、病人唾液等接触到种植体，避免影响其表面涂层，从而影响术区的骨结合。

6. 应使用专用的镊子夹取种植牙钻、取骨器等手术器械，避免灭菌的钻针受到污染。

7. 使用过的钻针应置于湿润纱布内保存。

8. 牙钻在每次使用后应在使用图上标记。若变钝或达到最大使用频率，应及时更换，以避免因机械创伤带来的骨损伤。

9. 种植手术期间护士在积极配合医生手术的同时，还应密切观察患者的反应，询问患者的感受，如有特殊情况及不适，需及时处理。

【知识拓展】

牙种植的发展史

早在5 000年前的埃及、4 000年前的中国就已有不同材料制成的人工牙植入颌骨修复缺失牙的记录。800年前，我国宋代楼钥所著《玫瑰集》中，已有种植牙的记载。最初用黄金，以后用铅、铁、铂、银等金属，再后来也用瓷、橡胶、宝石、象牙等。最初是利用死者口内拔下来的牙齿，由牙科医生植入患者口中，但由于疼痛、感染率较高，存留时间不长，成功率低，使用很受限。

1909年，英国的牙科杂志首次以文献的形式报道种植牙。1936年以后，随着工业革命的发展，出现了高强度和抗腐蚀性能良好的金属，如钴铬合金、钛等，同时，种植牙的形态设计、种植方法及临床评价等不断改进，使口腔种植技术有了很大的发展。1936年，Veneble和Stuck证明了钴铬钼合金的耐腐蚀性。1939年，Srock使用钴铬钼合金制成了根形螺钉状种植体。1943年，德国的Dahl发明了纽扣状的种植体。1946年，Goldberg和Gershkoff开始推广使用骨膜下种植体。20世纪50年代中期，瑞典哥德堡大学Branemark和Albrektsson教授在骨髓腔内微血管血流状态研究课题中，使用了高纯度钛作为植入材料，发现纯钛与机体生物相容性很好。1966年，Branemark教授提出骨整合理论。这一概念迄今仍被作为种植成功的标致。1967年Cowland和Lewis首次报道了玻璃碳这种无机物制成的种植体，但成功率非常低。1969年，Linkow报道了叶状种植体，该种植体外型呈叶片状，对骨的宽度要求较低，但由于其穿龈结构设计缺陷，这类种植体目前已极少使用，1970年，Roberts报道了下颌升支骨内种植体，该种植体植入下颌骨的两侧升支以及下颌骨前份，用杆相连接，从而对全口义齿进行固位。口腔种植牙技术的发展已将缺失牙齿的修复渐渐推进到种植牙时代。

三、牙周洁、刮治术的四手操作技术

牙周洁治术和刮治术是牙周病的基础治疗。牙周洁治术是用洁治器械去除龈上牙石、菌斑和色渍，并磨光牙面，以延迟菌斑和牙石再沉积；龈下刮治术是用比较精细的龈下刮治器刮除位于牙周袋内根面上的牙石和菌斑。

【适宜对象】

牙龈炎、牙周炎患者。

【目的】

1. 采用机械洁、刮治技术去除局部菌斑、牙石。

2. 消除局部炎症，消除危险因素，使炎症减轻到最低程度，为后续做好基础治疗。

3. 同时应用四手操作技术配合医生进行牙周洁、刮治疗，能有效地提高医生医疗质量与工作效率。

【操作步骤及要点】

1. 操作者准备：医护着装规范、洗手、标准防护。

2. 用物准备

（1）一般用物准备：探针、镊子、口镜、治疗巾、口杯。

（2）特殊用物准备：洁牙手柄、洁牙尖（A、B、P、PS）、上针器、低速手机、橡皮轮、0.2%复方氯己定漱口液、3%过氧化氢溶液空针、0.2%复方氯己定空针、碘甘油空针、盐酸丁卡因胶浆、专效脱敏牙膏。

（3）其他用物准备：防护眼镜、面罩、手套、吸唾管、棉签、纸巾、传递盒、面镜。

3. 实施：牙周洁、刮术的四手操作步骤及要点见表3-9-9。

表 3-9-9　牙周洁、刮治术的四手操作技术步骤及要点

操作步骤	要点
1. 备齐用物，环境评估，治疗区域是否有障碍物	●防止有造成患者跌倒等安全隐患
2. 评估患者健康情况，有无血小板、凝血功能异常	●防止术中出血不止
3. 协助患者坐上椅位，为其系上治疗巾	
4. 指导患者行术前漱口1分钟	●以减少口腔内的病原微生物
5. 调节椅位、光源、给患者戴防护眼罩	
6. 医护分别坐于各自的时钟位置，护士将探针和口镜同时传递给医生	●根据病情调试水及功率大小
7. 调试仪器，护士打开洁牙机开关并试踩脚踏	
8. 龈上洁治，将洁牙柄传递给医生	
9. 术中配合，吸唾、调节光源，上颌操作时，光源位置调节。倾斜位置45°，下颌操作时，光源垂直于口内	●吸走口内水、唾液，保持术区清晰
10. 护士传递蘸有丁卡因的棉签给医生，为患者涂抹表面麻醉剂	●减轻患者疼痛感觉
11. 更换龈下工作尖，做龈下刮治	
12. 传递探针进行检查，是否还有残留的牙结石	●抛光牙面，防止色素沉着 ●冲洗，消炎
13. 涂脱敏膏，橡皮轮打磨抛光处理牙面	
14. 牙周袋内冲洗，传递3%过氧化氢溶液冲洗空针给医生，冲洗完后，再将0.2%复方氯己定冲洗空针传递给医生	
15. 牙周袋内上药：碘甘油	
16. 协助患者下椅位，整理用物	

【注意事项】

1. 正确选择取用工作尖。注意区分龈上工作尖和龈下工作尖（A、B、P、PS），各类洁牙尖按需使用。

2. 正确安装工作尖。

3. 调试洁牙机功率、水量大小。

4. 传递器械：操作中注意医护配合默契，禁止在头面部传递器械。

5. 按需放置吸引管位置。

【知识拓展】

牙周洁、刮治术的四手操作发展简史

牙周洁、刮治术的形成与发展是人类在追求美丽清洁牙齿的“文明进程”中，伴随人类对口腔世界不断进行探索，而逐渐形成发展的，其亦是人类文化发展的一部分。在近代文明之前，人类已经意识到清洁牙齿和保护牙齿健康的重要性，如《圣济总录》卷一百二十一《揩齿》中就说：“揩理盥洗，叩琢导引，务要津液荣流，涤除腐气，令牙齿坚牢，龈槽固密，诸疾不生也……或缘揩理无方，招风致病，盖用之失宜，反义为害，不可不知也。”其大意为：清洁牙齿与身体健康息息相关，一定要按照一定的方式进行清洁方可使牙齿牢固，进而百病不生，若清洁无方，则牙齿不好，可能引起全身疾病；同样，在近代文明之前，通过咀嚼齿木清洁牙齿已是人类的普遍做法，如玄奘《大唐西域记》记载印度人：“馔食既讫，嚼杨枝而净。”

随着近代科学与文明的快速发展，人类已从微观水平认知到牙菌斑是牙周疾病的始动因子，是定居在牙面、牙与牙之间或者义齿表面的细菌群落，由于其扎根牢固，无法用水冲刷掉或漱掉，只能用机械方法清除，而传统的咀嚼齿木与牙刷刷牙无法达到完全清除牙菌斑的目的，尤其对于患有严重牙周病的患者，刷牙无法防止牙周病的进一步发展。为进一步清除或减少牙菌斑，消除或降低局部炎症，或为后续治疗提供基础，便产生了用机械刮治牙齿齿面，清除牙菌斑的专业技术，即龈上洁治术和龈下洁治术。

牙周洁、刮治术的四手操作，即采用1945年美国Kil Pathoric提出的“四手操作”理论，进行牙周洁、刮治术的实际应用，该四手操作技术可改变牙科医生长期弯腰、扭颈的工作姿势，减少牙科医生身体及精神上的疲劳，缩短患者就诊及治疗时间，提高工作效率。

四、口腔正畸托槽粘结护理四手操作技术

口腔正畸托槽粘结护理四手操作技术是用粘结剂将托槽粘结于牙面上，利用结扎丝或橡皮圈或自锁装置把主弓丝和托槽连接在一起，从而移动牙齿。

【适宜对象】

口腔正畸托槽粘结护理四手操作技术适用于错殆畸形固定矫治患者。

【目的】

移动牙齿，矫治错殆畸形。

【操作步骤及要点】

1. 医护准备：穿戴整齐，洗手，戴手套，戴口罩，戴防护面罩。
2. 用物准备：探针、镊子、口镜、治疗巾、口杯、酸蚀剂、托槽粘结剂（液剂和糊剂）、液剂盘、弓丝、持针钳、末端切断钳、末端回弯钳、弯盘、石蜡油棉签、托槽定位尺、开口器、托槽专用镊、自锁托槽、弯机、打磨刷、不含氟打磨膏、小塑料调拌刀、小棉棒、75%酒精小棉球、纱球、棉卷条、吸唾管、防护眼罩。
3. 口腔正畸托槽粘结护理四手操作步骤及要点见表3-9-10。

表 3-9-10　口腔正畸托槽粘结护理四手操作步骤及要点

操作步骤	要点
1. 护士协助患者上椅位，为其系上治疗巾，协助漱口，协助戴上防护眼罩。调节椅位至平卧位，调节光源，关闭光源	
2. 医生和护士分别坐于相应的四手操作位置，护士打开光源	
3. 护士传递口镜和打磨膏，医生清洁打磨牙面。护士冲洗牙面，及时吸出冲洗液	
4. 护士传递石蜡油棉签，医生润滑口唇，放置开口器	●防止口唇裂开
5. 护士传递镊子和纱球，医生放置纱球。护士传递棉卷条，医生放置棉卷条	●纱球分别放置在左、右两侧腮腺导管开口处和舌下腺导管开口处。棉卷条放入上下前牙前庭沟底处
6. 护士传递镊子和75%酒精小棉球，医生擦拭牙面，护士吹干牙面	
7. 护士传递酸蚀剂，医生将酸蚀剂涂于患者牙面上。护士冲洗牙面上酸蚀剂，及时吸唾。更换隔湿纱球并吹干牙面	●酸蚀时间 30～60秒
8. 护士传递小棉棒和粘结液剂，医生依次涂抹粘结液剂于牙面上	
9. 护士在托槽底板上涂抹粘结液剂，把涂好粘结液剂的托槽连同镊子传递给医生。取适量粘结糊剂置于托槽底板上，医生将托槽贴在患者牙面上	
10. 护士传递托槽定位尺，医生测量调整托槽位置	
11. 护士传递探针和纱球，医生去除托槽周围溢出的粘结剂	
12. 同法粘结其他牙位托槽	
13. 粘结剂固化后取出隔湿纱球	
14. 护士传递弓丝和口镜，医生将弓丝放置于托槽槽沟内	

续表

操作步骤	要点
15. 护士传递持针钳，医生将弓丝末端插入颊面管内	
16. 护士传递末端切断钳，医生切断两侧多余弓丝	
17. 护士传递末端回弯钳，医生回弯两侧弓丝末端	
18. 护士传递持针钳，医生关闭托槽锁片	
19. 嘱患者活动口唇和舌体，医生也可轻揉患者颊部，让患者感觉有无弓丝扎刺口腔黏膜	●检查有无弓丝扎刺口腔黏膜
20. 告知患者诊疗操作结束。调整椅位至半卧位。取下防护眼罩，协助患者漱口，取下治疗巾。护士取下手套，协助患者下椅位	
21. 整理用物	

【注意事项】

1. 纱球大小约2 cm × 2 cm × 1.5 cm，放置在正确位置。
2. 吸唾及时有效。
3. 粘结液剂在托槽底板上涂抹应呈均匀的薄层。
4. 粘结糊剂应根据托槽底板大小而取不同用量。
5. 在操作完成后应检查弓丝长度和位置，避免刺伤口腔黏膜。

五、龋病治疗的四手操作技术

龋病治疗的四手操作技术是医生、护士应用四手操作技术去除牙体龋坏组织，制成一定洞形，然后选用适宜的修复材料修复缺损部分，恢复牙的形态和功能。

【适宜对象】

各类洞形充填修复的患者。

【目的】

1. 完成龋齿治疗。

2. 恢复牙体的形态和功能。

【操作步骤及要点】

1. 环境准备：诊室宽敞、整洁、自然光充足以保障修复体的颜色选择。

2. 用物准备

（1）一般用物：探针、镊子、口镜、治疗巾、口杯、吸唾管。

（2）常规用物：高低速手机、各型车针、橡皮防水障套装、去龋器械、充填器械、比色板、成型片、光敏氢氧化钙、果冻酸、小棉棒、粘结剂、流体树脂、树脂材料、抛光碟条、咬合纸、材料取用盒、光固化灯、纸巾、镜子。

（3）其他用物：手套、护目镜、面罩、纱球、棉签、酒精、碘伏。

3. 护理评估

（1）环境评估：治疗区域的自然光是否便于患者对修复体颜色的选择。综合治疗椅是否处于备用状态。

（2）患者评估：评估患者的精神、身体状况及对本病治疗的期望值、合作情况；评估患者有无过敏史、心血管疾病及进食情况；评估患者血压。

4. 龋病治疗的四手操作步骤及要点见表3–9–11。

表 3–9–11　龋病治疗的四手操作步骤及要点

操作步骤	要点
1. 协助患者上椅位，系上治疗巾、漱口、调节卧位、戴好护目镜、调整灯光角度	●患者舒适的卧位
2. 医、护按治疗牙位所需的位置就座	●医护舒适的坐位

续表

操作步骤	要点
3. 调节光源后，传递探针、口镜于医生核对牙位	●核查牙位
4. 准备比色板，选择颜色相近的复合树脂	●在自然光下选择牙位
5. 传递麻醉剂注射器于医生进行术区麻醉，安装橡皮防水障	●注意观察患者生命体征
6. 传递口镜给医生，医生持高速手机窝洞预备，护士吸唾	●保护患者黏膜
7. 将适合的成型片传递给医生置于两牙之间，安装成型片	●注意选择成型片的种类
8. 将酸蚀剂、口镜传递给医生，医生进行窝洞酸蚀	●保护患者的黏膜
9. 酸蚀后护士收回酸蚀剂，待窝洞酸蚀15秒后，护士用三用枪洗净窝洞并吹干，同时用吸唾器吸走残余酸蚀剂和水	
10. 将蘸有粘结剂的小棉棒传递给医生，医生进行牙体粘结处理，涂布过程中，避免血液、唾液或者龈沟液的污染	
11. 将光固化灯传递给医生，同时回收小棉棒，医生照射术区约10秒后护士收回光固化灯	●保持吸唾
12. 传递充填器械和树脂材料给医生，医生进行窝洞充填	●注意传递手法，取量准确
13. 持光固化灯传递给医生同时收回充填器械	
14. 医生照射术区20秒，照射完毕护士收回光固化灯和口镜	
15. 协助医生取下成型片、橡皮防水障	
16. 传递已安装好打磨车针的高速涡轮机和口镜给医生，进行牙体外形修整，并用吸唾器吸唾，保持术区视野清晰	●保护患者的黏膜
17. 告知患者咬合纸的咬殆方法后，将夹有咬合纸的镊子传递给医生，医生调整咬殆后护士收回镊子和咬合纸	
18. 将准备好打磨车针的手机传递给医生修整咬殆，右手持吸唾器吸唾，直至患者咬殆恢复，无异物感	●保护患者的黏膜

续表

操作步骤	要点
19. 将更换好抛光车针的低速手机传递给医生进行牙面抛光，抛光完毕，护士持三用水枪冲洗牙面并吹干，并用吸唾器及时吸唾	●保护患者的黏膜
20. 护士取下患者护目镜，递面镜给患者，待患者确认满意后收回面镜和口镜	●患者在自然光下确认
21. 护士关闭并移开光源，调节椅位至坐位，指导患者漱口并传递纸巾给患者擦净口角，取下治疗巾。嘱患者休息1~2分钟，然后协助患者起身下椅位	
22. 告知患者充填后即可正常进食，但不咬太硬的食物（如坚果类的食物）；前牙充填患者应少饮浓茶、可乐等，以免修复体着色。如有不适及时复诊	

【注意事项】

1. 护士了解病情及治疗程序，备齐用物。

2. 及时传递、交换所需器械，注意握持器械的部位及方法，交换时应平行进行，以保证器械交换顺利、无污染、无碰撞、避免医护的损伤。

3. 禁止在患者面部传递器械，以防止患者面部损伤。

4. 护士吸唾不遮挡医生视线和口内器械，保持治疗区域清楚、明晰。

5. 吸唾器吸头勿紧贴口内黏膜，以避免损伤黏膜。

6. 吸头切勿放于患者口内敏感区，如舌根、软腭、咽部等，以免引起患者恶心等不适反应。

【知识拓展】

龋病治疗的前世今生

龋病是极为普通又古老的疾病。人类自古就有龋病的记载，在

3 000多年前的殷墟甲骨文中就有关于龋病的描述。古人努力防龋病，与龋病做斗争屡见记载。著名历史著作《史记》记录了针刺和苦参汤含漱治愈了龋齿疼痛。但龋病至今仍是人类发病率最高的疾病。能够把龋病当作重点工作来抓的目的，在于龋病的严重破坏性，它破坏的是牙齿或整个咀嚼器官，实际上破坏的是人体极为重要的消化系统。由于这种破坏性不会造成致命性损害，而使部分人忽视了对龋齿的早期治疗。人类同龋病做斗争并总结出来的终止龋病的成功经验就是早期充填治疗。

六、固定义齿修复基牙牙体预备的四手操作技术

固定义齿修复是口腔修复治疗的一种方式，是利用缺牙间隙相邻两侧或一侧的天然牙或牙根作为基牙，通过其上的固位体将义齿粘固于天然牙上，从而达到修复患者牙列缺损的目的。

【适宜对象】

牙列缺损、牙体缺损可行固定义齿修复的患者。

【目的】

使用牙科器械，对基牙颊舌面、邻面、𬌗面、颈缘等部位进行调磨、抛光，为制作修复体做好准备。

【操作步骤及要点】

1. 环境准备：环境整洁、安全，牙科综合治疗椅功能正常。

2. 医护人员准备：着装规范、洗手、标准防护。

3. 用物准备

（1）一般用物准备：探针、镊子、口镜、治疗巾、口杯。

（2）特殊用物准备：麻醉注射器、高速手机、吸唾管、打磨车针、牙本质保护剂、治疗棒、光固化灯。

（3）其他用物准备：棉签、纱球、手套、护目镜、纱布、碘伏、弯盘、面罩。

4. 固定义齿修复基牙牙体预备的四手操作步骤及要点见表3-9-12。

表 3-9-12　固定义齿修复基牙牙体预备的四手操作步骤及要点

操作步骤	要点
1. 护士迎接患者上椅位，协助患者行术前漱口	●可减少患者口腔内的病原微生物，降低牙体预备时产生的气溶胶对诊室空气的污染
2. 调节椅位、光源，为患者戴上护目镜	
3. 护士将评估的相关信息与医生进行沟通，协助医生确定最优的治疗方案	
4. 医生和护士检查确认牙位后，准备开始牙体预备	●双人牙位核查，防止差错
5. 若基牙为活髓牙的患者，在牙体预备前需注射局部麻醉药物，注射前护士再次确认患者有无药物过敏史	●严格执行无菌技术操作
6. 护士用弯盘传递注射器，护士左手拇指和食指持针筒部位，右手轻触护住针帽，待医生接稳注射器后，左手固定注射器，右手拔出针帽协助医生进行麻醉	●用弯盘传递注射器，防止职业暴露
7. 行局部麻醉过程中，护士要注意观察患者的情况，同时缓解其恐惧、紧张等不良情绪	
8. 护士用镊子夹持引导沟钻针，将钻针的工作端插于纱球中。左手握住机头，右手将纱团中的钻针安装于机头	●准备进行基牙唇面的磨除
9. 钻针安装完毕后，应上下提拉钻针确认安装稳固	●防止误吸误吞等发生

续表

操作步骤	要点
10. 医生切磨牙体组织时，护士及时吸出唾液、冷却液及残屑；冲洗吹干医生使用的口镜镜面，提高工作效率	●暴露术区视野，保持术野清晰
11. 医生完成引导沟后，护士将车针更换为柱形车针	●准备进行基牙颊舌面牙体磨除
12. 医生完成基牙颊舌面牙体磨除后，护士将车针更换为火焰状	●准备进行基牙𬌗面牙体磨除
13. 医生完成𬌗面磨除后，护士将车针更换为肩台钻	●准备进行肩台预备
14. 医生完成牙体初打磨后，护士将车针更换为抛光针	●准备进行基牙抛光、精修
15. 牙体预备完成后，吹干基牙，护士准备好牙本质保护剂	●减少活髓牙的敏感度
16. 护士用治疗棒蘸取牙本质保护剂递与医生，医生将牙本质保护剂涂抹于基牙处	
17. 护士将光固化灯光固化时间调整至20秒后传递给医生进行基牙照射	
18. 照射完成后，护士接过光固化灯，用镊子传递纱球给医生，将纱球放入患者磨牙处，请患者轻轻咬住纱球，休息	
19. 护士调整治疗椅于坐位，分类处理用物	●为后续治疗做好准备

【注意事项】

1. 术前护士要和患者进行交流，对其做出完整的术前评估。

2. 术后护士要对患者进行针对性的健康指导，告知基牙是活髓牙的患者要避免该牙受冷热刺激，告知患者保持口腔卫生以及按时复诊的重要性，使后续治疗得以顺利完成。

3. 护士应掌握金刚砂车针的用途，并根据术中需要和医生的习惯及时更换金刚砂车针，既使治疗过程流畅又可以缩短治疗时间。

4. 护士将金刚砂车针安装完毕后，应确认安装稳固，防止车针在涡轮机高速转动时意外飞落而造成患者误吸、误吞等意外发生。

第四节　口腔专科操作技术

一、诊间消毒技术

诊间消毒技术是指患者治疗结束后至下一个患者治疗前，护士对牙科综合治疗椅进行消毒避污的一项技术。

【适宜对象】

所有口腔门诊患者。

【目的】

1. 预防医源性感染。

2. 预防水路回吸污染。

【操作步骤及要点】

1. 环境准备：宽敞、明亮、干净、安全。

2. 护士准备：着装整洁，仪表端庄，修剪指甲，洗手，戴口罩及手套。

3. 用物准备：避污膜、纸巾、消毒湿纸巾、治疗盘、杯子。

4. 诊间消毒技术操作步骤及要点见表3-9-13。

表 3-9-13 诊间消毒技术操作步骤及要点

操作步骤	要点
1. 诊疗环境宽敞、明亮、整齐	●安静、安全
2. 备齐用物，携至椅旁，戴手套	●节省时间和体力
3. 水路处置：回吸200 ml清水冲洗吸唾管管路，冲洗水枪、气枪管路	●防止管路阻塞及回吸
4. 收整用物：依次从左至右、先上后下原则取下牙椅上的避污膜、头套并分类处理用物	
5. 洗手	●按六步洗手法完成
6. 戴手套并用消毒湿纸巾擦拭消毒综合治疗台，顺序为：①护理吸唾区的水/气枪、把手；②冷光灯开关及把手；头靠、椅背、椅座；③医生治疗区台面、把手及高低速手机接头、水/气枪；④处置擦拭纸巾、手套	
7. 椅位避污处置：用避污膜覆盖诊疗中易接触的牙椅部位，包括椅位头靠区、冷光灯开关及把手，医生治疗区台面、把手及高低速手机接头，吸唾管，水/气枪手柄	●应全面
8. 再次管路处置：冲洗各水路30秒	●冲洗时间应足够
9. 消毒双手	●可用速干手消毒剂
10. 迎接新患者：准备治疗盘、杯子等	

【注意事项】

1. 遵循轻度、中度、重度的顺序去除避污膜。
2. 完成两次水路冲洗，冲洗时间≥30秒。
3. 操作前、处置完后按六步洗手法认真洗手。
4. 被特殊患者血液污染后应用有效氯2 000 mg/L消毒液擦拭。

【知识拓展】

口腔科门诊的医院感染防控——诊间消毒

口腔科门诊患者流动性大，病情各异，各种急慢性感染性疾病的患者均在一般患者中间就医，在口腔疾患的诊疗过程中，口腔科医务人员的手、器械可直接接触患者的唾液、血液、病菌等，极易导致医患之间、患者与患者之间的医源性交叉感染。

诊间消毒技术的发展逐步在口腔医院及口腔诊所普及，诊间消毒技术要求在每个患者上椅位前都应及时进行诊间消毒，这样在很大程度上减少了医院交叉感染的风险，同时也增加了患者就诊环境的安全性和舒适度，改善了患者的体验。

二、Gracey刮治器时钟修磨技术

Gracey刮治器修磨术是以时钟为坐标，修磨Gracey刮治器，使圆钝器械的切割端重新磨锐，并且尽量保留工作端原本的设计特性。

【适宜对象】

Gracey刮治器修磨方法适用于医生使用后变得圆钝的器械。

【目的】

1. 使圆钝的器械切割端重新磨锐。
2. 保留器械工作端原本的设计特性。

【操作步骤及要点】

1. 护士准备：穿戴整齐，修剪指甲，洗手，戴口罩，手套。
2. 用物准备：Gracey刮治器、阿肯色磨石、圆柱磨石、测试棒、润滑油。

3. Gracey刮治器时钟修磨技术操作步骤及要点见表3-9-14。

表 3-9-14 Gracey 刮治器时钟修磨技术操作步骤及要点

操作步骤	要点
1. 环境宽敞明亮、用物准备齐全	●光线明亮、便于操作
2. 将器械中轴对准12点，找准切割刃	●防止误修磨、损伤非切割刃
3. 在磨石上中下三个部位滴专业润滑油	●减少磨石与器械之间的摩擦
4. 左手呈掌拇指法持住器械，手肘靠在桌面，保持姿势稳定	●支点稳定
5. 右手持握住磨石的下半截，将磨石上端贴近刀刃	
6. 器械的终轴转动到时钟11点的位置，磨石转动到1点的位置，夹角为70°～80°	●掌握正确的修磨角度
7. 磨石靠在切割刃末端1/3段，顺着1点方向上下运动磨石3次	●分段磨锐，确保切割末端、中间及尖端均修磨到
8. 磨石靠在切割刃中间1/3段，顺着1点方向上下运动磨石3次	
9. 磨石靠在切割刃尖端1/3段，顺着1点方向上下运动磨石3次	
10. 磨石移动距离1~2 cm，一个来回的时间约为2秒钟	●避免过度修磨器械
11. 左手握住测试棒对准12点，右手握笔式握住器械，将刃面压向测试棒	●评价器械是否修磨成功
12. 刃口钩住测试棒，向上提拉过程产生碎屑判定为修磨成功	
13. 刃口无法钩住测试棒，向上提拉过程不产生碎屑则为修磨无效	

【注意事项】

1. 建立正确的磨石角度。

2. 转动磨石分段磨锐。

【知识拓展】

Gracey 刮治器的由来及发展

多年前，关于牙周病的自然病程及治疗手段的基础科学知识还很有限。但是随着越来越多的关于牙周疾病科学知识的建立，与去除牙石和菌斑相关的临床概念和术语发生了变化，在口腔卫生维护的文献中“牙周刮治”已经代替了“洁治”和“根面平整”。最高区域特定型刮治器由Clayton Gracey 医生发明，Clayton Gracey医生设想有一种牙周器械，可以刮治深牙周袋内的根面，但不会损伤袋壁上皮。20世纪40年代早期，Clayton Gracey医生与Hu-Friedy制作公司的Hugo Friedman先生合作制造了14支单头区域定型Gracey刮治器。直至今日，Gracey刮治器依然广受欢迎，它们是其他一些区域特定型刮治器的基础。Gracey系列依然在不断演化，现在有不同类型可供选择：标准型、加硬型、加长工作杆型和迷你型工作端型。

三、橡皮防水障的使用技术

橡皮防水障是口腔门诊治疗中最有效的一种隔离方法。在口腔治疗中使用橡皮防水障技术既可避免口腔中的唾液、血液、龈沟液等污染治疗术区，又能避免治疗用的细小器械及材料等误入消化道或/和呼吸道，确保患者的安全。

【适宜对象】

橡皮防水障适用于牙体修复治疗、牙髓治疗及牙齿漂白治疗的患者。

【目的】

1. 防止患者误吸或误咽滑落入口腔的细小器械、材料、组织碎屑等。

2. 将手术区与口腔软组织、唾液等隔离，避免具有腐蚀性的药物对口腔软组织的刺激，为术者提供清晰的术野。

3. 免去患者漱口吐唾液的时间，提高工作效率。

4. 保护医护人员，有效避免由于治疗中患者口腔内血液、唾液等喷溅而引起的污染。

【操作步骤及要点】

1. 环境准备：环境要求整洁、明亮、安全、舒适。

2. 护士准备：穿工作服、洗手、戴帽子、口罩。

3. 患者准备：向患者说明安装橡皮防水障的目的，以消除不必要的紧张，争取其积极合作。

4. 用物准备

（1）一般用物准备：探针、镊子、口镜、治疗巾、口杯。

（2）特殊用物准备：橡皮防水障、打孔标记图、打孔器、橡皮障夹、橡皮障夹钳、橡皮障支架、固定楔线。

（3）其他用物准备：手套、护目镜、面罩、牙线。

5. 橡皮防水障的使用技术操作步骤及要点见表3-9-15。

表 3-9-15　橡皮防水障的使用技术操作步骤及要点

操作步骤	要点
1. 备齐用物，携至牙椅旁	●节省时间和体力
2. 解释操作目的，指导患者漱口	●减少口内及治疗牙区域的病原微生物

续表

操作步骤	要点
3. 戴护目镜、调节椅位及光源	●做好患者的眼部的防护
4. 牙位核查	●医生和护士共同核对治疗牙的牙位
5. 定位与打孔：选择适宜的橡皮防水障，用打孔器按打孔标记图根据牙齿的大小打孔	●务必准确
6. 选择橡皮障夹	●根据患者的牙位及牙齿的大小进行选择
7. 安装橡皮防水障：在橡皮障孔及患者口角涂上润滑剂，拉开橡皮障孔，对准拟施手术的牙套入	●务必准确
8. 固定橡皮防水障：将橡皮障夹安装在橡皮障上，使用橡皮障支架将橡皮障游离部分在口外撑开	●避免夹伤牙龈
9. 进行治疗	●医护协作对患者的患牙进行治疗
10. 拆除橡皮防水障	●取下或剪开橡皮防水障，去除口内所有余留物
11. 协助患者整理	●清洁患者面部
12. 用物处置	●分类处置

【注意事项】

1. 操作前需核准牙位，在打孔定位图标上做好标记，确保打孔位置准确。

2. 橡皮防水障必须附在支架上，并且有足够张力，避免塌陷，以达到防水、隔湿功能。

3. 橡皮防水障应盖住患者的口腔但不能遮挡鼻部，以免影响呼吸。

【知识拓展】

牙科橡皮防水障的由来

1864年，美国纽约的牙科医生Sanford Christie Barnum，因不堪唾

液对治疗的干扰，发明了牙科橡皮防水障。所谓橡皮防水障（也叫隔湿橡皮障），顾名思义就是一张要把“水”隔开的橡皮，它把我们的牙齿隔离出来，使口腔中的唾液不会流入牙医操作区域之中。由于牙科的充填材料在使用时，很怕受到口水或血液的污染而造成填补失败的情形，因此，液体的隔离非常重要。橡皮防水障也会把牙医的器械所喷出的水隔开不会进入患者口中，抽吸器也就不用伸入患者口中底部，造成不适的异物感导致呕吐。使用橡皮防水障还可保护口腔软组织(就是唇和舌)不被牙科器械所切伤，尤其是儿童，在治疗时舌头常不听使唤如果没有橡皮防水障，常常会被牙科器械割伤。除此之外，橡皮防水障尚可防止小器械掉入口腔中而意外吞入食管或气管中，减低患者和医生间的交叉感染。目前，橡皮防水障已经广泛地应用于牙体修复、牙髓治疗及牙齿漂白治疗。

四、颌位记录蜡基托的制作技术

颌位记录蜡基托的制作技术是指用红蜡片在石膏模型上制作用以确定并记录患者的咬合关系的基托的一项操作技术。

【适宜对象】

适用于牙列缺失、牙列缺损需确定咬合关系者。

【目的】

确定并记录患者牙齿的咬合关系。

【操作步骤及要点】

1. 环境准备：环境整洁、安全。

2. 护士准备：护士着装规范，洗手。

3. 用物准备：基托蜡片（红蜡片）、蜡筒、酒精灯、打火机、清水罐、切断钳、长鼻钳、增力丝（直径0.7 mm或0.8 mm不锈钢丝）、治疗巾、石膏模型、红蓝铅笔、蜡刀、雕刻刀。

4. 颌位记录蜡基托的制作技术操作步骤及要点见表3-9-16。

表 3-9-16　颌位记录蜡基托的制作技术操作步骤及要点

操作步骤	要点
1. 刮除模型上的石膏小瘤	●避免石膏小瘤影响模型的精确性
2. 用红蓝铅笔画出基托伸展范围	
3. 将模型浸湿后取出，置于治疗台上	●避免制作时蜡片与石膏粘连
4. 根据牙弓形态，弯制增力丝	
5. 根据颌弓的大小，取大小适宜的红蜡片	
6. 制作下颌的蜡片，在其中间1/2处切断，利于制作基托时蜡片做马蹄形展开	
7. 点燃酒精灯，烤软蜡片	
8. 将蜡片覆盖在模型上。上颌从模型的腭中心开始推压，使蜡基托与模型表面紧密贴合	●用双手同时左右均匀推压蜡片
9. 下颌从模型上切口处展开蜡片，同时从舌侧开始向牙槽嵴及唇颊侧方向推压，使蜡基托与模型表面紧密贴合	
10. 加热雕刻刀切除多余蜡片	
11.烤热增力丝，将其放入基托内	
12. 上颌放于腭侧及基托后缘横行处。下颌放于舌侧基托内	●避免放置于牙槽嵴顶部影响咬合关系的确定

续表

操作步骤	要点
13. 取下蜡基托，用热蜡刀修整基托边缘	
14. 整理用物，消毒备用	整理用物，为后续治疗做好准备

【注意事项】

1. 制作前需将模型浸湿，避免制作时蜡片与石膏粘连。

2. 掌握基托伸展范围

（1）上颌基托制作时，基托伸展覆盖至颤动线位置，后缘应止于硬软腭交界处的软腭上。蜡片需包绕上颌结节的颊侧、颊间隙处。

（2）下颌基托的唇颊边缘应伸到唇颊沟内，基托后缘应盖过磨牙后垫的1/2或全部。

（3）上颌基托制作后，切除唇系带处的蜡片，露出唇系带。

五、石膏模型灌注技术

石膏模型灌注术是指将石膏和水按一定比例调和均匀后，按照一定的规范注入印模中，将印模灌注成石膏模型的操作技术。

【适宜对象】

行固定义齿、可摘局部义齿、全口义齿修复，以及需做研究模型、记存模型的患者。

【目的】

将印模灌注成石膏模型，用于记录口腔各部分组织形态及关系。

【操作步骤及要点】

1. 环境准备：环境整洁、安全。

2. 护士准备：护士着装规范，洗手。

3. 用物准备：纸巾、石膏、清水、口杯、量杯、玻板、棉签、调拌碗、调拌刀、小刀。

4. 石膏模型灌注技术操作步骤及要点见表3–9–17。

表3–9–17　石膏模型灌注技术操作步骤及要点

操作步骤	要点
1. 检查印模与托盘是否有分离现象，是否结合紧密	●保证灌注模型的准确性
2. 修整印模，切除过长的边缘	●印模上的气泡或者其他缺损凹陷应修补，保持印模的完整性
3. 用流动水冲洗干净印模表面	
4. 用棉签擦干印模上多余水分	●避免灌注时产生气泡
5. 先取60 ml水于橡皮碗内，再加入适量石膏，使水面刚刚淹过石膏面	
6. 静置片刻，利用石膏的重力使石膏与水自然混合没有游离水	
7. 一手握住橡皮碗，一手用调拌刀将石膏与水调拌均匀成糊状	●不能顺时针、逆时针方向交替进行，以免带入过多空气，形成气泡
8. 双手握住橡皮碗，将橡皮碗在桌上轻轻振动，逐出碗内石膏中的空气泡	
9. 灌注上颌模型时，先用调拌刀取出少许石膏，放于印模上颌腭顶处	●应从高处或者印模边缘开始灌注，缓慢振荡下排除气泡
10. 灌注下颌模型时，先用调拌刀取出少许石膏，放于印模上舌侧	

续表

操作步骤	要点
11. 一手轻轻振动托盘柄使石膏充盈印模的牙冠部分，然后继续用调拌刀添加石膏，直到盛满整个印模为止	
12. 用调拌刀将橡皮碗内剩余石膏倒于玻璃板上	
13. 将印模翻转于其上，轻轻调整印模托盘使印模颌面与玻璃板平行	
14. 同法灌注下颌模型。灌注下颌模型时，用调拌刀切除舌侧多余石膏，露出托盘边缘	
15. 模型底部的厚度要求有一定的厚度，上颌为4.0~4.5 cm下颌为3.5~4.0 cm	
16. 为了保持原来的印模边缘，使模型上具有黏膜转折处的形态，可用调拌刀将石膏盖过印模周围边缘约3 mm，然后除去多余石膏	
17. 模型灌注后静置30分钟，待石膏凝固变硬后，将模型从玻璃板上取下，用小刀除去托盘周围多余的石膏和印模材料	
18. 左手握着托盘，右手顺着石膏牙长轴方向，轻轻将印模松动后取下并分离出模型	●注意脱模方向，避免石膏牙折断
19. 若基牙为孤立牙或扭转牙，为避免灌注的石膏牙折断，可以先在该牙印模上插入牙签或大头针以增加该牙的强度	●增加基牙强度，避免石膏牙折断
20. 整理用物，消毒备用	●石膏粉应密闭、干燥环境下保存

【注意事项】

1. 模型灌注前应仔细观察印模与托盘是否有分离现象。

2. 模型灌注前需用流动水冲洗印模表面擦干。

3. 调拌时先取水后加入石膏并静置10秒左右后再进行调拌，调拌时顺一个方向均匀调拌，调拌速度不宜过快，防止调拌过程中产生气泡。

4. 清水、石膏粉取量准确以保证石膏的稀稠度适宜。不要在操作中随意添加水或石膏，以免形成不均匀的块状物，导致凝固时间不同步而使石膏模型强度降低。

六、自凝树脂暂时冠桥的制作技术（间接法）

暂时冠桥是在牙体预备后至最终修复体完成前患者不能自由取戴的暂时性修复体。自凝树脂暂时冠桥（间接法）的制作是指用自凝树脂在石膏模型上制作暂时冠桥的技术。

【适宜对象】

固定修复牙体预备后需暂时恢复美观和功能的病人。

【目的】

用自凝树脂制作暂时冠桥以暂时恢复患者前牙美观或后牙部分咀嚼功能，保护活髓牙不受冷热刺激。

【操作步骤及要点】

1. 环境准备：环境整洁、安全、通风良好。

2. 护士准备：护士着装规范，洗手。

3. 用物准备：自凝牙托粉、自凝牙托水、分离剂、调拌杯、牙面、纸巾、石膏模型、棉签、雕刻刀、调拌刀。

4. 自凝树脂暂时冠桥的制作技术（间接法）操作步骤及要点见表3-9-18。

表 3–9–18 自凝树脂暂时冠桥的制作技术（间接法）操作步骤及要点

操作步骤	要点
1. 修整模型，刮除模型上的石膏小瘤	●以免暂时冠桥颈缘过长压迫牙缘，使牙缘退缩影响永久修复体的美观
2. 用棉签将分离剂均匀涂布于需要制作暂时冠桥的区域	●便于自凝树脂与模型分离
3. 制作前牙暂时冠桥时，根据基牙及缺失牙的大小、形态、位置调磨牙面，牙面颈缘与模型贴合	
4. 根据制作暂时冠桥的牙单位数量取适量造牙粉及牙托水于调拌杯内	
5. 用调拌刀将粉液混合均匀后加盖静置	●牙托水属于挥发性材料，需加盖、密闭保存。使用时需戴口罩，在通风环境中进行
6. 在牙面的组织面涂布少量牙托水使之溶胀	●便于制作时牙面与树脂结合不易脱落
7. 待静置片刻的材料至丝状期呈拉丝状后即可开始暂时冠桥的制作	
8. 制作前牙暂时冠桥，取适量材料于模型基牙及桥体上。材料堆放完成后将牙面按所需位置进行排列。修整外形，切除基牙及桥体处多余的材料	
9. 制作后牙暂时冠桥，可直接将材料置于模型上，根据颌曲线及邻牙高度确定颌龈高度然后修整外形，然后切除基牙及桥体处多余的材料	
10. 待自凝树脂凝固后，将暂时冠桥从模型上取下，磨去多余部分后交予医生给患者试戴	
11. 整理用物，消毒备用	

【注意事项】

1. 牙托水属于易燃、刺激性、挥发性材料，需远离火源、加盖、密闭保存。使用时需戴口罩，在通风环境中进行。

2. 酚类物质会影响自凝树脂的聚合，因此在操作中要注意调拌自凝树脂的用具不要被丁香酚等材料污染。

3. 自凝树脂聚合过程中伴随有反应热的产生，聚合中可操作的时间仅有3~5分钟。因此，操作前用物需准备齐备，操作手法应熟练、迅速。

4. 环境温度对自凝树脂聚合影响较大。环境温度，高自凝树脂聚合过程中反应热也大，固化也越快。因此，操作时室温控制在22℃左右，室温较低时，可以先将调拌器具加热后再进行操作。

七、透明压膜保持器的制作技术

透明压膜保持器的制作是指用压膜机把加热成型膜片在石膏模型上热压成型，并修剪打磨适合正畸病人戴用的保持器的技术。

【适宜对象】

口腔正畸保持期的患者。

【目的】

将牙齿固定在矫治后的位置上，避免错𬌗畸形复发。

【操作步骤及要点】

1. 护士准备：穿戴整齐，洗手。

2. 用物准备：石膏模型、雕刻刀、石膏及调拌用具、膜片、膜片剪、砂纸、压膜机。

3. 透明压膜保持器的制作技术操作步骤及要点见表3-9-19。

表 3-9-19 透明压膜保持器的制作技术操作步骤及要点

操作步骤	要点
1. 修整石膏模型	●去除石膏模型上的小瘤，填补过深倒凹
2. 把石膏模型放入压膜机底座	
3. 把膜片放入压膜机膜片固定圈	
4. 启动压膜机，将膜片在石膏模型上热压成型	
5. 取下冷却成型的膜片，修剪边缘	●修剪透明压膜保持器的高度应平牙齿颈缘，长度需覆盖远中最后一颗牙齿
6. 用砂纸将透明压膜保持器边缘打磨光滑	
7. 冲洗干净透明压膜保持器，消毒备用	
8. 整理用物	

【注意事项】

1. 石膏模型、压膜机底座处于水平位，避免加压过程中损坏石膏模型。

2. 修剪膜片的高度和长度使之符合要求，以达到将牙齿固定在矫治后的位置上避免复发的目的。

3. 透明压膜保持器边缘要打磨光滑，以免损伤患者口腔黏膜。

八、种植义齿修复模型制取技术

种植义齿修复模型制取技术是使用成品印模帽和替代体将口内剩余牙的解剖位置、形态和周围软组织情况以及基台在口内的位置、方向复制到模型上的操作技术，包括开窗式印模制取术和非开窗式印模制取术等。

（一）开窗式印模制取术

【适宜对象】

各种复杂的种植修复或制取初印模的患者。

【目的】

1. 将口腔内剩余牙的解剖形态和周围软组织情况以及种植体或基台的位置、形态准确的复制到模型上。

2. 为种植义齿的制作提供模型调件。

【操作步骤及要点】

1. 护士准备：穿戴整齐，修剪指甲，洗手，戴口罩。

2. 用物准备

（1）常规用物：检查盘、口杯、吸唾管、手套、纸巾。

（2）制取印模用物：根据种植区域选择合适的开窗式托盘、精细印模材料（硅橡胶印模材料或聚醚印模材料）、调拌用具。

（3）特殊用物：种植修复工具、种植体替代体、开窗式印模转移体等。

（4）其他用物：龈上刮治器、纱团、棉签等。

3. 开窗式印模制取术操作步骤及要点见表3-9-20。

表 3-9-20　开窗式印模制取术操作步骤及要点

操作步骤	要点
1. 协助患者取舒适体位，讲解相关注意事项，指导患者掌握在取模过程中的正确呼吸方法	●给予心理护理以消除患者紧张情绪 ●注意患者是否掌握配合要点

续表

操作步骤	要点
2. 协助医生将转移体用固定螺丝固定到口内种植体上，及时吸唾、牵拉口角、压住舌体，提供清晰的操作视野。	●注意有效吸唾
3. 协助医生修整并试戴开窗式的个性化托盘，确保固定螺丝能从托盘开窗处穿出，并用蜡片封闭开窗处	●根据患者情况进行合适的个性化开窗设计
4. 将盛有精细印模材料的托盘传递给医生，协助医生使托盘在口内就位	
5. 待印模材料凝固后取出，传递手用改刀给医生，从托盘开口处松开固定螺丝，使其完全脱位后，将托盘从口腔中取出	●避免小器械误吞误吸
6. 在印模内安装种植体替代体，将替代体用固定螺丝固定在转移体上	
7. 用藻酸盐材料制取种植对颌模型	
8. 整理用物，消毒备用	

【注意事项】

1. 开窗式托盘一般选取易于修整的材料，如塑料或铝制托盘，并根据种植手术区域进行个性化开窗设计。

2. 将精细印模材料盛入托盘时，需使颌槽内的精细材料连续、均匀且无间隙和气泡。

3. 精细印模模型制取好后吹干、消毒，均匀涂抹一层分离剂待干后，进行人工牙龈的制作，精细印模模型静置30分钟后方可灌注。

4. 放置印模转移体后，嘱患者不可用力咬合，印模制取完成必须取出印模转移体后，方可漱口或闭口。

（二）非开窗式印模制取术

【适宜对象】

个别牙缺失需行简单种植修复或制取初印模的患者。

【目的】

1. 将口腔内剩余牙的解剖形态和周围软组织情况以及种植体或基台的位置、形态准确的复制到模型上。

2. 为种植义齿的制作提供模型。

【操作步骤及要点】

1. 护士准备：穿戴整齐，修剪指甲，洗手，戴口罩。

2. 用物准备

（1）常规用物：检查盘、口杯、吸唾管、手套、纸巾。

（2）制取印模用物：封闭式托盘、精细印模材料（硅橡胶印模材料或聚醚印模材料）、调拌用具。

（3）特殊用物：种植修复工具、种植体替代体、非开窗式印模转移体等。

（4）其他用物：龈上刮治器、纱团、棉签等。

3. 非开窗式印模制取术操作步骤及要点见表3-9-21。

表 3-9-21　非开窗式印模制取术操作步骤及要点

操作步骤	要点
1. 协助患者取舒适体位，讲解相关注意事项，指导患者取模过程中如何正确呼吸	●给予心理护理以消除患者紧张情绪 ●注意患者的反馈

续表

操作步骤	要点
2. 协助医生将带有印模帽的转移体固定于口内种植体上或基台上。及时吸出唾液、牵拉口角，压住舌体，为医生提供清晰的操作视野	●有效吸唾，避免小器械误吞误吸
3. 将盛有精细印模材料的封闭式托盘传递给医生，协助进行印模制取	
4. 印模凝固后取出托盘，转移体被一同带出口腔外。然后将种植体替代体按一定方向以卡紧式固定到印模内的转移体中	●种植体替代体与印模内的转移体固定牢固
5. 使用藻酸盐材料制取种植对颌模型	
6. 清理用物，消毒备用	

【注意事项】

1. 将精细印模材料盛入托盘时，需使颌槽内的精细材料连续、均匀且无间隙和气泡。

2. 精细印模模型制取好后吹干、消毒，均匀涂抹一层分离剂待干后，进行人工牙龈的制作，精细印模模型静置30分钟后方可灌注。

3. 放置印模转移体后，嘱患者不可用力咬合，印模制取完成必须取出印模转移体后，方可漱口或闭口。

第五节 口腔专科材料调拌技术

一、充填用玻璃离子水门汀调拌技术

玻璃离子水门汀（充填）材料调拌技术是指将玻璃离子水门汀的粉与液，按一定比例使用专用塑料调拌刀和调拌纸，将粉、液通过旋转和折叠法使其充分混合、调匀，并碾压排除气泡，使其充分发生反应形成半透明状态的混合物的一项操作技术。

【适宜对象】

1. 恒牙非功能区Ⅰ、Ⅱ类龋洞修复的患者。
2. 恒牙功能区Ⅰ、Ⅱ类龋洞修复时中间或深垫底的患者。
3. Ⅳ龋洞和根面的修复的患者。
4. 乳牙的Ⅰ、Ⅱ类龋洞修复的患者。

【目的】

用于龋齿窝洞的充填修复。

【操作步骤及要点】

1. 环境准备：诊室环境应保持整洁、安全、明亮。
2. 护士准备：洗手，戴口罩。
3. 用物准备：瓶镊罐、纱布罐、酒精棉球罐、玻璃离子粉剂、液剂、无菌铺巾、调拌纸板、量勺、塑料调拌刀。
4. 充填用玻璃离子水门汀调拌技术操作步骤及要点见表3-9-22。

表 3-9-22 充填用玻璃离子水门汀调拌技术操作步骤及要点

操作步骤	要点
1. 护士观察洞形评估患者所需材料用量	●用量准确
2. 逐一核对物品的有效期	
3. 放置调拌纸板、塑料调拌刀于无菌巾中	
4. 轻拍粉剂瓶底部松粉	●松解粉剂
5. 用专业量勺取一平勺粉剂置于纸板上端	
6. 用拇指、食指和中指轻轻挤压液剂，垂直滴一滴液体在纸板上，与粉距离1~2 cm	●注意距离
7. 将粉分为两份，先将第一份粉加入液体中，用旋转研磨法调拌材料，使材料充分混合调匀，搅拌时间10秒钟	●注意无菌操作，旋转研磨调拌，折叠挤压
8. 再逐次加入粉剂调拌，操作完成时间共计30秒左右	●控制调拌时间
9. 收拢材料传递给医生	
10. 收整用物备用	

【注意事项】

1. 准确按比例取粉、液用量。

2. 取粉前用手轻拍瓶底，松解粉剂，不要震荡和倒置。

3. 粉液放置距离1~2 cm以便于操作。

4. 旋转研磨调拌，折叠挤压排出气泡，收拢材料。

5. 调拌刀工作端前1/3~1/2紧贴调拌纸板，使调拌刀和调拌纸板充分接触，其角度不大于5°。

6. 操作时间30秒。

【知识拓展】

玻璃离子水门汀

1975年玻璃离子水门汀（GIC）ASPA首次面世时，它还不是一种成功的充填材料。在以后的十年中，各个厂家不断对其缺陷进行改进。英国在20世纪80年代末出售的玻璃离子水门汀的改进已经远远大于人们对复合树脂所作出的改进。目前这类材料经进一步改善极大扩充了它的临床应用范围。

一种理想的后牙充填材料应当具有粘结性、生物相容性、防龋，而且不会膨胀或收缩，能够隔绝外界刺激，另外它还应当具有X线阻射性，和与银汞相当的强度、耐磨损以及操作特性。聚合酸液体型玻璃离子水门汀通常具有半透明性，这使它们成为Ⅲ类、Ⅵ类龋洞理想的修复材料，也可作为后牙龋损或根面龋的充填材料。

二、磷酸锌水门汀调拌技术

磷酸锌粘固粉是口腔常用基底材料，由粉剂和液剂调拌而成。采用旋转、折叠调拌手法，将粉剂和液剂充分混合、研磨。使材料质地达到均匀、细腻、无颗粒、无气泡的一种调拌技术。

【适宜对象】

磷酸锌水门汀适用于窝洞的垫底、暂时性充填、修复体的患者。

【目的】

按治疗需要调拌好具有良好抗压强度和粘结性的材料。

【操作步骤及要点】

1. 护士准备：穿戴整齐，修剪指甲，洗手，戴口罩。

2. 用物准备：玻板一块、调拌刀两把、镊子一把；磷酸锌水门汀粉剂、磷酸锌水门汀液剂；取粉勺、清洁用水（内含取水勺）、瓶镊罐、敷料。

3. 磷酸锌水门汀调拌技术操作步骤及要点见表3-9-23。

表 3-9-23 磷酸锌水门汀调拌技术操作步骤及要点

操作步骤	要点
1. 环境宽敞明亮、用物准备齐全	●光线明亮、便于操作
2. 检查用物有效时间；检查材料名称、颜色、性状	●注意效期、仔细核对
3.评估患者全身状况，核对充填洞型的材料用量	●评估用量
4. 打开玻板包布，取一把合适的调拌刀放于玻板右侧，将镊子及另一把调拌刀放于玻板左侧，调整玻板位置于治疗巾中间	●严格执行无菌技术操作
5. 运用无菌技术用镊子取出纱球放于治疗巾右上方	
6. 再次核对磷酸锌粉剂名称，松解粉剂，右手持取粉勺取适量的粉置于玻板上1/3处	●严格控制粉液比例
7. 核对磷酸锌液剂名称，将液体滴于玻板下1/3处，粉液间距为3～4cm	
8. 右手持调拌刀，将粉逐次分为5份	
9. 将第一份粉剂加入液剂中，用旋转推开折叠的手法将粉液混合，充分碾压材料，确保粉液已充分混合，且周围没有多余粉剂后再加入下一份粉剂，以同样手法进行调拌，每次加粉后调拌时间均为10秒，直至五份粉剂都充分碾压调拌均匀。注意调拌时间为60秒左右	●规定时间内完成调拌过程
10. 当材料调至所需性状后将材料收拢，用折叠法把材料中气泡排尽收拢，及时传给医生	●注意无菌操作，充分调拌折叠挤压

续表

操作步骤	要点
11. 取一勺清水置于玻板中间，用调拌刀以旋转方式清洁玻板，两把调拌刀相互刮除刀上多余材料，用镊子取纱球擦干净调拌刀放好，继续用纱球从上往下、从左至右依次擦拭玻板。将玻板盖好，整理用物，消毒备用	

【注意事项】

1. 固定玻板时，用拇指、食指和中指卡住玻板，切勿用手指压在玻板上污染玻板，取用物时做到不跨越无菌区，遵守无菌操作原则。

2. 使用量具取量粉、液，根据用途不同粉、液比例应准确。

3. 调拌时间控制在60秒，调拌时间过长、过短都会影响材料的抗压和抗拉强度及粘结力度，影响成形材料的质量。

4. 每次加粉前应注意周围没有多余的粉剂，并且每一份粉都已经在规定时间内经过充分旋转折叠混合后，才能逐次加入下一份粉剂。

5. 在调拌的过程中，旋转碾磨需要达到80~100次/分钟。若旋转速度过慢，会影响材料的散热，最终影响成形材料调拌质量。

三、牙周塞治剂调拌技术

牙周塞治剂是将粉剂氧化锌、液剂丁香油采用旋转、折叠调拌手法，充分混合、研磨，使材料性状达到面团状，材料质地达到均匀、细腻、无颗粒、无气泡的一种调拌技术。

【适宜对象】

1. 牙龈出血患者。

2. 牙周手术后需保护伤口的患者。

【目的】

1. 压迫止血、消炎、镇痛。

2. 保护伤口预防感染。

【操作步骤及要点】

1. 护士准备：穿戴整齐，修剪指甲，洗手，戴口罩。

2. 用物准备：消毒玻板一套、牙周敷料粉、丁香油、取粉勺、敷料盒、酒精棉球、瓶镊罐。

3. 牙周塞治剂调拌技术操作步骤及要点见表3–9–24。

表 3–9–24 牙周塞治剂调拌技术操作步骤及要点

操作步骤	要点
1. 环境宽敞明亮、用物准备齐全	●光线明亮、便于操作
2. 检查用物有效时间；检查材料名称、颜色、性状	●注意有效期、仔细核对
3. 评估患者全身情况及覆盖创面所需用量	●评估用量准确
4. 打开玻板包布，取一把合适的调拌刀放于玻板右侧，将镊子及另一把调拌刀放于玻板左侧，调整玻板位置于治疗巾中间	●严格执行无菌技术操作
5. 运用无菌技术用镊子取出纱球放于治疗巾右上方	
6. 再次核对材料名称，松解粉剂，右手持取粉勺取适量的粉置于玻板上1/3处	●严格控制粉液比例
7. 取适量的液体滴于玻板下1/3处	
8. 左手固定玻板下端，右手持调拌刀，将粉逐次分为3~5份	
9. 将粉剂加入液剂中，用旋转推开折叠的手法将粉液混合，充分碾压材料	●规定时间内完成调拌过程

续表

操作步骤	要点
10. 将材料收拢呈卧蚕条状，用折叠法把材料中气泡排尽收拢，及时传给医生	●注意无菌操作，充分调拌折叠挤压
11. 夹取1个酒精棉球放于玻板上，持镊子用酒精棉球擦拭调拌刀及玻板，再用干棉球擦干调拌刀，再从上至下、从左至右擦拭玻板，整理用物，将玻板盖好，消毒备用	

【注意事项】

1. 手指固定玻板时，不能压在玻板上以免污染玻板，严格遵守无菌操作原则。

2. 使用量具取量粉、液，根据用途不同，粉、液比例应准确。调拌应匀速、适中、充分。

四、藻酸钾（粉剂）印模材料调拌技术

藻酸钾（粉剂）印模材料调拌技术是指将藻酸钾粉剂与清水按一定比例混合后，调拌成一种不可逆的水溶胶样印模材料的操作技术。

【适宜对象】

适用于需要记录口腔各部分组织形态的患者。

【目的】

用于制取印模。

【操作步骤及要点】

1. 环境准备：环境整洁、安全。

2. 护士准备：着装规范，洗手。

3. 用物准备：藻酸钾（粉剂）、清水、托盘、橡皮碗、调拌刀、纸巾。

4. 藻酸钾（粉剂）印模材料调拌技术操作步骤及要点见表3–9–25。

表 3–9–25　藻酸钾（粉剂）印模材料调拌技术操作步骤及要点

操作步骤	要点
1. 查对材料是否潮解，是否在有效时间内	
2. 评估患者的口腔情况，协助医生试托盘，教会患者取模时配合的方法	
3. 按产品说明书要求先取适量的粉于橡皮碗内，然后再加入适量的水	●调拌工具清洁、干燥，调拌比例适当
4. 一手将橡皮碗握在掌心，一手握住调拌刀，将材料与水轻轻混均匀，混合时不要将材料溅出橡皮碗，以免干扰后续操作	●调拌按顺时针方向，用力均匀
5. 待材料充分混合均匀后，左手将橡皮碗向下倾斜45°，右手将调拌刀的刀面与橡皮碗碗壁接触，由慢到快迅速调拌	●使调拌刀的刀面与橡皮碗的碗壁均匀接触
6. 调拌中，左手大拇指沿顺时针方向推动橡皮碗，使橡皮碗在掌心旋转，右手同时沿顺时针旋转手腕交替使用调拌刀的刀面和刀刃，一边调拌材料一边收刮材料	
7.材料调拌均匀后，用调拌刀在橡皮碗内反复对材料进行挤压、排气	●调拌好的材料应均匀、细腻、无颗粒
8. 上上颌托盘时，先将材料在碗壁收成团状，用调拌刀将形成的材料从托盘最高处由腭顶中央盛入，然后左右推入，盛入上颌托盘	●注意材料盛入的方向
9. 同法调拌下颌所需材料。材料调拌好后，先用调拌刀将材料在橡皮碗碗壁挤压形成条状，然后将条状材料由托盘远中端向近中端旋转盛入下颌托盘	

续表

操作步骤	要点
10. 待材料凝固后，协助医生将托盘从患者口内取出	●印模制取后，应立即灌注模型
11. 取模完成后，调节椅位，协助患者清洁面部	
12. 用流动水冲洗印模，冲洗掉印模表面的污渍和微生物	●防止交叉感染
13. 用密闭容器将印模送至模型室进行模型灌注	
14. 整理用物、消毒备用	●印模材料干燥、密封保存

【注意事项】

1. 调拌时水、粉取量按产品说明书要求进行。

2. 材料调拌时的适宜温度在220~250℃，可以用水温控制材料的最佳凝固时间。

3. 调拌器具应保持清洁、干燥，材料取用后应加盖密封存放以免材料潮解。

4. 制取完成的印模应及时进行模型的灌注，防止印模中的水分丢失引起体积变化从而影响石膏模型的精确度。

五、硅橡胶印模材料调拌技术

硅橡胶印模材料由重体和轻体两部分组成，重体由油泥状的基质和催化剂两部分组成。本项操作技术指重体的调拌，即采用规范的手法将重体的基质和催化剂进行充分的混合，达到符合印模制取需要的性状的一项操作技术。

【适宜对象】

需进行精细印模制取的患者。

【目的】

制取精细印模。

【操作步骤及要点】

1. 环境及护士准备：环境整洁，护士着装规范，洗手。

2. 用物准备：轻体自动混合枪、口内注射头、计时器、硅橡胶印模材料、口镜、钢性托盘、调拌纸、纸巾、量勺、调拌刀。

3. 硅橡胶印模材料调拌技术操作步骤及要点见表3–9–26。

表 3–9–26 硅橡胶印模材料调拌技术操作步骤及要点

操作步骤	要点
1. 查对材料及用物的性能，是否处于有效期内	
2. 根据产品说明，设定计时器时间	
3. 传递口镜和托盘给医生，协助医生进行试托盘。教会患者取模时配合的方法	●选用钢性托盘
4. 左手用纸巾接过托盘，右手将安装好的自动混合枪递予医生	
5. 用量勺分别取出基质和催化剂，用调拌刀切除量勺表面多余的材料，按产品说明的比例分别将基质和催化剂置于调拌纸上	●按产品说明书标准取量
6. 清洁量勺和调拌刀	
7. 用双手指腹将基质和催化剂进行混合揉捏，直至材料混合均匀无花斑纹	●清洁裸手或者使用厂家专用手套
8. 将混合好的材料搓成条状放入托盘后，用手指轻压出牙列形状并在工作区压出6 mm浅凹，同时医生用自动混合枪将硅橡胶轻体注入工作区的牙体上	
9. 接过自动混合枪，将托盘递与医生放入患者口内取模	
10. 启动计时器	

续表

操作步骤	要点
11. 材料凝固的过程中，护士要随时观察患者的感受并给予相应的指导，减少患者的咽部不适	
12. 材料凝固后，协助医生将托盘从患者口中取出	
13. 调节椅位，协助患者整理面容	
14. 引导患者下椅位至休息区休息	
15. 用流动水冲洗印模	●冲洗掉印模表面的污渍，减少表面菌落群的数量
16. 将印模封闭后静置30分钟，再进行灌注	
17. 分类整理用物，消毒备用	

【注意事项】

1. 调拌手法正确，动作熟练、有序。

2. 为避免油污和硫化物对硅橡胶印模材料聚合的影响，需用清洁的裸手或戴厂家提供的手套来进行揉捏材料。

3. 用指腹揉捏材料，避免使用指尖或掌心，使材料在混合时受力均匀。

4. 硅橡胶有弹性记忆恢复时间，故印模制取后需静置30分钟后再进行石膏模型的灌注。

第六节　颌面外科操作技术

一、颌面外科口腔冲洗技术

口腔冲洗是通过用一定冲击力的漱口液，冲洗口腔内各面，进一步清除口内脏垢，继而增加口腔护理的效果。由于口腔颌面部疾病及手术部位的特殊性，手术后用棉球擦拭法保持口腔清洁操作困难，效果差。本方法特别适用于口腔颌面外科手术后患者的口腔护理。

【适宜对象】

1. 适用于各种口腔内手术后能合作的清醒患者。
2. 颌面部外伤后张口受限患者。
3. 行组织瓣、皮瓣修复的患者。
4. 正颌或关节手术后颌间固定的患者。

【目的】

保持口腔清洁、湿润，预防口腔感染；去除患者口腔异味、食物或分泌物残留。

【操作步骤及要点】

1. 护士准备：护士着装整洁、规范；洗手。

2. 用物准备：治疗盘内准备吸痰杯1个（内置无菌生理盐水）、手套1只、吸痰管1根、压舌板1个、棉签2根。治疗盘外准备：冲洗用漱口液、冲洗器、电筒、石蜡油、弯盘、治疗巾、快速手消毒液。输液架1个，负压吸引装置1套。

3. 颌面外科口腔冲洗法技术操作步骤及要点见表3-9-27。

表 3-9-27 颌面外科口腔冲洗法技术操作步骤及要点

操作步骤	要点
1. 携用物至患者床旁。环境宽敞明亮、光线充足或有足够的照明	
2. 评估患者，核对患者姓名、住院号等信息	●身份识别，防止差错
3. 向患者解释操作目的、方法、注意事项	●取得患者配合

续表

操作步骤	要点
4. 检查口腔黏膜情况、口内切口与组织瓣、皮瓣存活情况。观察口腔内牙弓夹板、结扎丝有无脱落及断开移位以及口腔卫生状况	●正确评估，达到最佳效果
5. 检查负压吸引装置是否通畅，调节压力为0.04~0.06 MPa	●达到冲洗的最佳吸引力
6. 调整输液架位置，移床旁桌、床旁椅	
7. 抬高床头30°，协助患者仰卧，头偏向护士一侧	●利于操作，避免呛咳
8. 消毒双手，戴口罩，移治疗盘于床旁桌上，打开治疗盘	
9. 取治疗巾围于患者颌下，置弯盘于口角旁	●保护患者衣物不被浸湿
10. 口唇干燥者，用棉签蘸取生理盐水湿润患者嘴唇。用压舌板轻轻拉开患者口角，观察口腔卫生状况和黏膜情况	
11. 挂漱口液瓶于输液架上，排气，关闭开关	
12. 左手戴上手套，并将吸痰管连接负压吸引装置，将吸痰管放入生理盐水中试吸	●评估负压是否通畅
13. 嘱患者张口，右手持冲洗管，将管出水端靠近口腔冲洗的部位，左手持吸痰管配合吸液，边冲边吸。冲洗顺序与口腔护理方法相同	●冲洗过程中应注意观察患者有无误吸呛咳或其他不适
14. 冲洗完毕，取下吸痰管及手套，弃于医疗废物桶内，取下漱口液放于治疗车下层	
15. 再次观察口腔清洁状况	●评价口腔冲洗的效果
16.评估患者口唇干燥情况，必要时用石蜡油轻轻涂在口唇上	
17. 撤去弯盘和治疗巾，撤去治疗盘	
18. 协助患者取舒适体位，整理床单元，便于患者休息	

【注意事项】

1. 选择35℃左右的漱口液，以免牙齿遇骤冷骤热的刺激，引起牙龈出血、牙神经痉挛疼痛，引起患者不适。

2. 根据冲洗部位调整冲洗力量。冲洗力量的大小可通过升降输液架高低或控制输液开关进行调节。每次冲洗冲洗液不能低于250 ml。

3. 冲洗出的污水或分泌物及时吸出，避免病人发生误吸。

4. 冲洗时，吸痰管尽量避免接触患者的咽喉部，以免引起恶心、呛咳。

5. 冲洗前后都应注意观察患者口腔黏膜和口内伤口情况。

6. 保持口腔外包扎敷料和患者衣服干燥，不被浸湿。

7. 操作过程中动作应轻柔，防止损伤黏膜及牙龈。

二、负压引流的护理操作技术

负压引流的护理操作技术是将颌面外科手术放置于患者创腔内的引流管外接负压引流装置，保持持续的负压，以达到及时引流创腔内积血、积液的一项护理技术。

【适宜对象】

适用于口腔颌面外科手术后留置负压引流装置的患者。

【目的】

维护负压引流通畅，避免创口淤血、积液，促进组织愈合；评估引流量、颜色、性状，判断创口有无出血与感染。

【操作步骤及要点】

1. 护士准备：着装整洁、规范；洗手。

2. 用物准备：治疗车上放铺好的治疗盘。治疗盘内放：治疗巾1张、手套两双、棉签数根、弯盘1个。治疗盘外放：安尔碘1瓶。量杯1个。

3. 负压引流的护理操作步骤及要点见表3-9-28。

表 3-9-28　负压引流的护理操作步骤及要点

操作步骤	要点
1. 携用物至患者床旁。环境宽敞明亮、光线充足或有足够的照明	
2. 评估患者核对患者姓名、住院号等信息	●身份识别，防止差错
3. 向患者解释操作目的、方法、注意事项，取得配合	●取得配合
4. 评估引流管、引流球情况，引流管周围皮肤情况	●正确评估，达到最佳效果
5. 移开床旁桌、床旁椅，协助患者卧于舒适半卧位	
6. 观察引流是否通畅，引流物的颜色、性状、量	
7. 用右手固定引流管，左手关闭开关	●利于操作
8. 快速手消液洗手。打开治疗盘，在引流管与引流球连接处下方铺无菌治疗巾，放弯盘	
9. 戴手套	
10. 取棉签蘸安尔碘消毒引流管接头处，分离引流球活塞，倾倒引流液于量杯中	
11. 观察引流液的量、性状、颜色，放量杯于治疗车下层。脱手套	

续表

操作步骤	要点
12. 用快速手消液洗手，戴手套	
13. 再次消毒引流球活塞	
14. 挤压引流球成瘪陷状态形成负压，关闭活塞	●形成负压，达到有效引流
15. 打开开关，观察引流是否通畅。固定引流球	
16. 去除治疗巾及弯盘，放回治疗盘内，放置治疗盘于治疗车下层	
17. 协助患者取舒适体位，整理床单位。移回床旁桌、椅	
18. 快速手消液洗手。取下口罩	
19. 记录引流液的颜色、性质、量及患者反应	
20. 告知患者注意事项 （1）保持引流管单向、密闭、由高到低的引流，维护通畅状态，不可折叠 （2）切勿随意调节开关 （3）活动翻身时注意保护引流管，避免引流管脱落	
21. 整理用物	

【注意事项】

1. 操作前与患者有效沟通，取得合作。

2. 注意保护患者，避免受凉感冒。

3. 操作过程中注意观察患有无不适反应。

4. 操作中严格遵守无菌技术，尤其在倾倒引流液时。

5. 按规范操作，注意避免污染。

6. 保持引流管的单向、闭式引流。

7. 挤压引流球至瘪陷状态形成负压时，注意引流球开口不要正对患者，以免引流液冲出。

8. 注意观察引流物的量、颜色、性状，并准确记录。

三、颌面外科张口受限患者的开口功能训练技术

开口功能训练技术是指采用主动和被动开口锻炼方法，使张口受限患者颞下颌关节周围肌肉、韧带松解，肌力逐步恢复，防止术后关节腔粘连，使关节功能恢复到最佳状态。

【适宜对象】

1. 颞下颌关节强直术后患者 。
2. 髁状突骨折术后患者 。
3. 部分正颌手术后患者 。
4. 各种原因所致的张口受限患者。

【目的】

通过主动和被动开口训练，使张口受限患者张口和咀嚼功能逐渐恢复至正常。

【操作步骤及要点】

1. 环境准备：宽敞、明亮、整齐、安全。
2. 护士准备：穿戴整齐，修剪指甲，洗手，戴手套。
3. 用物准备：治疗车上备绷带、3M透明胶布、塑料双侧开口器等。
4. 颌面外科张口受限患者的开口功能训练技术操作步骤及要点见表3-9-29。

表 3-9-29 颌面外科张口受限患者的开口功能训练技术操作步骤及要点

操作步骤	要点
1. 备齐用物，携用物至患者旁	●节省时间和体力

续表

操作步骤	要点
2. 核对患者信息，并解释开口训练目的，评估患者口腔情况，了解患者张口度大小、张口受限原因等	●取得患者信任和合作
3. 患者坐在椅子上，双手放于双膝上	●确保患者安全
4. 护士洗手，打开治疗盘，戴手套 （1）手法开口训练法，即用拇指和食指，交叉用力撑开上、下颌中切牙；或用双手拇指放在患者上颌前磨牙区，食指放在下颌中切牙，使用手指的力量使下颌下降，协助开口，保持5分钟左右，反复多次训练直到张口度达到2 mm以上，改为双侧开口器训练 （2）开口器训练法 ①取双侧开口器训练，向患者解释配合及注意事项。 ②缓慢地将双侧开口器从患者上下门牙之间插入到上、下磨牙咬合面之间，使患者口腔被动张开， 开口训练时间保持在5分钟左右，以便让关节充分锻炼和张开 ③开口器训练结束，取下手套，教会患者进行张闭口训练，活动关节，并用食指中指、无名指三指并拢轻轻按摩双侧关节处，放松关节休息片刻，反复多次的训练 （3）按摩结束，护士用直尺再次测量患者的张口度 （4）如此循环训练，每天至少3次，每次持续5~30分钟	●对于完全不能张口或者张口度不足以放进任何开口器的患者，采用手法开口训练方法，以便增强韧带和肌肉的伸展能力，增大颞下颌关节的活动范围 ●如不能忍受，举左手示意 ●口腔被动张开直到患者能最大程度承受颞下颌关节疼痛后，停止插入，防止疼痛引起患者不愿合作或引起关节脱位 ●观察开口度有无改善
5. 操作完毕，按照医院感染要求处理用物	

【注意事项】

1. 开口训练过程中注意保护牙齿，以免损伤牙齿。

2. 开口训练后用手轻轻地按摩双侧关节处，有条件者可以采用热敷方法。

3. 开口训练的高度调整应循序渐进，1~2天增加高度为1 cm左右，延长训练的时间以每天5分钟左右逐渐增加，慢慢增大张口度。

4. 开口训练应坚持6~12个月才能有效避免关节强直复发。

5. 可以容纳自身示指、中指、无名指三指节合拢时的宽度来测量张口度即可达到正常张口度（3.7 cm左右）。

6. 张口训练过程中，出现张口无改善、张口度变小或咬合不良等症状，应立即与医生联系进行复查。

【知识拓展】

神奇的牵张成骨技术

“牵张成骨”是通过特定的装置和治疗程序，在骨缺损的地方长出新的骨头来，避免了从身体其他地方取骨造成的二次损伤。“牵张成骨”技术的发明充满偶然性和戏剧性。俄国医生伊里扎洛夫（Ilizarov）发明的骨折外固定支架；这种支架不仅可以固定骨折部位，还可以通过调节螺纹对骨折部位进行“加压”，促进骨折的愈合。一次，伊里扎洛夫医生外出休假，护士想增加骨折不愈合的患者骨折端的压力，使其更好地接触，因此对外固定架做了调整。不料她把调节螺丝的旋转方向弄错了。骨折端非但没有紧贴，反而分开了。但后来X线片却显示有骨痂生长，这引起了伊里扎洛夫医生的注意。“牵张成骨”技术就这样被“错误”使用外固定支架发明出来了。该技术被医学界广泛地运用，但随着小型化牵张器的出现，牵张成骨技术在口腔颌面外科领域获得了越来越广泛的应用；这项技术为传统正颌外科无法解决的各种颌面骨缺损畸形带来了革命性的变化。

四、简易的代金氏管喂养操作技术

简易的代金氏管喂养操作技术是将去掉针头的注射器连接自制长度合适的胃管，通过患者第三磨牙处的空隙，将胃管放在患者口咽部，慢慢地推入流质食物，保证患者营养供给，同时避免食物残渣残留，增加伤口感染风险的一项技术。

【适宜对象】

适用于颌面部手术行颌间栓丝、牵引或张口受限患者。

【目的】

1. 减少食物残渣的残留，保护口腔内伤口，降低感染风险。
2. 解决张口受限患者的进食问题，保证患者的营养供给。

【操作步骤及要点】

1. 环境准备：宽敞、明亮、整齐、安全。
2. 护士准备：穿戴整齐，修剪指甲，洗手，戴手套。
3. 用物准备：去掉针头的注射器；用乳胶胃管自制成长度合适的短管。
4. 简易的代金氏管喂养操作步骤及要点见表3-9-30。

表 3-9-30 简易的代金氏管喂养操作步骤及要点

操作步骤	要点
1. 备齐用物，携至患者床旁	●节省时间和体力
2. 三查七对并解释操作的重要性，操作过程和注意事项以及配合要点	●取得患者理解和配合
3. 评估患者口腔黏膜、牙齿的咬合情况等	
4. 协助患者取舒适半坐卧位	
5. 护士洗手，用口饲管抽吸准备好的无渣或少渣的流质饮食	●防止食物残渣堵塞口饲管
6. 将口饲管置于口腔，并靠近口咽部缓慢推注食物	●防止推注速度过快，引起患者呛咳

操作步骤	要点
7. 进食完毕，清洗口饲管，开水浸泡备用	●用物清洗干净，防止用物污染，引起患者腹泻
8. 整理用物，消毒备用	

【注意事项】

1. 放置口饲管时，刚好放在口咽部，不可过深，以免引起患者恶心、呕吐。

2. 行颌间固定的患者，术后3～5天面部较肿胀，从磨牙后间隙插入口饲管有一定难度，护士可借用口镜拉开口角以及清楚地观察第三磨牙区的位置，将口饲管顺利插入口咽部。

3. 插入口饲管时，动作应轻柔，以免引起伤口出血。

4. 食物温度控制在38~40℃，不可过烫，以防引起烫伤或伤口出血，亦不可过冷，以免引起腹泻等。

5. 口饲管用后应及时清洗，保证清洁干净。

五、颌面部伤口冰敷操作技术

颌面部手术后患者面部肿胀、疼痛明显，影响伤口愈合，增加继发感染机会。采用冰敷可引起血管收缩，改变血管通透性，达到止血、减轻炎性水肿及渗出作用，缓解由充血肿胀压迫所致的疼痛。

【适宜对象】

冰敷操作适用于颌面部手术口外无伤口，无皮瓣转移以及无冰敷禁忌证的患者。

【操作目的】

减轻患者术区肿胀、疼痛，减少出血。

【操作步骤及要点】

1. 环境准备：宽敞、明亮、整齐、安全。
2. 护士准备：穿戴整齐，修剪指甲，洗手，戴手套。
3. 用物准备：冰袋、避污袋、毛巾。
4. 颌面部伤口冰敷操作技术步骤及要点见表3-9-31。

表 3-9-31 颌面部伤口冰敷操作技术步骤及要点

操作步骤	要点
1. 备齐用物，携至患者床旁	●节省时间和体力
2. 核对患者信息，并解释冰敷的目的，注意事项以及配合要点	●取得患者的理解和配合
3. 评估患者术区情况、理解和配合能力等	
4. 协助患者取舒适半坐卧位	
5. 护士洗手，将冰袋放入避污袋内	●防止冰袋污染
6. 毛巾裹好冰袋，放置在患者伤口处	●严禁冰袋直接接触患者皮肤，以防冻伤
7. 冰敷1～2小时后，更换冰袋	
8. 洗手、整理用物	

【注意事项】

1. 冰敷最佳时间为手术完毕后立即进行冰敷，并持续到术后72小时。

2. 冰敷最佳温度15℃，但常规的冰袋达不到该温度。

3. 冰敷前，护士向患者和家属解释冰敷目的和注意事项等。

4. 冰敷时，护士加强巡视和观察，了解冰袋有无漏水、融化等，必要时及时更换。

5. 对于特殊部位，如下颌角和腮腺区，注意保护胸前区、耳朵，以防冻伤。

6. 更换冰袋时，将冰袋从避污袋内取出后，用流水冲洗并放入500 mg/L含氯消毒液中浸泡半小时后方可放入冰箱进行冷冻。

六、唇腭裂患儿母乳喂养技术

唇腭裂患儿由于先天性的缺陷造成吸吮困难，或母亲缺乏喂养知识造成患儿喂养困难，通过正确的喂养方法和技术可以有效地进行母乳喂养，以保证患儿的营养摄入需求。

【适宜对象】

适用于唇腭裂新生婴儿，有条件行母乳喂养者。

【目的】

患儿家长通过喂养方法的学习，掌握正确的母乳喂养技术，确保患儿安全顺利进食母乳。

【操作步骤及要点】

1. 护士准备：护士着装规范，洗手。

2. 用物准备

（1）一般用物准备：奶帕、水杯（内盛温开水）、汤匙。

（2）其他用物准备：弯盘、纱布。

3. 唇腭裂患儿母乳喂养技术操作步骤及要点见表3-9-32。

表 3-9-32 唇腭裂患儿母乳喂养技术操作步骤及要点

操作步骤	要点
1. 携用物至床旁，向患儿母亲解释，取得合作	●节省时间
2. 清洁乳房	●保持乳汁清洁
3. 按摩乳房 （1）一只手从乳房下面托住，并顺势向腋窝方向轻轻地揉乳晕，另一只手轻轻地挤压住乳房 （2）一手按住腋下部位，另一只手掌托住一边乳房并轻轻向上推，同时两手贴紧乳房四周以手指指腹由内而外打圈按摩 （3）一只手放在胸骨位置，向腋窝方向划螺旋状按摩 （4）用食指和中指贴紧胸部夹起乳头，轻轻挤压、手指稍稍并紧，成圆弧形旋转，之后用食指和中指贴紧胸部夹起乳头，并顺势轻轻向外牵拉乳头，以牵拉不痛为度 （5）一只手托住乳房，另一只手从下而上轻轻敲打乳房，使乳汁容易吸出，乳头凸出后再让患儿吸吮	●使乳汁容易吸出
4. 患儿母亲坐姿舒适正确：以45° 角怀抱患儿，采用面对面方式进行喂养；进食前将奶帕垫于患儿颌下处	●避免呛咳
5. 进食时患儿母亲用手指堵住唇裂部位，帮助唇部闭合，以使口腔形成密闭间隙而有利于吸吮	
6. 喂奶过程中应随时观察患儿的吞咽情况，若有异常立即停止喂食	●防止误吸
7. 喂养直至患儿无觅食反应停止	
8. 喂养结束后以少量温开水清洁口腔，并将患儿口唇擦拭干净	
9. 喂食结束，轻拍患儿背部促使患儿打嗝排气。拍背方法为：护士身体微向后倾，将患儿竖抱，一手托住患儿臀部，借用身体支撑将患儿直立趴在肩上（患儿脸颊贴近护士肩部），另一手握成空心掌状，手掌从腰部以上位置，由下往上拍，利用振动原理，慢慢地将患儿胃内的空气拍出，直到听见嗝声	●避免呛奶

续表

操作步骤	要点
10. 拍背打嗝后将患儿放于床上侧卧或平躺头偏向一侧，床头抬高15° 角	●避免溢奶
11. 整理用物：将奶具清洁、消毒（开水煮沸）处理后归类整理存放	

【注意事项】

1. 喂养者体位要正确，以45° 角怀抱患儿，避免平躺，以免呛咳；采用面对面方式进行喂养以利于观察。

2. 进食过程中应随时观察患儿的吞咽情况，若有异常要立即停止喂食，若出现面色及呼吸异常，或因呛奶导致脸色及嘴唇发绀、眼球凝视不动、抽搐等症状时应立即抢救。

3. 喂奶结束后，应轻拍患儿背部促使患儿打嗝排气，以帮助排除胃内空气，防止发生呕吐。

4. 为防止因吐奶引起的呛咳或误吸，进食结束后患儿取右侧卧位或将头偏向一侧。

【知识拓展】

国际母乳会和唇腭裂患儿母乳喂养

国际母乳会由七位女士于1956年建立，她们致力于使母乳喂养更容易，并让母亲和孩子都从中获益。国际母乳会的宗旨：帮助世界范围内的母亲，通过“母亲对母亲”的帮助支持、鼓励、信息提供和培训进行母乳喂养，促进人们更好地认识母乳喂养是孩子和母亲健康成长与发展的一个重要因素。国际母乳会活跃于世界70多个国家和地区。每个月，7 000多名通过官方认可的哺乳辅导以志愿者身份帮助30多万名母亲。国际母乳会是非政府组织，为联合国儿童基金会提供咨询，与世界卫生组织保持官方联系，已于美国国际开发署注册为私营志愿组织，是通过官方认可的“美国健康妈妈健康宝宝联盟”的成员、“儿童生存协作与资源团体”的成员，以及“国际母乳喂养行动联盟”的创始成员。国际母乳会认为，母乳喂养给孩子带来众多重要的生理和心理优势，是孩子和母亲的最佳选择，也是开启良好母子关系的理想方式。父亲的爱心帮助和支持能使母亲专注于孩子的哺育，进而巩固夫妻关系、家庭乃至整个社会组织。

唇腭裂患儿早在出生后两个月即开始初期唇裂整复手术，为了更好地耐受手术及麻醉，要求患儿接受手术时体重必须达到6 kg。但是，由于患儿唇部或腭部裂开，口腔与鼻腔相通，口腔不能形成一个完整的密闭结构而无法产生有效吸吮所需负压。患儿出现吸食费力，吸食量少，喂哺时间延长而导致其喂养困难。此外，由于腭部裂开或软腭长度不足，部分肌肉可能过度发育或发育不足而导致肌张力的改变引起舌头后缩，婴儿在含吸奶头时，舌头不能有效地包裹奶嘴而致吸吮困难。另外，部分患儿可能由于神经发育不足导致软腭部分或完全麻痹致软腭功能不完善而影响吸吮、吞咽。以上原因导致唇腭裂患儿母乳喂养困难。母乳喂养困难会进一步导致唇腭裂患儿营养低下、体重不足甚至贫血，使其手术时间推迟而延误治疗。正确、科学的母乳喂养可以保证患儿充分的营养摄入而有良好的体质以便于如期进行手术治疗。此外，母乳喂养可促进母亲与唇腭裂婴儿的肌肤之亲，有利于患儿的心理健康发展。

七、唇裂手术伤口换药操作技术

唇裂手术后伤口有血痂附着，加之受食物、汗液、鼻涕等污染，可能影响伤口愈合。伤口换药可以及时清洁伤口、预防伤口感染、促进伤口愈合。

【适宜对象】

唇裂术后的患者。

【目的】

1. 观察伤口，及时给予必要和恰当的处理。

2. 清理伤口，为伤口的愈合创造有利的条件。

3. 以适当的敷料处理伤口，以保护和促进伤口愈合。

4. 清洁的伤口可使患者舒适。

【操作步骤及要点】

1. 护士准备：着装整洁、洗手、戴口罩。

2. 用物准备：治疗车上层备治疗盘、换药碗、生理盐水、无菌棉签、无菌纱布、无菌手套、快速手消毒液。

3. 唇裂手术伤口换药操作技术步骤及要点见表3-9-33。

表 3-9-33　唇裂手术伤口换药操作技术步骤及要点

操作步骤	要点
1. 携用物至患者旁边。向患者解释目的及换药过程	●节省时间和体力。防止差错事故
2. 以快速手消毒液消毒双手；检查所有用物，无过期、无漏气	
3. 协助患者采取舒适的姿势，暴露伤口，将治疗巾垫在伤口下。注意保护隐私和保暖	●注意保护患者隐私
4. 打开换药盘；打开棉签及纱布；将棉签及纱布放在换药盘内；将生理盐水倒入换药盘内	●严格执行无菌操作原则
5. 戴无菌手套	
6. 用生理盐水浸泡后的棉签从里到外点状清洗唇部伤口，直至伤口清洁；清洗范围距伤口边缘5 cm以上，以保持伤口周围皮肤的清洁，完成后用将无菌纱布裁剪伤口大小的尺寸并浸泡生理盐水，将生理盐水纱布覆盖在伤口表面湿敷（每次湿敷时间不超过6小时），24小时不间断湿敷，直到缝线完全脱落	●教会患者及家属进行家庭伤口护理

续表

操作步骤	要点
7. 脱下手套，快速六步洗手法消毒双手	
8. 操作结束后，对患者进行健康教育	
9. 对使用后的治疗车及物品进行分类处理	
10. 六步洗手法洗手，记录患者伤口及全身情况	

【注意事项】

1. 注意对伤口进行观察、评估和记录。

2. 根据伤口渗出情况确定伤口换药频率。

3. 伤口清洗一般选用生理盐水或适宜的消毒液。

4. 伤口护理过程中密切观察病情，出现异常情况及时报告医生。

【知识拓展】

伤口换药的历史

18世纪以前，伤口护理主要依靠经验，多使用自然的物品促使伤口愈合。19世纪，微生物学家巴斯德使用干性敷料覆盖伤口，以保持伤口干燥，避免细菌感染，成为主要的伤口护理原则，开创了干性愈合的先河。传统的干性愈合理念认为伤口需要干燥的环境，有大气氧可促进愈合。经过长时间发现干性愈合的缺点：愈合环境差，结痂造成伤口疼痛，更换敷料时损伤创面，愈合速度慢，不能隔绝细菌的侵入，也无法保持伤口的温度与湿度。1962年，Winter博士首先用动物实验证实，湿性环境的伤口愈合速度比干性愈合快一倍。1963年，Hinman进行人体研究，证实湿性愈合的科学性。唇裂术后伤口更有其特殊性，除了伤口换药保持清洁外，还要预防瘢痕的形成。唇裂术后伤口换药也经历过干性愈合时期，清洁伤口后就任其伤口暴露，理论是面部血运丰富抗感染能力强。虽然伤口痊愈但是没有做到预防瘢痕的护理。因此目前唇裂术后伤口换药使用生理盐水纱布湿敷，利用生理盐水纱布的虹吸原理，吸附伤口表面渗出物及渗血，保持了伤口的持续清洁，也是伤口保湿的重要手段。湿性愈合最大限度地保持了伤口周围皮肤组织的黏性和弹性，除了能加速伤口的愈合，更能减少伤口肉芽组织的生成，避免瘢痕的产生。

参考文献

1. 赵佛容 . 口腔护理学 [M]. 第 3 版 . 上海：复旦大学出版社，2017.
2. 赵佛容 . 口腔护理四手操作技术 [M]. 北京：人民卫生电子音像出版社，2002.
3. 赵国栋 . “PD”技术在口腔医学教育中的应用 [J]. 当代医学，2000，6（8）：28–31.
4. 张志愿，俞光岩 . 口腔颌面外科学 [M]. 第 7 版 . 北京：人民卫生出版社，2012.
5. 胡开进，潘剑 . 牙及牙槽外科学 [M]. 北京：人民卫生出版社，2016.
6. 宫苹，梁星，陈安玉 . 口腔种植学 [M]. 北京：科学技术文献出版社，2011.
7. 孟焕新 . 牙周病学 [M]. 第 4 版 . 北京：人民卫生出版社，2012.
8. 尼尔德–格里希 . 牙周刮治基础与高级根面刮治 [M]. 第 6 版 . 万鹏，董潇潇，译 . 沈阳：辽宁科学技术出版社，2012.
9. 陈扬熙 . 口腔正畸学：基础、技术与临床 [M]. 北京：人民卫生出版社，2012.
10. 赵信义 . 口腔材料学 [M]. 第 5 版 . 北京：人民卫生出版社，2012.
11. Linda R. Bartolomucci Boyd.Dental Instruments: A Pocket Guide Spiral–bound[M]. Amsterdam: Elsevier Medicine，2011.
12. 龚彩霞，赵佛容 . 唇腭裂幼儿喂养困难原因及护理 [J]. 中国实用护理杂志，2004，20：108–109.
13. 龚彩霞 . 唇腭裂的护理 [M]. 北京：人民军医出版社，2015.

第十章

毛发护理技术

人的毛发是机体是否健康的重要标志之一，涉及毛发的疾病会影响人类的心理健康和生活质量。良好的毛发外形和质量，不仅起到维持自我形象的作用，还有保护机体或皮肤的作用。比如，头发在头部受到外力作用前能够起到提前预警和缓冲，为头部提供机械性保护作用，还能预防辐射，主要是为头皮阻挡紫外线，以及御寒、引流液体、吸引异性的作用；眉毛、睫毛有阻挡灰尘、保护眼球的功能；鼻毛能黏附和阻挡异物进入鼻腔；胡须、腋毛、阴毛、毳毛等具有阻挡异物、减少局部摩擦、散发热量、调节体温、减少寄生虫侵袭、吸引异性等作用。因此，做好毛发的护理对保持人类的健康和建立良好的自我形象是非常重要的。对于患病的人群，因为年龄、疾病等原因导致部分或全部自理能力丧失，不能自行做好毛发护理，需要护理人员协助其完成毛发护理，以下我们将介绍几种常见的毛发护理技术。

第一节　头发护理技术

头发清洁是生活中的一项重要内容，经常梳理和清洗头发，可以及时清除头皮屑和灰尘，使头发清洁、易梳理，还可以起到按摩头皮、促进头部血液循环、增进上皮细胞营养、促进头发生长、预防感染发生的作用。良好的发质和发型对维护个人形象、保持良好的心态及增强自信十分重要。对于病情较重、自我完成头发护理受限的患者，护士应协助其完成头发护理，维护患者的自我形象。

【头发护理评估】

1. 头发卫生情况

（1）头发的分布、长度、清洁状况。

（2）头发的脆性与韧性、干湿程度、有无分叉。

（3）头皮有无瘙痒、破损、病变及皮疹。

2. 患者的自理能力

（1）患者是否卧床，有无肢体活动受限。

（2）自行梳发和洗发的能力。

（3）梳发和洗发时需要部分协助还是完全协助。

3. 患者的病情及治疗情况：疾病或治疗的需要会妨碍患者头发的清洁。

4. 头发护理知识：患者及家属对头发清洁护理的重要性和相关知识的了解程度。

一、床上梳头技术

多数患者可自行梳理头发，但对于长期卧床、关节活动受限、肌肉张力降低或者共济失调的患者，患者无法自行进行头发梳理，护士应该协助完成头发的清洁和梳理。护理人员在协助患者进行头发梳理时，应询问患者的个人习惯，并调整护理方法以适应患者的个人需要。

【目的】

1. 去除头皮屑及污垢，保持头发整洁，减少感染危险。

2. 刺激头部的血液循环，促进头发的生长与代谢。

3. 提高患者舒适度，使其美观，增强自尊与自信，建立良好的护患关系。

【适宜对象】

1. 手术后活动受限，无法自行梳头的卧床患者。

2. 双上肢活动障碍的高位截瘫患者。

3. 病情危重，衰弱无力或神志不清和昏迷的患者。

【操作步骤及要点】

1. 护士准备：穿戴整齐，修剪指甲，洗手，戴口罩。

2. 用物准备：治疗巾，治疗盘内备梳子、橡皮筋、纸巾，垃圾袋，30%乙醇。

3. 环境准备：安静，整洁，明亮，关窗户，调节室温。

4. 床上梳头技术操作步骤及要点见表3-10-1。

表 3-10-1　床上梳头技术操作步骤及要点

操作步骤	要点
1. 携用物至床旁，向患者解释，核对患者信息	●便于操作，确认患者身份
2. 协助患者取坐位或者半坐卧位，只能平躺的患者可将治疗巾垫于头下	

续表

操作步骤	要点
3. 对取坐位或者半坐卧位的患者，在其肩上铺一治疗巾，只能平躺的患者，可协助患者抬头，再铺治疗巾于枕头上，然后将患者的头偏向一侧，梳理完一侧再偏向另一侧梳理	●避免碎发和头皮屑掉落在枕头或床单上 ●梳头时尽量使用圆钝齿的梳子，以防损伤头皮
4. 梳头由上往下，由发根至发梢慢慢梳理，头发可绕在食指上慢慢梳顺，长发可分成两股梳理，也可根据患者的喜好将长发编辫或者扎束	●如遇长发或者头发粘连打结，梳理困难时，可用30%乙醇湿润头发后再小心梳理，避免过度牵拉，引起患者疼痛
5. 用纸巾将脱落的头发与治疗巾包好，一起放入垃圾袋	●梳理完毕，分类整理用物和废物
6. 整洁患者床单位，协助患者取舒适体位	●保持床单位整洁、美观和舒适
7. 洗手，记录	●记录患者病情及头皮、头发情况

【注意事项】

1. 遵循节力原则。

2. 避免强行梳理、拉扯头发，以免造成患者疼痛与不适。

3. 梳头时选择圆钝齿的梳子，以免损伤头皮，卷发选用齿间距较宽的梳子。

4. 梳发过程中，可用指腹按摩头皮，促进头部的血液循环。

5. 头发不宜扎得过紧，以免影响血液循环和患者的舒适感，每天至少将发辫松解一次。

6. 尊重患者的习惯，尽可能满足其需求。

7. 操作过程中多与患者沟通，密切观察病情，观察患者反应，做好心理护理，发现异常情况及时处理。

二、床上洗头技术

洗头的频率取决于个人的日常习惯和头发的卫生状况。对于出汗较多或者头发沾有各种污渍的患者，应该增加洗头的次数。根据患者的健康状况、体力和年龄，可采用多种方法为患者洗头。身体状况好的患者可在浴室内采用淋浴的方法洗头，不能进行淋浴的患者可协助其坐于床旁椅上进行洗头，卧床患者可进行床上洗头，总之，洗头应该以确保患者安全、舒适、不影响治疗为原则。长期卧床的患者，应每周洗头一次，如遇有头虱的患者须经过灭虱处理后再将头发洗净。

【目的】

1. 去除头皮屑及污垢，保持头发清洁，减少感染的机会。
2. 按摩头皮，刺激头部血液循环，促进头发的生长与代谢。
3. 使患者舒适，美观，增强自尊与自信。

【适宜对象】

1. 手术后卧床需洗头的患者。
2. 危重卧床和神志不清等患者。
3. 高位截瘫患者。

【操作步骤及要点】

1. 护士准备：穿戴整齐，修剪指甲，洗手，戴口罩。

2. 环境准备：安静，整洁，明亮，移开床头桌，关闭门窗，调节室温。

3. 用物准备：治疗车、洗头用具（洗头车、面盆、搪瓷杯、马蹄形垫）、污水桶、水壶（内盛43～45℃温水）、毛巾2条、脸盆、水杯、洗发剂、橡胶单、手套、棉球、纱布、梳子、夹子、电吹风。

4. 马蹄形垫及扣杯床上洗头技术操作步骤及要点见表3-10-2，洗头车床上洗头技术操作步骤及要点表3-10-3。

表 3-10-2　马蹄形垫及扣杯床上洗头技术操作步骤及要点

操作步骤	要点
1. 携用物至床旁，核对患者信息，向患者做好解释	●便于操作，确认患者身份
2. 询问患者感受，适当调节室温，关闭门窗，必要时使用屏风，根据患者需求，协助其排便排尿	●注意保暖，室温22～26℃
3. 移开床头桌、椅，摇平床头，移去枕头，铺橡胶单及大毛巾于患者头及肩下，协助患者取仰卧位，移枕于肩下，松开患者衣领向内反折，将另一毛巾围于颈部，用夹子固定	●保护床单、枕头、衣服不被沾湿
4. 马蹄形垫洗头法：将马蹄形垫置于床头，开口朝床沿，下接一污水桶接污水，协助患者将头置于马蹄形垫凹槽内	
5. 扣杯洗头法：取一脸盆，盆底放毛巾一块，其上倒扣搪瓷杯，搪瓷杯上放四折的毛巾，外裹隔水薄膜，将患者头枕于毛巾上，脸盆内置一橡胶管，下接污水管	
6. 用棉球塞于双耳外耳道，嘱患者闭眼或者用纱布遮盖双眼	●防止操作中水流入眼部及耳部
7. 梳理头发后，用水杯倒温水充分湿润头发	●先确保水温合适（43~45℃）
8. 倒洗发剂于掌心，轻轻揉搓后涂遍头发，用指腹部揉搓头皮及头发，由发际至枕后部反复轻揉，一手抬起患者头部，另一只手洗净枕后部头发，用温水冲洗头发，直至洗净为止	●头发上若残留洗发液，会刺激头发及头皮，并使头发变得干燥
9. 洗发后，解下颈部毛巾，包裹住头发，一手托住患者头部，一手撤去马蹄形垫，去除耳内棉球及眼部纱布，擦干患者面部	
10. 撤去橡胶单，将枕从患者肩下移至床头，协助患者整理衣物	

续表

操作步骤	要点
11. 取吹风机，将电源连接，持吹风机吹干患者头发	●及时擦干或者吹干头发，避免患者受凉
12. 梳发：用梳子轻轻梳理患者头发，根据患者意愿进行头发梳理	
13. 协助患者取舒适体位，整理床单位，做健康宣教	●促进患者身心愉悦
14. 整理用物	
15. 洗手，记录	

表 3-10-3　洗头车床上洗头技术操作步骤及要点

操作步骤	要点
1. 携用物至床旁，核对患者信息，向患者做好解释	●便于操作，确认患者身份
2. 询问患者感受，适当调节室温，关闭门窗，必要时使用屏风，根据患者需求，协助其排便排尿	●注意保暖，室温22~26℃
3. 从洗头车后下部取出电源线，打开后门盒上的漏电保护开关及电源开关	
4. 将洗头车的注水管与自来水龙头连接然后注水，注水水位应低于红色最高水位线，注水完毕后，关闭水龙头，收回注水管	
5.按下操作面板上的温度调节按钮，将水温设定在43~45℃	
6. 当加热指示灯灭时，提示自动进入保温状态	
7. 关闭开关，拔出电源	
8. 移开床头桌、椅，将洗头车推至床头或者床尾，摇平床头，移去枕头，协助患者斜角仰卧，双腿屈膝，铺橡胶单及大毛巾于患者头及肩下，松开患者衣领向内反折，将另一毛巾围于颈部，用夹子固定，头部枕于洗头车的头托上或者将接水盘置于患者头下，抬起患者颈肩部，将背托架与脸盆连接后放于橡胶单上，使其肩背部躺在背托架上，颈部枕于脸盆凹处	●保护床单、枕头、衣服不被沾湿

续表

操作步骤	要点
9. 妥善安置各种管路	●避免管路连接处脱落或者扭曲打折
10. 用棉球塞于双耳外耳道，嘱患者闭眼或者用纱布遮盖双眼	●防止操作中水流入眼部及耳部
11. 按下操作面板上“喷淋”按钮，手持喷头，下压出水按钮，先用手试水温合适后，给患者试用后再充分淋湿患者头发。	●保证水温适宜
12. 松开出水按钮，将喷头置于盆边	
13. 倒洗发剂于掌心，轻轻揉搓后涂遍头发，用指腹部揉搓头皮及头发，由发际至枕后部反复轻揉	
14. 手持喷头，下压出水按钮，用温水冲洗头发，直至洗净为止	
15. 按下操作面板上“喷淋”按钮，关闭电源	
16. 用另一条干毛巾包住患者头发擦至不滴水	
17. 去除耳内棉球及眼部纱布，擦干患者面部	
18. 打开洗头车车顶盖，取吹风机，将电源连接，持吹风机吹干患者头发	●及时擦干或者吹干头发，避免患者受凉
19. 拔出电源，将吹风机归位	
20. 梳发：用梳子轻轻梳理患者头发，根据患者意愿进行头发梳理	●操作过程中注意观察患者反应
21. 撤去脸盆、背托架及橡胶单，协助患者穿好衣服，取舒适体位，整理床单位	
22. 整理用物	
23. 洗手，记录	
24. 将洗头车推至污物间排污水 （1）上排水：把车后的上排水管道拉出放于水池中，连接电源后，打开开关，按下操作面板上“排水”按钮3秒开始排水，污水排尽后收回排水管，关闭电源开关及漏电保护开关，拔出电源即可 （2）下排水：不需要连接电源，把车侧面下部标有“下排水阀”标志处的橡胶软管拉出，放入水池，打开阀门，待排尽污水后关闭阀门，收回橡胶管	

续表

操作步骤	要点
（3）排清水，如当日不再进行操作，需要将车侧面下方标有“清水箱阀门”标志处的橡胶软管拉出，放入水池，打开阀门排尽剩余清水，关闭阀门，收回橡胶管。洗手	

【注意事项】

1. 此操作适用于病情稳定的卧床患者。

2. 操作中应遵循标准预防、节力、安全原则，运用人体力学原理，身体尽量靠近床旁，避免劳累。

3. 注意调节室温、水温，注意保暖，保护患者隐私。

4. 及时吹干或者擦干头发，避免着凉。

5. 操作过程中，力度适中，避免抓伤头皮。

6. 有伤口与管道的患者，操作过程中，应注意保护伤口及管道。

7. 操作过程中注意观察患者的一般情况，如面色、呼吸、脉搏等，如有异常应立即停止操作，报告医生给予处理。

8. 操作时间不超过20分钟，以免造成患者不适。

三、灭头虱、虮技术

虱子是一类体形很小的昆虫。生长在头部的叫头虱，生长在身体上的叫体虱，生长在阴部的叫阴虱。虱虮的产生与个人卫生不良、环境拥挤或与有虱的人接触有关。头虱生长于头发和头皮上，体形很小，呈卵圆形，浅灰色。其卵（虮）很像头屑，系固态颗粒，而不是薄鳞片，紧紧地粘在头发上，不易去掉。体虱常存在于衣物中，而阴虱则存在于阴毛处。虱子可传播疾病，并能导致皮肤瘙痒，抓伤后可导致感染。虱子可通过衣服、床单、梳子、刷子等进行传播，同时还可传播疾病，如流行性斑疹伤寒、回归热等。若发现患者有虱应立即采取消灭虱、虮的措施。

【适宜对象】

适用于有虱、虮的患者。

【目的】

消灭头虱和虮，预防患者相互间传染和疾病传播。

【操作步骤及要点】

1. 评估患者并解释

（1）评估患者：患者的病情及头虱、虮情况。

（2）向患者解释灭头虱、虮的目的、方法、注意事项及配合要点。

2. 患者准备

（1）了解灭头虱、虮的目的、方法、注意事项及配合要点。

（2）必要时应动员患者剪短头发，剪下的头发应用纸袋包裹焚烧。

3. 护士准备：穿好隔离衣，修剪指甲，洗手，戴口罩、手套。

4. 用物准备

（1）治疗盘内备：洗头用物、治疗巾2~3块、篦子（齿内嵌少许棉球）、治疗碗内盛灭虱药液、纱布数块、塑料帽子、隔离衣、布口袋（或枕套）、纸袋、清洁衣裤，清洁床单、被套、枕套。

（2）治疗盘外备：常用灭虱、虮药液。

①30%含酸百部酊剂：取百部30 g放入瓶中，加50%乙醇100 ml（或65° 白酒100 ml），再加入纯乙酸1ml，盖严，48小时后方可使用。

②30%百部含酸煎剂：取百部30 g，加水500 ml煎煮30分钟，以双层纱布过滤，将药液挤出。将药渣再加水500 ml煎煮30分钟，再以双层纱布过滤，挤出药液。将两次的药液合并浓缩至100 ml，冷却后加入纯乙酸1 ml，即制得30%百部含酸煎剂。如无乙酸，可用食醋代替，纯乙酸1 ml相当于市售食醋30 ml。

百部草外用有杀虫、止痒、灭虱的功能。其有效成分为多种生物碱，游离的生物碱一般不溶或难溶于水，而其同乙酸生成的盐能溶于水及含水的乙醇。将乙酸或醋加入百部酊剂和煎剂中，能提高百部的溶解度，破坏虮的黏附性，并可使虮蛋白变性。50%乙醇对百部的有效成分提取较多，且对虮外膜渗透力较强。温度在35℃时虮的发育最快，故以35℃药液处理虮，可加快虮中毒。

5. 环境准备：同床上洗头法。

6. 灭头虱、虮技术操作步骤及要点见表3-10-4。

表3-10-4　灭头虱、虮技术操作步骤及要点

操作步骤	要点
1. 核对：携用物至患者床旁，核对患者并解释	●便于操作
2. 擦拭药液：按床上洗头技术做好准备。将头发分成若干小股，用纱布蘸灭虱药液，按顺序擦遍头发，并反复揉搓10分钟，使之湿透全部头发	●彻底发挥灭虱药的作用
3. 戴帽子包住头发	●避免挥发，保证作用
4. 篦虱和虮：24小时后取下帽子，用篦子篦去死虱和虮卵，并清洗头发	●如发现仍有活虱须重复用药
5. 消毒：灭虱完毕，协助患者更换衣裤被服，将污衣裤和被服放入布口袋内，扎好袋口，送压力蒸汽灭菌消毒	●防止虱虮传播
6. 操作后处理 （1）整理床单位，清理用物 （2）除去篦子上的棉花，将梳子和篦子消毒后用刷子刷净，棉花及脱落头发装入纸袋内用火焚烧 （3）洗手，记录	●彻底消灭虱、虮，避免传播 ●减少致病菌的传播 ●记录执行时间及护理效果，以利于评价

【注意事项】

1. 操作中应注意防止药液溅入患者面部及眼部。

2. 用药后注意患者局部及全身反应。

3. 护士在操作过程中，应注意保护自己免受传染。

第二节　剃须技术

由于受到男性激素的影响，男性不但皮肤比女性粗糙，而且毛发较多，油脂分泌也较女性多出2倍以上。而男性每天刮胡子，也会让面部皮肤表皮不断剥落、更新，快速地新陈代谢导致皮肤产生松弛老化的现象。另外在剃须时经常会划破皮肤，对皮肤造成不同程度的伤害，如果不及时采取护理措施，久而久之就会使毛孔红肿感染甚至出现暗疮，皮肤失去弹性等问题。所以刮胡子绝不是刮干净就好，剃须后的护理不容忽视。

【适宜对象】

成年男性患者。

【目的】

1. 维护患者的自尊，增加患者的自信，建立良好的护患关系。

2. 预防感染、暗疮，皮肤失去弹性等问题。

【操作步骤及要点】

1. 评估患者并解释

（1）评估患者：患者的病情及胡须情况。

（2）向患者解释剃须的目的、方法、注意事项及配合要点。

2. 患者准备

（1）了解剃须的目的、方法、注意事项及配合要点。

（2）取舒适的体位。

3. 护士准备：着装整洁，洗手，戴口罩。

4. 用物准备：治疗盘内备：剃须刀、治疗巾1～2块、毛巾2条、剃须泡沫或液状和油状的须前产品、舒缓型化妆水及护肤品，脸盆盛热水。

5. 环境准备 ：调节室温至22℃，水温保持在41～46℃，也可按患者习惯调节。

6. 剃须技术操作步骤及要点见表3–10–5。

表 3–10–5　剃须技术操作步骤及要点

操作步骤	要点
1. 核对：携用物至患者床旁，核对患者并解释	●便于操作
2. 涂抹须前产品：患者取舒适的体位。颈下垫治疗巾，涂抹剃须泡沫（剃须液和剃须油），然后用手指稍作按摩再剃须，可以让它发挥更好的效果	●动作轻柔
3. 剃须方向采用顺剃的方式才是最安全和不刺激的，剃须刀可以稍微倾斜角度来帮助把胡须剃得更干净（但倾斜不要超过50°）。电动剃须刀，采用由上而下打圈的方式来剃。用热毛巾把面部擦拭干净	●避免倒剃的方式，非常容易让胡须倒长
4. 须后护理：涂抹舒缓型化妆水来擦拭剃下的碎须，再涂抹护肤品即可	●使用含有些许酒精成分的化妆水更能有效杀菌，避免皮肤炎症，但对于敏感性皮肤或者剃须后容易泛红的肤质来说，选择不含酒精的化妆水
5. 操作后处理 （1）整理床单位，清理用物 （2）协助患者取舒适的体位 （3）洗手 （4）记录	 ●为患者提供清洁的环境 ●减少致病菌的传播 ●记录执行时间及护理效果，以利于评价

【注意事项】

1. 操作中动作轻柔，注意避免刮伤。

2. 注意观察患者的生命体征，如有异常，立即停止操作。

3. 护士在操作时，应符合人体力学原则，注意节时省力。

第三节　备皮护理技术

备皮护理技术是指在手术相应部位剔除毛发并进行体表清洁的护理技术。

【适宜对象】

适用于需要手术备皮的患者。

【目的】

利于手术和术区消毒，减少术后感染的发生率。

【操作步骤及要点】

1. 评估患者并解释

（1）评估患者：了解手术方式，确定手术的部位及备皮范围。患者的病情、体位、自理能力、合作程度及心理状态。

（2）向患者解释备皮的目的、方法、注意事项及配合要点。

2. 患者准备

（1）术前一日行理发洗澡更衣等清洁卫生工作，并进行皮肤准备。

（2）取配合体位。

3. 护士准备：着装整洁，洗手，戴口罩。

4. 用物准备：治疗车上备：一次性备皮刀、备皮用液体皂、治疗巾、手消毒液、毛巾、手电筒、脸盆盛热水、一次性薄膜（PE）手套、纱布。

5. 环境准备：安静、舒适、整洁，有良好私密性。

6. 备皮技术操作步骤及要点见表3–10–6。

表3–10–6 备皮技术操作步骤及要点

操作步骤	要点
1. 核对：携用物至患者床旁，核对患者信息并解释。关闭门窗或拉上围帘，注意调节室温	●确认患者身份 ●便于操作，保暖
2. 准备体位：协助患者取舒适卧位，需备皮部位下垫治疗巾，充分暴露备皮区的皮肤。注意遮盖患者	●保护患者隐私
3. 备皮：戴手套，用肥皂水涂擦局部皮肤，一手持纱布紧绷皮肤，另一手持备皮刀，刀架与皮肤呈45°，从上到下依次剃净毛发，注意不要划伤皮肤	●剃毛时，应顺着毛发生长的方向以免损伤毛囊
4. 清洁：完毕后用热毛巾洗去局部毛发及肥皂液，用手电筒照射，仔细检查皮肤的毛发是否清除干净	●动作轻柔
5. 操作后处理 （1）脱手套，整理床单位，清理用物 （2）协助患者穿好衣裤，取舒适的体位 （3）洗手 （4）记录	●为患者提供清洁的环境 ●减少致病菌的传播 ●记录执行时间及护理效果，以利于评价

【注意事项】

1. 操作中动作轻柔，注意避免刮伤。

2. 注意观察患者的生命体征，如有异常，立即停止操作。

3. 一般不剃眉毛，小儿也不剃毛只做清洁处理。

参考文献

1. 周兴文，郭晓华 . 试论人体毛发特性及其在进化中的意义 [J]. 生物学数学，2008，33（9）：79–80.
2. 李小寒，尚少梅 . 基础护理学 [M]. 北京：人民卫生出版社，2006.
3. 王菊吾 . 手术前备皮方法的研究进展 [J]. 中华护理杂志，2000，12：741–742.
4. 张宁宁，魏保生 . 临床护士实习手册 [M]. 北京：中国医药科技出版社，2017.
5. 侯玉华 . 实用护理技术 [M]. 镇江：江苏大学出版社，2016.
6. 中华人民共和国卫生部 . 临床护理实践指南 [M]. 北京：人民军医出版社，2011.
7. 周春美，邢爱红 . 基础护理技术 [M]. 北京：科学出版社，2010.

第十一章

疼痛护理适宜技术

第一节　概　述

疼痛是一种复杂的生理活动，是一种令人不愉快的感觉和情绪上的主观感受，伴有现存和潜在的组织损伤，是伤害性刺激的痛反应。疼痛是临床上最常见的症状之一，已经成为人体的第五大生命体征。

【疼痛评估工具及方法】

1. 视觉模拟评分量表

视觉模拟评分量表（VAS）是一种有效、简便的疼痛评估测量方法。是一条10 cm长的线，一端为“0”，表示“无痛”，另一端为“10”，表示“最痛”，见图3-11-1。越靠近“0”表示疼痛程度越轻微，越靠近“10”表示疼痛程度越严重。从“无痛”端到记号之间的距离即为疼痛评分分数，疼痛评分分数越大表示疼痛越严重。VAS使用方便、灵活、简单，很容易掌握，是最常用的疼痛程度评估方法。

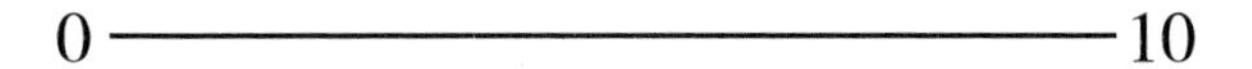

图 3-11-1　视觉模拟评分量表

2. 数字评分量表

数字评分量表（NRS）是一种数字直观的表达方法，其优点是更为直观，它是将疼痛程度用0～10这11个数字表示疼痛强度，其中0表示为“无痛”，10表示为“最痛”，见图3-11-2。被测者根据个人疼痛的强度在其中一个数字做记号。NRS也是目前较为有效、常用的评估方法。

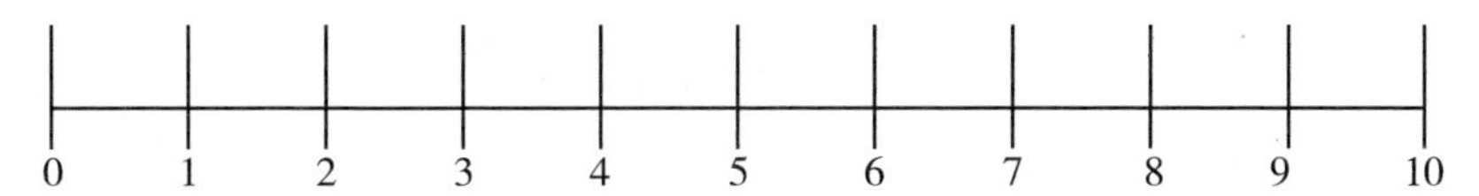

0~2: 表示舒服；3~4：表示轻度不舒适；5~6：表示中度不舒适；
7~8：表示重度不舒适；9~10：表示极度不舒适。

图 3-11-2　数字评分量表

3. 口述分级评分量表

口述分级评分量表（VRS）是将疼痛测量尺和口述描绘方法相结合构成，其特点是将描绘疼痛的词汇通过疼痛测量尺图来表达，使描绘疼痛强度的词汇的梯度更容易让患者理解和使用。最轻度疼痛的描述被评分为0分，以后每级增加1分，见图3-11-3。此方法简单，适用于临床简单的定量测评疼痛强度以及观察疗效指标。

无痛	轻度疼痛：能忍受，能正常生活睡眠	中度疼痛：适当影响睡眠，需止痛药	重度疼痛：影响睡眠，需用麻醉止痛药	剧烈疼痛：影响睡眠较重，伴有其他症状	无法忍受：严重影响睡眠，伴有其他症状

图 3-11-3　口述分级评分量表

4. 面部表情疼痛量表

面部表情疼痛量表，该方法是由6张从微笑或幸福直到痛苦流泪的不同面部表情的图像组成，见图3-11-4， 要求观察者根据患者的表情评估疼痛程度，这种方法使用于交流困难，如儿童、老年人或者不能用言语准确表达的患者。

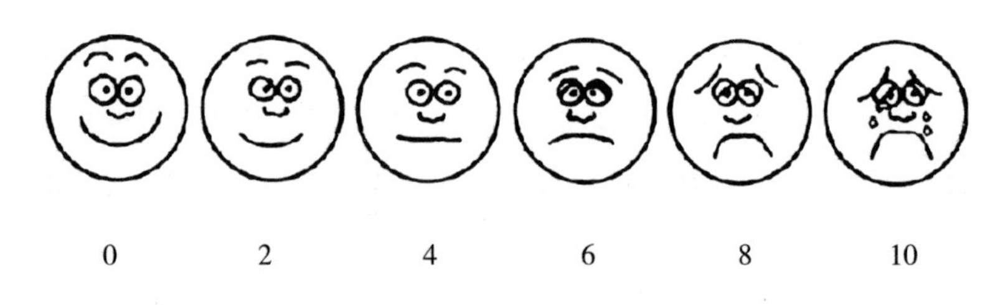

图 3-11-4　面部表情疼痛量表

5. Prince-Henry 评分法

该适用于气管切开插管不能说话的患者或者胸腹部大手术后，需要在术前用手势来训练患者表达疼痛程度，分为5个等级，0~4分，其评分方法为：

0分：咳嗽时完全不痛。

1分：咳嗽时有疼痛发生。

2分：安静休息状态时无疼痛，深呼吸时有疼痛发生。

3分：安静休息状态时有疼痛，但较轻微，可忍受。

4分：安静休息状态时有剧烈疼痛，不能忍受。

6. WHO 疼痛分级标准

0级：指无痛。

1级（轻度疼痛）：安静休息时无疼痛，翻身咳嗽时有轻度疼痛，但可以忍受，不影响睡眠。

2级（中度疼痛）：安静休息时即感疼痛，翻身咳嗽时加剧，不能忍受，睡眠受干扰，要求用镇痛药。

3级（重度疼痛）：安静休息时疼痛剧烈，不能忍受，严重干扰睡眠，需要用镇痛药。

第二节　口服给药镇痛技术

药物治疗是疼痛治疗最基本、最常用的方法，首选无创途径给药，其中口服给药是WHO所提出的合理应用止痛药物（包括吗啡和其他强阿片类药物）的标准途径。口服给药是镇痛治疗首选的给药方法，具有方便、简单、经济、无创、易于患者接受、能保持稳定的血药浓度、更易于控制、不易成瘾和产生耐药的优点。

【适宜对象】

无吞咽困难及胃肠道功能障碍的急、慢性疼痛患者。

【目的】

1. 协助患者遵医嘱安全、正确服下药物。
2. 提高患者生活质量。
3. 维持正常生理功能。
4. 预防及缓解疼痛。

【操作步骤及要点】

1. 护士准备：穿戴整齐，修剪指甲，洗手、戴口罩。
2. 用物准备：治疗车上备药品、水杯、PDA。
3. 口服给药镇痛技术操作步骤及要点见表3-11-1。

表 3-11-1　口服给药镇痛技术操作步骤及要点

操作步骤	要点
1. 备齐用物，携至患者床旁	●节省时间和体力

续表

操作步骤	要点
2. 查对患者信息，PDA扫描患者腕带，核对患者姓名、登记号及医嘱内容	●操作前查对（称呼患者全名，并得到患者或家属的回应，必要时请患者或家属读出登记号）
3. PDA扫描医嘱条码，核对药物名称、剂量、用法、服用时间	●如患者提出疑问，应再次核对准确无误才能给药
4. 评估患者疼痛程度	
5. 解释服药的目的及注意事项	●取得患者合作
6. 协助患者取舒适体位	
7. 再次核对患者信息及药物信息	●操作中查对
8. 提供温开水，协助患者服药、并确认患者服下	●如患者因故暂不能服药，应将药品带回保管，适时再发或交班，对不能自行服药的危重患者应喂服
9. 药袋收回，进行第三次核对，并使用PDA执行医嘱	●操作后查对
10. 向患者讲解药物的不良反应，及预防措施	●观察药物疗效，若有异常，及时通知医生，酌情处理
11. 收拾用物，洗手	
12. 观察与记录	●记录药物名称、剂量、服用时间、疗效等

【注意事项】

1. 严格执行查对制度。

2. 需吞服的药物通常用40~60℃温开水送下，禁用茶水服药。

3. 婴幼儿、鼻饲或上消化道出血患者所用的固体药，发药前需将药片研碎成粉末，用水溶解后协助患者服下。

4. 增加或停用某种药物时，应及时告知患者。

5. 按时给药。

6. 按阶梯给药。

7. 注意药物之间的配伍禁忌。

8. 密切观察药物不良反应，并做好记录。

【知识拓展】

WHO三级镇痛阶梯疗法见图3-11-5。

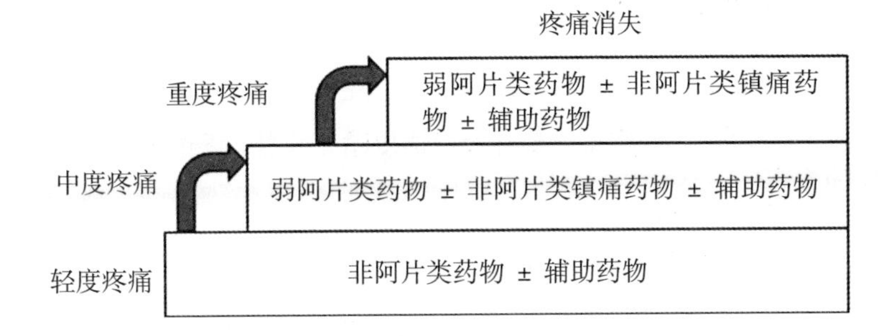

图 3-11-5　WHO 三级镇痛阶梯疗法

第三节　经皮给药镇痛技术

经皮给药系统（TDDS）是药物通过皮肤吸收的一种给药方法，药物经由皮肤吸收进入人体血液循环并达到有效血药浓度，实现治疗或预防疾病目的。这种给药方法，避免了口服给药可能发生的肝脏首过效应及胃肠灭活，提高了治疗效果，减少了副作用。可以维持恒定的血药浓度或药理效应，而且延长作用时间，相应减少用药次数，使患者的用药顺应性增加，患者甚至可以自主用药。芬太尼透皮贴临床使用较为广泛，在此我们便以芬太尼透皮贴为例。

【适宜对象】

慢性中重度疼痛，以及只能依靠阿片类镇痛药物治疗的难消除的疼痛患者。

【目的】

1. 缓解疼痛。

2. 持续止痛。

3. 提高患者生活质量。

【操作步骤及要点】

1. 护士准备：穿戴整齐，修剪指甲，洗手，戴口罩。

2. 用物准备：治疗车上备芬太尼透皮贴、弯盘、无菌棉签、清水、PDA、胶布。

3. 经皮给药镇痛技术操作步骤及要点见表3-11-2。

表 3-11-2 经皮给药镇痛技术操作步骤及要点

操作步骤	要点
1. 备齐用物，携至患者床旁	●节省时间和体力
2. 查对患者及医嘱信息，PDA扫描患者腕带，核对患者姓名、登记号	●操作前查对，称呼患者全名，并得到患者或家属的回应，必要时请患者或家属读出登记号 ●仔细查对，避免差错
3. PDA扫描医嘱条码，核对药物名称、剂量、用法、使用时间	
4. 解释用药目的	●取得患者的合作
5. 选择合适的部位	●选择躯体平坦、干燥、体毛少，皮肤完整的部位
6. 用棉签清洗局部皮肤	●用清水并擦干，不要用肥皂、洗洁剂、乙醇或碘酒
7. 再次查对患者及医嘱信息，核对患者姓名、登记号、药名、剂量、用法和使用时间	●操作中查对，仔细查对，避免差错
8. 检查透皮贴剂：名称、剂量、使用方法、有效时间	
9. 打开密封袋，取出透皮贴，撕下保护膜，平整地贴于皮肤上	●手不要接触黏膜层，贴好后用手掌按压30秒，保证边缘紧贴皮肤

续表

操作步骤	要点
10. 标记贴剂开始使用的时间和有效时间	●用红色笔标记于胶布上，再将胶布贴在透皮贴上，以便提醒下次更换
11. 第三次查对，并执行医嘱	●操作后查对
12. 向患者交代注意事项	●告知患者如有不适及时告知医护人员
13. 整理用物	
14. 做好记录	●记录药物名称、剂量、使用时间及药物疗效、副作用等

【注意事项】

1. 贴剂局部不要接触热源。

2. 禁止将贴剂剪切后剪切使用。

3. 贴剂有效使用时间为72小时，芬太尼透皮贴剂粘贴12小时后起效，故更换时需提前12小时粘贴新的贴剂。

4. 注意观察药物不良反应并记录。

5. 使用后的贴剂需将粘贴面对折放回药袋回收处理。

6. 贴片处偶有轻微红疹瘙痒，酌情给予更换粘贴部位，如症状持续，应对症处理。

7. 用药后患者可出现头晕、嗜睡等不良反应，嘱患者起床活动时宜缓慢，防跌倒，最好24小时留陪护。

8. 患者如有嗜睡，呼吸次数减少或呼吸困难，医护人员应密切观察，必要时遵医嘱停药。

9. 如患者持续使用芬太尼透皮贴，需制定贴、取时间表，举例见表3–11–3。

表 3–11–3 芬太尼透皮贴剂贴 / 取时间

床号	姓名	登记号	剂量	贴（时间）	签名	取（时间）	签名
18	张三	123456	4.2 mg	5月1日，9:00	李某	5月4日，9：00	王某

第四节 患者自控疼痛泵静脉给药镇痛治疗技术

病人自控疼痛泵（PCA泵）静脉镇痛是将止痛储药泵通过静脉通路连接患者，止痛药物通过泵特定的速度，将药物注入人体起到镇痛作用，泵上自控按钮按压增加注药量以达到镇痛的效果。

【适宜对象】

1. 高血压、冠心病手术患者。
2. 手术范围广、时间长的患者。
3. 腔镜手术患者，以及对疼痛敏感的患者。

【目的】

减轻疼痛，增加舒适感，促进恢复。

【操作步骤及要点】

1. 护士准备：穿戴整齐，修剪指甲，洗手，戴口罩。
2. 用物准备：PCA泵，消毒液，棉签，胶布，弯盘，PDA。
3. PCA泵静脉给药镇痛治疗技术操作步骤及要点见表3–11–4。

表 3–11–4 PCA 泵静脉给药镇痛治疗技术操作步骤及要点

操作步骤	要点
1. 护士手消毒，戴口罩，携用物至床旁	●所有用物均在有效期内
2. 三查七对并解释PCA泵的作用原理及目的，指导使用中的注意事项和配合要点	●操作前查对，防止差错，取得患者配合

续表

操作步骤	要点
3. 取合适体位，检查静脉通道是否通畅	●静脉穿刺部位有无红肿、渗血、渗液及疼痛
4. 检查药液：名称、浓度、剂量、 使用方法、时间、检查PCA泵及自控按键	●确保药物准确无误和治疗效果
5. 运用无菌技术取出棉签放入安尔瓶内	●严格执行无菌操作
6. 消毒静脉通道连接处	
7. 再次查对，将配制好的PCA泵与静脉通道连接	●操作中查对
8. 教会患者使用自控按钮追加给药的方法	●交代注意事项，避免管道打折、扭曲
9. 使用PDA查对并执行医嘱，整理用物	●操作后查对

【注意事项】

1. 密切观察患者生命体征，观察有无副作用发生。

2. 严格无菌操作，保持PCA泵静脉给药管道的通畅，避免打折脱落。

3. 注意PCA泵按键给药次数以及药物的总量，老年患者及低血容量患者，不宜剂量过大，避免呼吸抑制。

4. PCA泵使用患者肠蠕动减慢，指导其进食易消化的饮食，增加粗纤维含量高的食物。

5. 年龄过大或过小、精神异常、无法控制按钮患者禁用。

6. 既往对镇痛药物过敏患者禁用。

【知识拓展】

PCA泵给药途径

PCA泵给药途径包括经静脉（PCIA)、硬膜外（PCEA）、皮下（PCSA）和外周神经阻滞（PCNA）等。其中，PCIA和PCEA最为常用。PCIA操作简单，可供选择药物多，起效快，效果可靠，但用药针对性差，对全身影响较大。常用药物为吗啡、芬太尼、曲马多或合用非甾体类抗炎药等。PCEA用于胸背以下区域疼痛治疗。

第五节　鞘内镇痛泵换药技术

鞘内镇痛是椎管内给药的一种新的途径，旨在缓解难以控制的癌痛及顽固性疼痛，同时最大限度地减少阿片类药物所产生的副作用，是目前国际上公认的治疗顽固性疼痛的先进方法之一。

【适宜对象】

顽固性疼痛且安置了鞘内镇痛泵的患者。

【目的】

1. 持续镇痛。
2. 避免感染。
3. 减轻患者痛苦。
4. 提高患者生活质量。

【操作步骤及要点】

1. 护士准备：穿戴整齐，修剪指甲，洗手，戴口罩。

2. 用物准备：治疗车上备聚维酮碘、配置好的药液、镇痛泵药盒、蝶形针、1张15×10 cm透明敷贴、开口纱一张，1个10 ml空针、无菌手套1双、薄膜手套1双、弯盘、无菌纱布1张、无菌棉签、PDA、胶布。

3. 鞘内镇痛泵换药技术操作步骤及要点步骤见表3-11-5。

表3-11-5　鞘内镇痛泵换药技术操作步骤及要点

操作步骤	要点
1. 备齐用物，携至患者床旁	●所有用物均在有效期内

续表

操作步骤	要点
2. 核对患者姓名、登记号	●PDA扫描患者腕带，称呼患者全名
3. 核对医嘱信息，包括药名、剂量、用法、使用时间	●PDA扫描医嘱条码，仔细查对
4. 根据医嘱配制镇痛泵药盒	
5. 铺无菌换药盘	●倒入聚维酮碘，放入10ml空针、拆线剪、开口纱
6. 协助患者取合适体位	●充分暴露换药部位
7. 戴薄膜手套，将患者敷料、蝶形针及镇痛泵管取下	●动作轻柔
8. 消毒输液港及周围皮肤	●消毒范围以输液港为中心，直径为10 cm×10 cm以上
9. 排气	●将镇痛泵与药盒连接、排气（长按排气键）
10. 再次消毒	●第二次消毒，方法同前
11. 再次核对患者信息与医嘱内容	●操作中查对，避免差错
12. 插入蝶形针	●戴无菌手套将蝶形针插入输液港中央硅胶部位
13. 判断是否通畅	●用10 ml空针回抽，观察有无脑脊液
14. 连接药盒与蝶形针	
15. 垫开口纱于蝶形针下面并固定	●在蝶形针下垫一开口纱，用10 cm×15 cm透明敷贴覆盖并固定蝶形针，再予无菌纱布覆盖，胶布固定，蝶形针尾端向外固定
16. 设置参数	●遵医嘱设置参数，运行镇痛泵，查验运行正常后，锁定镇痛泵
17. 第三次查对，核对无误后使用PDA执行医嘱	●操作后查对
18. 健康宣教	●嘱患者如有不适，及时告知医务人员
19. 整理用物	
20. 观察与记录	●记录换药时间及镇痛效果，有无不良反应等

【注意事项】

1. 严格无菌操作，避免污染药液。

2. 仔细查对患者信息及药物信息，避免差错。

3. 注意药物有无不良反应。

4. 嘱患者注意保护镇痛泵药盒。

5. 嘱患者发现镇痛泵运行异常时，及时联系医护人员。

【知识拓展】

鞘内镇痛治疗进展

本着追求最佳临床治疗效果和病人整体预后的宗旨，2011年鞘内镇痛专家组（PACC）31位专家再次聚会，回顾分析了2007年1月15日到2011年3月1日发表的391篇相关文献，修改并制定了2012版专家共识。其中鞘内镇痛药物应用管理与2007年版相比，2012版专家共识推荐的鞘内应用药物起始浓度有较大修改，详见表3-11-6。鞘内吗啡能有效镇痛已经被广泛认可，但如何减少阿片类药物诱导痛觉过敏（OIH）和肉芽肿炎的发生等问题一直是关注的热点，基于复杂的脑脊液液体动力学和神经生理学机制，目前认为鞘内微剂量吗啡（25~50 μg/d）可提供长时间有效镇痛，同时可减少OIH发生机会。虽然这一方案仍存在争论，此专家共识推荐吗啡的起始剂量明显降低，对临床应用更具有指导。新专家共识认为：当所选用的鞘内药物在可接受剂量范围内应用后，患者的疼痛评分、功能和生活质量等改善不明显和不良反应明显时，建议药物轮换。当不良反应在可以接受范围内而疗效下降时建议加用辅助药物而不是药物轮换。当应用植入性药物输注系统（IDDS），选用专家共识推荐药物而疗效不满意时，需评估导管是否移位、泵功能是否正常，还需要考虑是否存在疾病进展或者新的疾病出现等，否则可考虑应用其他治疗手段如经脊髓电刺激（SCS）、射频治疗、口服药物治疗。与2007年版本不同的是，本专家共识首次认定γ-氨基丁酸（GABA）类似物巴氯芬、加巴喷丁、罗哌卡因和奥曲肽鞘内应用是安全的，但是其有效性有待进一步验证。而阿片类药物（如哌替啶、美沙酮、曲马多）、局部麻醉药（如丁卡因）、肾上腺素能激动剂（如右美托咪啶）、所有的（NMDA）抑制剂、其他非阿片类药物（如咪达唑仑、甲强龙、氟哌利多、昂丹司琼）具有神经毒性，因此不推荐应用于鞘内。然而专家组认为某些临床情况下（如终末期癌痛患者），在被充分良好沟通的情况下，可应用更大的药物剂量、更大的浓度和合用一些超指南范围的药物，以取得最佳的镇痛治疗效果。

表 3-11-6 鞘内镇痛治疗药物剂量、浓度及测试剂量

药物	测试剂量	治疗初始剂量	每日治疗最大剂量	药盒最高浓度
硫酸吗啡	0.2~1.0 mg	0.1~0.5 mg/d	15 mg	20 mg/ml
盐酸氢吗啡酮	0.04~0.2 mg	0.02~0.5 mg/d	10 mg	15 mg/ml
齐考诺肽	1~5 μg	0.5~2.4 μg/d	19.2 μg/d	100 μg/ml
芬太尼	25~75 μg	25~75 μg/d	待定	10 mg/ml
盐酸布比卡因	0.5~2.5 mg	1~4 mg/d	10 mg	30 mg/ml
可乐定	5~20 μg	40~100 μg/d	40~60 μg/d	1 mg/ml
舒芬太尼	5 ~ 20μg	10~20 μg/d	待定	5 mg/ml

第六节 中药敷贴镇痛技术

中药贴敷镇痛技术是将中药贴敷到人体穴位或局部皮肤，通过药物直接作用于穴位皮肤，达到活血化瘀、消肿止痛作用的一种治疗方法。

【适宜对象】

跌打损伤、疮、疔、肿痛患者。

【目的】

消肿镇痛，行气消痞，提脓去腐。

【操作步骤及要点】

1. 护士准备：穿戴整齐，修剪指甲，洗手，戴口罩。
2. 用物准备：贴敷药物，纱布，弯盘，胶布，手消毒液，PDA。
3. 中药敷贴镇痛技术操作步骤及要点见表3-11-7。

表 3-11-7　中药敷贴镇痛技术操作步骤及要点

操作步骤	要点
1. 核对医嘱，评估患者	●评估症状、疼痛情况、合作程度、胶布过敏史、用药处皮肤的情况
2. 备齐用物，携至床旁	
3. 使用PDA三查七对，解释用药目的	●操作前查对和解释，防止差错，取得患者的配合
4. 患者取合适体位，暴露贴敷部位	●注意保暖，保护患者隐私
5. 再次核对医嘱	●操作中查对
6. 清洁皮肤，剃去毛发	
7. 取适量药物贴敷与穴位或局部皮肤	●贴敷平整，适当按压、避开皮肤破溃处
8. 辅料上用纱布覆盖，再使用胶布包扎固定	●固定美观，患者无不适感
9. 核对医嘱并执行，取舒适的体位，整理床单位及用物	●操作后查对，交代注意事项

【注意事项】

1. 对药物过敏患者禁用，颜面部慎用。

2. 观察贴敷部位的情况，出现有无不适感，如有不适尽快处理。

3. 贴敷期间忌辛辣、生冷食物。

4. 胶布过敏患者使用脱敏胶布。

5. 贴敷时间不宜过长，贴敷药物局部皮肤防水。

第七节　红外线镇痛治疗技术

红外线镇痛治疗技术是通过红外线的辐射效应，改善局部炎症，缓解疼痛，提高组织细胞活力及再生能力的一种治疗方法。

【适应对象】

1. 毛囊炎、静脉炎、甲沟炎、疖痈等患者。

2. 冻疮、慢性溃疡、多行红斑等患者。

【目的】

运用红外线作用，改善血液循环，达到解痉、止痛、消炎的作用。

【操作步骤及要点】

1. 护士准备：穿戴整齐，洗手，戴口罩，修剪指甲。

2. 用物准备：红外线治疗仪、PDA、屏风、手消毒液。

3. 红外线镇痛治疗技术操作步骤及要点见表3–11–8。

表 3–11–8　红外线镇痛治疗技术操作步骤及要点

操作步骤	要点
1. 备齐用物，携至患者床旁	

续表

操作步骤	要点
2. 用PDA核对医嘱及患者身份，并解释红外线照射的目的及配合方法	●操作前查对和解释，防止差错，取得患者配合
3. 评估患者的病情、合作程度、局部皮肤情况及病房环境	●照射部位有无感觉障碍、瘢痕情况
4. 行手卫生，准备及检查用物：红外线治疗仪伸缩臂控制自如，连接电源，打开开关，预热	●确保仪器正常使用
5. PDA核对患者及医嘱	●操作中查对
6. 关闭门窗，屏风或围帘遮挡患者，协助患者取舒适体位，暴露照射部位	●注意保暖和保护隐私
7. 调整红外线治疗仪距离，使之处于照射部位上方30~50 cm处，开始治疗	●遵医嘱设置功率和治疗时间
8. 告知患者，治疗时勿移动变换体位，照射过程中若有不适，及时告知护士	●守护患者照射，预防皮肤烫伤，随时患者反应
9. 治疗结束，关闭电源，移走红外线治疗仪，观察照射部位皮肤情况，协助取舒适体位，整理床单位	●保持床单位整洁、舒适、美观
10. 行手卫生，PDA核对并执行医嘱，记录	●操作后查对，确保准确无误
11. 整理用物，洗手	●消毒处理用物，保持备用状态

【注意事项】

1. 恶性肿瘤及晚期转移患者、光敏性疾病及对光敏感患者禁忌使用。

2. 使用过程中注意保护眼睛。

3. 治疗过程中注意用电安全，防止意外发生。

4. 皮肤感觉障碍者治疗时要密切关注，观察局部反应。

第八节　局部封闭镇痛技术

局部封闭镇痛技术是将局部麻醉药注入痛点或局部周围神经，将中枢与疼痛部位隔离，以达到止痛作用，简称封闭。

【适应对象】

1. 颈肩腰腿疼痛患者。
2. 静脉输入化疗药、高渗透压等高危药液外渗患者。

【目的】

缓解患者疼痛，稀释外渗的药液，阻止药液的扩散，防止局部皮肤、肌肉坏死。

【操作步骤及要点】

1. 护士准备：穿戴整齐，洗手，戴口罩，修剪指甲。
2. 用物准备：治疗车上备安尔碘消毒液、配置好的药物、注射器（根据药液选择合适的型号）、无菌棉签、无菌棉球、无菌手套、无菌包、无菌辅料、速干手消毒液、锐器盒、生活及医疗垃圾桶。
3. 局部封闭镇痛技术操作步骤及要点见表3–11–9。

表 3–11–9　局部封闭镇痛技术操作步骤及要点

操作步骤	要点
1. 备齐用物，携至患者床旁	
2. PDA核对医嘱及患者身份，解释局部封闭的目的	●操作前查对，防止差错，取得患者配合
3. 评估患者病情、穿刺部位情况、有无封闭禁忌证及药物过敏史	●评估局部皮肤有无红肿、硬结、破溃等

续表

操作步骤	要点
4. 安置体位，按压患者局部疼痛点确定注射部位	●避开周围血管、神经和脏器
5. 行手卫生，消毒注射局部皮肤，待干，PDA再次核对患者身份及医嘱，再次消毒	●操作中查对。消毒范围：以穿刺点为中心5~8 cm
6. 戴无菌手套，铺无菌治疗孔巾	●穿刺过程中严格无菌操作
7. 再次确认注射部位，进针，回抽确认无血，再缓慢推注药液	●静脉输液外渗封闭时进针角度15° ~20°
8. 注射完毕，用无菌棉球按压注射部位3～5分钟，贴无菌敷料固定，协助患者取舒适体位	
9. 行手卫生，PDA查对并执行医嘱，记录	
10. 整理用物，洗手	

【注意事项】

1. 严格三查七对和无菌操作。
2. 告知患者保持注射部位清洁干燥。
3. 注射后观察患者有无不适，并及时处理。
4. 细菌性炎症、肿瘤患者及药物过敏者禁用。

第九节　疼痛患者心理护理技术

通过对疼痛患者进行心理干预，消除不良情绪，改变患者对疼痛反应，提高痛阈，使其保持积极乐观愉快的情绪，改善患者心理状态的护理技术。

【适宜对象】

疼痛患者，特别是癌症晚期姑息治疗或治疗效果差的其他疾病患者。

【目的】

1. 改善心理状态。

2. 提高疼痛耐受程度，减轻疼痛。

【操作步骤及要点】

1. 护士准备：着装整齐，仪表端庄，了解患者基本情况。

2. 环境准备：环境安静，光线适宜，时间充足，时机适宜。

3. 用物准备：疼痛评估工具。

4. 疼痛患者心理护理技术操作步骤及要点见表3-11-10。

表 3-11-10　疼痛患者心理护理技术操作步骤及要点

操作步骤	要点
1. 询问患者疼痛部位，倾听患者对疼痛感的描述	●建立信任的良好护患关系
2. 评估疼痛	● 根据不同的人群，选择适宜的评分工具，了解疼痛程度和特点
3. 搜集信息，组织交谈的技巧	● 鼓励患者表达疼痛感受，并给予充分的理解和同情，取得患者的信任
4. 对患者心理状态进行分析，针对患者采取个性化的心理护理	●鼓励患者寻找保持最佳舒适状态的方式 ●讲解疼痛治疗的预期疗效，树立疼痛可有效缓解的信心 ●采取多种方式消除患者恐惧感，减轻焦虑、抑郁等心理状态
5. 引导以及指导患者使用心理疗法	●言语暗示：使用安慰诱导性语言，减轻患者的焦虑情绪，使用放松疗法，音乐疗法，分散注意力。从而改善患者的心理状态和对疼痛的感知
6. 评价措施的有效性	●倾听患者对疼痛的描述 ●评估患者的疼痛有无改善
7. 根据评价结果，调整心理护理方法	●不断评估、评价并调整，持续提供心理护理，减轻患者的疼痛体验

【知识拓展】

疼痛与恐惧

《疼痛》杂志上有一篇具有创新性的文章认为恐惧和不安与疼痛的不确定性及疼痛强度具有明确关系。这种相关性很好地印证了恐惧比疼痛本身更严重的普遍观点。因此，在疼痛患者接受姑息治疗的疼痛处理上应该充分考虑到恐惧的影响及其程度。另外，临床疼痛管理中发现，除了疼痛与恐惧外，经常还可以观察到抑郁和失眠。基于包含疼痛基本框架的神经心理学的重要观点认为，疼痛现象中这些致命的联系之间就如同“百慕大三角”。

参考文献

1. 刘俐．疼痛科护理手册 [M]. 北京：科学出版社，2015.
2. 张静华．外科护理技术规范 [M]. 北京：人民卫生出版社，2017.
3. 胡秀英．医护技实践技能操作手册 [M]. 北京：人民卫生出版社，2017.
4. 冯智英．鞘内药物输注镇痛治疗和管理——多学科专家共识 [J]. 中国疼痛医学杂志，2013，10（01）：577–579.

第十二章

儿科护理适宜技术

第一节　一般生长测量技术

一、体重测量技术

【适宜对象】

从出生到满14岁儿童。

【目的】

评价小儿体格发育和营养状况；为临床观察病情、用药、输液、奶量计算提供依据。

【操作步骤及要点】

1. 护士准备：穿戴整齐，仪表大方，举止端庄，态度和蔼，言语温和，服装、鞋帽整洁，洗手，酌情戴口罩。

2. 用物准备：婴儿磅秤、坐式或立式磅秤、尿布或尿不湿、衣服或毛毯、清洁布、记录本。

3. 环境准备：室内环境美观整洁，安静舒适，光线充足，温度、湿度适宜。

4. 小儿体重测量技术操作步骤及要点见表3-12-1。

表 3-12-1　小儿体重测量技术操作步骤及要点

操作步骤	要点
1. 婴儿测量法 （1）把清洁布放在婴儿磅秤的秤盘上，调节指针到零点 （2）脱去婴儿衣服及尿布或尿不湿，将婴儿轻放在秤盘上，观察重量，准确读数至10 g （3）记录测量结果	●测量前必须校正磅秤 ●每次测量应在同一磅秤同一时间，以晨起空腹排便后或进食后2小时为佳 ●若天气寒冷，体温偏低或病重婴儿，先称出婴儿衣服、尿布、毛毯的重量，然后给婴儿穿上称过的衣服，包好毛毯再测量重量，减去衣物重量即可
2. 幼儿以上小儿测量法 （1）1~3岁可坐位测量，坐稳后观察重量，准确读数至50 g （2）3岁以上可站立于站板中央测量，双手自然下垂，站稳后观察重量，准确读至100 g （3）记录测量结果	●注意安全，不合作或病重的患儿，由成人抱着一起称重，减去衣物及成人体重即可 ●测量时小儿不可摇动或接触其他物体 ●测量数值与前次差异大时，应重新测量核对，体重变化大时应报告医生

【知识拓展】

小儿体重的增长不是匀速的，年龄越小增长越快，正常新生儿出生时平均体重为3 kg，出生一月后可增加1~1.5 kg，生后3月的体重约为出生时的2倍（6 kg），12月龄约为出生时的3倍（9 kg），2岁时体重约为出生时的4倍（12 kg）。2~12岁体重平均每年增长约2 kg。

二、身高（长）测量技术

【适宜对象】

从出生到满14岁儿童。

【目的】

评价小儿骨骼发育状况；为疾病诊断提供依据。

【操作步骤及要点】

1. 护士准备：穿戴整齐，仪表大方，举止端庄，态度和蔼，言语温和，服装、鞋帽整洁，洗手，酌情戴口罩。

2. 用物准备：身长测量板为3岁以下小儿卧位测量用。立式测量器（或有身高测量杆的磅秤）为3岁以上小儿立位测量用清洁布、记录本。

3. 环境准备：室内环境美观整洁，安静舒适，光线充足，温度、湿度适宜。

4. 小儿身高（长）测量技术操作步骤及要点见表3-12-2。

表3-12-2　小儿身高（长）测量技术操作步骤及要点

操作步骤	要点
1. 卧位测量法 （1）将清洁布铺在测量板上 （2）脱去小儿鞋、帽，将其仰卧于测量板上 （3）将小儿头扶正，头顶轻贴测量板顶端 （4）一手按住小儿双膝使双下肢伸直，一手推动滑板贴于足底，读出身长厘米数 （5）记录测量结果	●由于婴儿易动，推动滑板时动作应轻快，并准确读数 ●推板应与测量杆呈90°

续表

操作步骤	要点
2. 立位测量法 （1）脱去小儿鞋、帽，取立正姿势，站在立位测量器或有身高测量杆的磅秤上，双眼平视正前方，两臂自然下垂，足跟靠拢，足尖分开约60°	●小儿立位测量时头部保持正直的标准是眼眶下缘与耳孔上缘在同一水平线
（2）将推板轻轻拉至头顶，读出身高厘米数 （3）记录测量结果	●小儿身体站立的标准是将足跟、臀部、两肩胛、枕骨粗隆均同时紧贴测量杆

【知识拓展】

身高增长规律

身高的增长规律与体重相似，年龄越小增长越快。正常新生儿出生时平均身长50 cm，生后前3月增长11~12 cm，与后9月的增长量相当，1周岁时约75 cm，第2年增长速度减慢，2周岁时约85 cm，2岁以后稳步增长，平均每年增长5~7 cm。2~12岁身高可按公式估算：身高（cm）=年龄×7+70。进入青春期后，其增长速度加快，不能用此公式计算。身高的增长受遗传、内分泌、营养、运动和疾病等因素的影响。明显的身高异常（低于均值30%以上）往往由甲状腺功能减低、生长激素缺乏、长期营养不良、严重佝偻病等引起。

第二节　儿童床更换技术

【适宜对象】

所有住院患儿。

【目的】

为患儿准备整洁、美观、舒适的床铺；保护患儿安全。

【操作步骤及要点】

1. 护士准备：穿戴整齐，仪表大方，举止端庄，态度和蔼，言语温和，服装、鞋帽整洁，洗手，戴口罩。

2. 用物准备：儿童床或婴儿睡床、床垫、床褥、童毯、被套、床单、橡胶单（一次性卫生垫）、大单、中单、枕套、枕芯、床头柜及床旁椅、床刷及刷套。将用物按取用顺序放好。

3. 环境准备：打开窗户，保持室内空气流通及适宜的温、湿度。

4. 儿童床更换技术操作步骤及要点见表3-12-3。

表 3-12-3　儿童床更换技术操作步骤及要点

操作步骤	要点
1.将用物放床旁椅上，搬椅至床尾，放下近侧床栏杆，拆松脏床单、中单的四边	●注意防止患儿坠床
2.将能坐起的患儿抱至床尾与对侧栏杆的三角区内，暂用中单略加约束于床栏；不能坐起的患儿用大毛巾将其暂行全身约束，横放于床尾处	●进食或治疗时暂停操作 ●动作应轻巧、迅速，注意安全
3.除去脏被套，放在床下横杆处，将棉被放在床旁椅上	●注意保暖
4.卷拆床单从床头向床尾至患儿身旁，扫净床褥，铺好床头洁净的床单、橡胶单、中单（一次性卫生垫）。抱患儿到铺好的洁净床单上，除去脏床单，并铺好床尾部分的床单，转至对侧，同法铺好床单，中单	
5.套好被套并盖在患儿身上，换好枕套放于床头，拉起床栏杆。再将床头柜及床旁椅搬至原处	
6.整理床单位及用物	

第三节 婴儿沐浴技术

【适宜对象】

婴儿。

【目的】

1. 保持婴儿皮肤清洁、舒适。
2. 协助皮肤排泄，促进血液循环。
3. 观察全身情况，活动婴儿肢体。

【操作步骤及要点】

1. 护士准备：穿戴整齐，修剪指甲，洗手，戴口罩；了解患儿病情。

2. 用物准备：婴儿尿不湿及衣服、大毛巾、包被、面巾1块、浴巾1块；护理盘内备指甲剪、棉签、肥皂；浴盆(套一次性盆套)装2/3满的热水，水温冬季为38~39℃，夏季为37~38℃。

3. 婴儿准备：沐浴应于喂奶前或喂奶后1小时进行，以防呕吐和溢奶。

4. 环境准备：关闭门窗，调节室温在26~28℃。

5. 婴儿沐浴技术操作步骤及要点见表3-12-4。

表3-12-4 婴儿沐浴技术操作步骤及要点

操作步骤	要点
1. 备齐用物，抱婴儿于盆浴处的治疗台上	●节省时间和体力
2. 脱衣，检查全身皮肤等情况后用大毛巾包裹	●动作轻柔敏捷

续表

操作步骤	要点
3. 擦洗面部 （1）眼睛：由内眼角至外眼角，先近侧，后对侧 （2）擦耳：双侧耳廓及耳背部 （3）面部：由额头弧形至下颌，先近侧，后对侧 （4）用棉签清洁鼻孔	●面部禁用肥皂 ●水或肥皂液不得进入眼及耳内
4. 擦洗头部（见图3-12-1） 抱起婴儿，用左手拖住头颈部，拇指与中指分别将婴儿双耳廓折向前方，轻轻按住，堵住外耳道口，左臂及腋下夹住婴儿臀部及下肢；右手搓皂洗头，流动水冲洗干净，用大毛巾擦干头发	●注意堵住外耳道口
5. 擦洗躯干部 （1）左手握住小儿左肩及腋窝处，使其头部枕于操作者中前臂，右手握住婴儿左腿靠近腹股沟处，使其臀部位于操作者手上，轻放婴儿于浴盆中 （2）松开右手，用浴巾淋湿小儿全身，涂抹肥皂，顺序如下：颈下—胸部—腹部—腋下—双手臂及手部—会阴及臀部—双腿及脚，以水冲净 （3）右手从婴儿前方握住其左肩及腋窝处，使其头颈部俯卧于操作者左前臂，右手涂抹肥皂清洗婴儿后颈及背部，以水冲净（见图3-12-2）	●操作者一手始终握牢患儿 ●防止婴儿跌落 ●注意保暖 ●注意观察婴儿全身情况
6. 洗毕，迅速将婴儿从水中抱出，用大毛巾包裹全身并将身体上水分吸干，必要时棉签蘸水擦净女婴大阴唇及男婴包皮处污垢	
7. 为婴儿穿衣垫尿不湿，必要时修剪指甲	

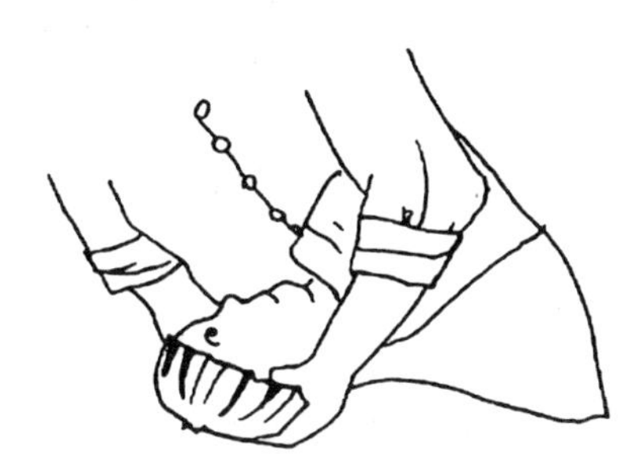

图 3-12-1　婴儿洗头法

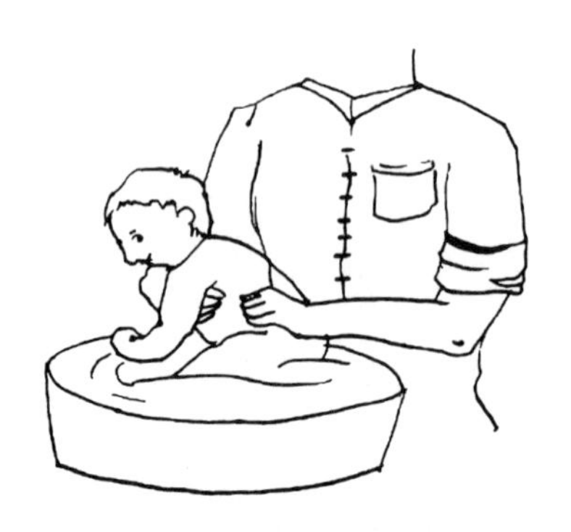

图 3-12-2 洗背时的扶持

第四节 婴儿抚触技术

【适宜对象】

自出生到满1岁之前的婴儿。

【目的】

促进与婴儿的情感交流；促进婴儿神经系统的发育；加快免疫系统的完善，提高免疫力；加快食物的消化和吸收；减少婴儿哭闹，促进婴儿睡眠。

【操作步骤及要点】

1. 护士准备：穿戴整齐，修剪指甲，洗手，戴口罩，评估婴儿身体情况。

2. 用物准备：平整的操作台、温度计、润肤油、婴儿尿不湿及衣服、包被。

3. 环境准备：关上门窗，调节室温至28℃，湿度55%~60%。

4. 婴儿抚触技术操作步骤及要点见表3-12-5。

表 3-12-5　婴儿抚触技术操作步骤及要点

操作步骤	要点
1. 解开婴儿包被及衣服	
2. 将润肤油倒入手中，揉搓双手温暖后进行抚触	
3. 抚触顺序及步骤 （1）头部抚触：两拇指指腹从眉间滑向两侧发际；两拇指从下颌部中央向两侧向上滑动成微笑状；一手轻托婴儿头部，另一手指腹从婴儿一侧前额发际抚向枕后，避开囟门，中指停在耳后乳突部轻压一下；换手，同法抚触另一侧 （2）胸部抚触：双手掌分别从胸部的外下方，靠近两侧肋下缘处向对侧外上方滑动至婴儿肩部，交替进行 （3）腹部抚触：双手指按顺时针方向按摩婴儿腹部，避开脐部和膀胱 （4）四肢抚触：两手呈半圆形交替握住婴儿的上臂向手腕部滑行，在此过程中，从近心端向远端分段挤捏上肢；用拇指从手掌心按摩到手指，并从手指两侧轻轻提拉每个手指；同法依次抚触婴儿的对侧上肢和双下肢 （5）背部抚触：婴儿呈俯卧位，以脊柱为中线，两手掌分别于脊柱两侧由中央向两侧滑行，从背部上端开始逐渐下移到臀部，最后由头顶沿脊柱抚触至臀部	●动作开始要轻柔，慢慢增加力度 ●每个动作重复4～6次 ●抚触过程中注意观察婴儿反应
4. 换好尿不湿，穿衣	
5. 清理用物，洗手	

【注意事项】

1. 根据婴儿状态决定抚触时间，避免在饥饿和进食后1小时内进行，最好在婴儿沐浴后进行，时间10~15分钟。

2. 抚触过程中观察婴儿的反应，如果出现哭闹、肌张力提高、兴奋性增加、肤色改变等异常情况，应暂停抚触，反应持续1分钟以上应停止抚触。

3. 抚触时保持环境安静，可以播放音乐，注意与婴儿进行语言和目光的交流。

4. 抚触力度适中，避免过轻或过重。

【知识拓展】

婴儿抚触

婴儿抚触是一种医疗方法，自从有了人类就有了抚触，在自然分娩过程中，胎儿就接受了母亲产道收缩这一特殊的抚触。早期抚触是在婴儿脑发育的关键期给脑细胞和神经系统以适宜的刺激，促进婴儿神经系统的发育，促进生长及智能的发育，缓解结肠胀气，增强机体免疫应答，促进睡眠。

第五节 患儿约束保护技术

【适宜对象】

接受诊疗的患儿；躁动不安的患儿。

【目的】

1. 限制患儿活动，便于诊疗。
2. 保护躁动不安的患儿，防止碰伤、抓伤和坠床等意外发生。

【操作步骤及要点】

1.护士准备：穿戴整齐，修剪指甲，洗手、戴口罩。

2.患者准备：评估患儿病情；向家属做好解释工作，取得家属配合。

3.用物准备：全身约束用物如毯子、大毛巾、包被、床单等，根据需要可准备绷带；手足约束用物包括棉垫、绷带；并指手套、沙袋。

4. 患儿约束保护技术操作步骤及要点见表3-12-6。

表 3-12-6　患儿约束保护技术操作步骤及要点

操作步骤	要点
1. 全身约束法（见图3-12-3） （1）将毯子（或包被、大毛巾等）折叠，宽度相当于患儿肩至脚踝长度以能包裹患儿两圈半左右为宜 （2）将患儿平放于毯子上，用一侧毛毯从肩部绕过患儿前胸，紧紧裹住患儿一侧上肢、躯干和下肢，至对侧腋窝处掖于患儿身下 （3）另一侧毯子紧裹患儿另一手臂，然后绕过前胸包裹患儿身体，将毯子剩余部分塞于患儿身下 （4）若患儿躁动明显，可用绷带围绕患儿双臂系好	●长度亦可稍长 ●绷带不可过紧，避免影响血液循环
2. 手足约束法（见图3-12-4） （1）绷带及棉垫法：用棉垫包裹好手足，将绷带打成双套结（图3-12-4）套在棉垫外拉紧，使肢体不能脱出，但不能影响血液循环，然后将绷带系于床缘 （2）手套法：戴并指手套，避免指甲抓伤皮肤或伤口	
3. 沙袋约束法：根据约束固定的部位决定沙袋的摆放位置 （1）固定头部时，用两个沙袋呈“人”字形摆放在头部两侧 （2）侧卧及翻身时，将沙袋放于患儿背后 （3）保暖，防止患儿将被子踢开，可将两个沙袋分别放在患儿两肩旁压在棉被上	

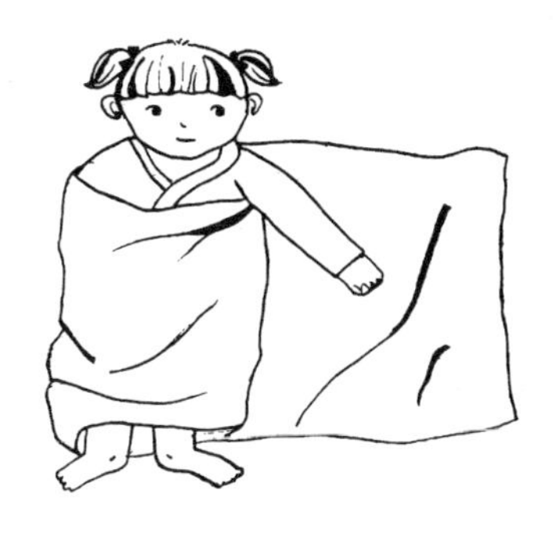
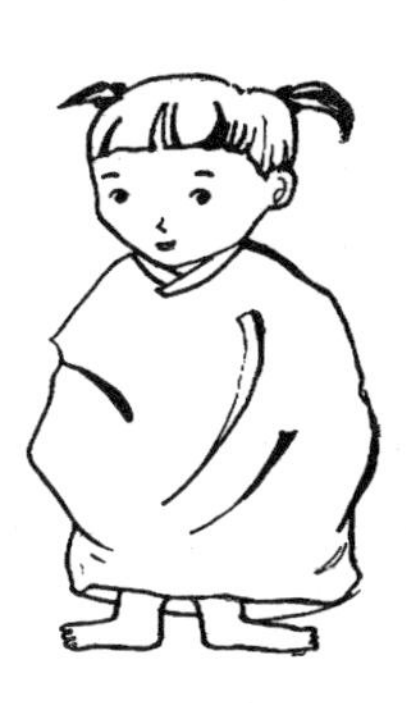

图 3-12-3　全身约束法

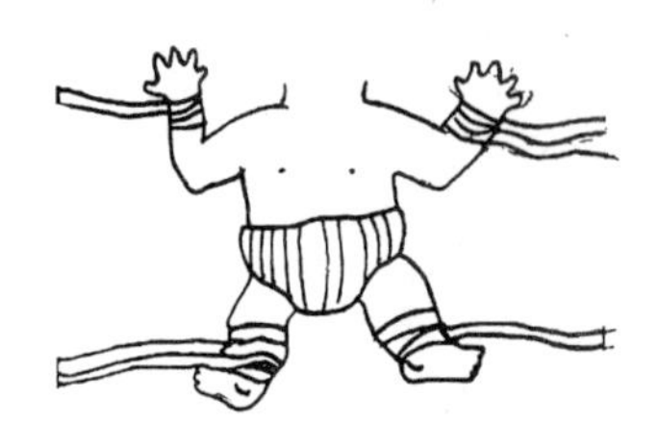
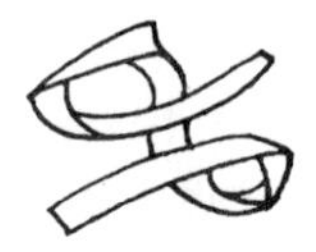
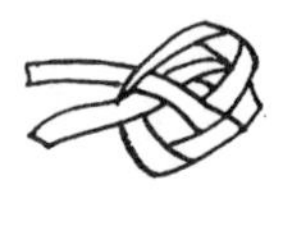

图 3-12-4　手足约束法及双套结

【注意事项】

1. 结扎或包裹松紧适宜，避免过紧损伤患儿皮肤，影响血液运行，过松则失去约束意义。

2. 保持患儿姿势舒适，定时给予短时间姿势改变。

3. 约束期间，随时观察约束部位皮肤颜色、温度，关注血液循环情况。

4. 使用约束应具有必要性，并注意向家属解释，以免引起纠纷。

第六节　尿不湿更换技术

【适宜对象】

使用尿不湿的婴幼儿。

【目的】

保持臀部皮肤清洁、干燥、舒适，防止尿液、粪便等对皮肤长时间的刺激，预防尿布皮炎或使原有的尿布皮炎逐步痊愈。

【操作步骤及要点】

1. 护士准备：穿戴整齐，修剪指甲，洗手，戴口罩；了解患儿病情。

2. 用物准备：尿不湿、黄色垃圾袋、根据臀部皮肤情况准备药物（如护臀霜或鞣酸软膏、紫草油等），根据需要备小毛巾、温水（水温38~40℃）或湿纸巾。

3. 环境准备：关门窗，保持室内适宜的温度、湿度。

4. 婴幼儿尿不湿更换技术操作步骤及要点见表3-12-7。

表 3-12-7　婴幼儿尿不湿更换技术操作步骤及要点

操作步骤	要点
1. 解开包被，拉高患儿上衣	●避免排泄物污染衣物
2. 解开尿不湿，一只手抓住婴儿双腿，另一只手用尿不湿前半部分较洁净处从前向后擦拭婴儿的会阴部和臀部，并以此盖上污湿部分垫于臀部下面	●注意擦拭顺序，从前向后，避免反复来回擦拭，避免大便污染尿道口
3. 用湿纸巾或蘸温水的小毛巾从前向后擦净臀部皮肤，注意擦净皮肤皱褶部分，轻轻吸干臀部多余水分	●若臀部皮肤发红，用小毛巾和温水清洗
4. 将预防或治疗尿布皮炎的药物涂抹于臀部	
5. 提起婴儿双腿，抽出脏尿不湿，丢弃于黄色垃圾袋中	
6. 将清洁的尿不湿垫于婴儿腰下，放下婴儿双腿，系好尿不湿，注意尿不湿大小松紧适宜。拉平衣物，包好被子，整理床单位	●新生儿脐带未脱落时，可将尿不湿前部的上端向下折，保持脐带残端处于暴露状态
7. 观察排泄物性状，根据需要称量尿不湿	
8. 整理用物，洗手并记录	

【注意事项】

1. 始终确保一只手与婴儿接触，防止婴儿翻滚坠落。

2. 选择质地柔软、透气性好、湿水性强的尿不湿，勤换尿不湿，以减少对臀部的刺激。

3. 注意保暖，动作轻快，避免过度暴露。

4. 注意检查尿不湿是否松紧适宜，不可过紧也不可过松，过紧会影响患儿活动，过松会造成排泄物外泄。

第七节　简易呼吸器的使用技术

简易呼吸器又称复苏球、气囊、皮球等，通常由呼吸囊、呼吸活瓣、面罩及连接管组成，是一种通过操作者按压设备上压缩单元（如气囊），从而实现向患者肺部通气的复苏装置。

【适宜对象】

需要行心肺复苏及人工呼吸的患者；窒息、呼吸困难或需要提高供氧量的患者。

【目的】

维持和增加机体通气量；纠正威胁生命的低氧血症。

【操作步骤及要点】

1. 护士准备：衣帽整洁，洗手，戴口罩。

2. 患儿准备：患儿取仰卧位，去枕、头后仰，如有活动义齿或口腔异物应取出；解开领口，腰带等；清除上呼吸道分泌物或呕吐物，保持呼吸道通畅。

3. 用物准备：简易呼吸器（见图3-12-5）由呼吸囊、呼吸活瓣、面罩及连接管四部分和六个阀门（呼气阀、单向阀又叫鸭嘴阀、压力安全阀、进气阀、储氧安全阀、储气阀）组成，必要时备氧源。

4. 简易呼吸器使用技术操作步骤及要点见表3-12-8。

表 3–12–8　简易呼吸器使用技术操作步骤及要点

操作步骤	要点
1. 携用物至床旁，核对患儿姓名、床号等	●三查七对
2. 协助患儿保持仰卧，去枕、头后仰体位	
3. 操作者位于患儿头顶，将面罩扣住患儿口鼻，使三角形面罩底边位于下颌，面罩外围的下缘置于下嘴唇和下巴之间的凹槽上，面罩放置于鼻梁上。一手食指和拇指（构成“C”形）紧压面罩，其余三指（构成“E”形）紧扣下颌，面罩紧扣患儿口、鼻部，另一手有节律地挤压球囊，将气体送入患儿肺中	●固定面罩使用“CE”手法避免漏气 ●使用时，呼吸囊压力安全阀处于下压状态
4. 观察患儿胸廓是否随挤压节律起伏，观察患儿口唇颜色是否改善，观察单向阀是否运作得当	
5. 患儿通气状况改善后或人工呼吸机等支持设备到达后取下简易呼吸器，消毒	

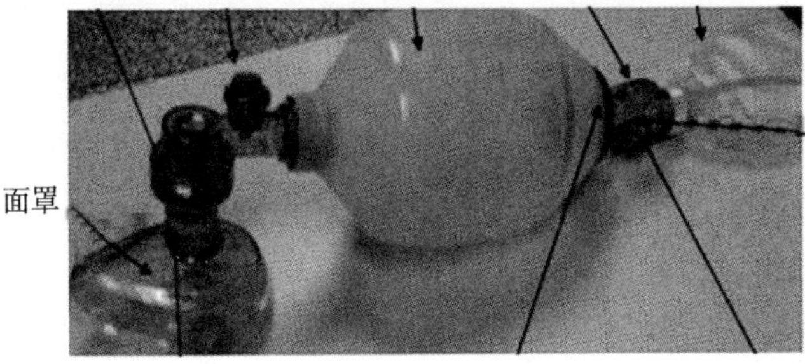

图 3–12–5　简易呼吸器的组成

【注意事项】

1. 挤压频率：14岁上患儿或成人10~12次/分，儿童12~20次/分，新生儿40~60次/分。

2. 每次送气时间为1秒钟，吸呼比为1:（1.5~2）。

3. 潮气量按8 ~ 10 ml/kg计算，一般400~600 ml见胸廓抬起即可，儿童10 ml/kg，避免过度通气。

4. 挤压节律一致，力度适中，有自主呼吸时要与呼吸节律一致。

5. 挤压呼吸囊时，压力不可过大，挤压呼吸囊的1/3 ~ 1/2为宜，亦不可时大、时小、时快、时慢。

第八节 光照治疗技术

光照治疗也称光疗，是通过一定波长的光线使新生儿血液中脂溶性的未结合胆红素转变成水溶性的胆红素异构体，易于从胆汁及尿液中排出体外，从而降低血清中的胆红素，治疗新生儿黄疸，防止未结合胆红素透过血脑屏障进入颅内引起胆红素脑病。其中以波长450 nm的蓝光最为有效，绿光、日光灯或太阳光也有此效果，其中双面光优于单面光。光疗按照射时间可分为连续光疗和间断光疗，对于黄疸较重的患儿，一般照射时间较长，但以不超过4天为宜。光疗的不良反应有发热、腹泻、皮疹、核黄素（维生素B_2）缺乏、低钙血症、贫血、青铜症等，应注意观察。

【适宜对象】

新生儿黄疸患儿。

【目的】

1. 使患儿血中的未结合胆红素在光照作用下变为结合胆红素，易于排出体外。

2. 降低血液中的未结合胆红素，防止核黄疸发生。

【操作步骤及要点】

1. 护士准备：衣帽整洁，洗手，戴口罩；评估了解患儿情况；操作前对家属做好解释工作。

2. 患儿准备：患儿入箱前应先进行皮肤清洁，禁止在皮肤上涂粉剂和油剂；剪短患儿指甲。

3. 用物准备：遮光眼罩，光疗箱（接通电源，检查线路及灯管亮度，预热光疗箱至适宜温度），温度计，尿布。

4. 环境准备：光疗最好在空调房内进行，冬天注意保暖，夏天注意防止过热。

5. 光照治疗技术操作步骤及要点见表3-12-9。

表 3-12-9　光照治疗技术操作步骤及要点

操作步骤	要点
1. 将患儿全身裸露，放于光疗箱内，放入前用尿布遮盖会阴部，或用柔软的带子将折叠或裁剪的尿布穿过患儿会阴后系于腰间，男婴注意保护阴囊；佩戴遮光眼罩	●尿布应尽量缩小面积 ●佩戴眼罩，避免光线损伤患儿视网膜，若附近有其他患儿，应遮挡设备，避免影响其余患儿
2. 记录光疗开始时间，单面光疗每2小时翻身一次，可仰卧、侧卧、俯卧交替进行	●俯卧时应有专人巡视，以免口鼻受压，影响呼吸
3. 监测患儿体温，每小时测量1次或根据病情、体温情况随时测量，以此调节温箱，维持患儿体温稳定	●若光疗时体温高于37.8℃或低于35℃，应暂停光疗
4. 观察患儿精神反应、生命体征、皮肤颜色和完整性、大小便、四肢肌张力及黄疸进程程度并记录	
5. 将患儿衣物预热，给患儿穿好衣物后切断电源，除去眼罩，抱回病房，记录出箱时间及灯管使用时间	
6. 清洁消毒光疗箱	

【注意事项】

1. 光疗时随时观察患儿眼罩、会阴遮挡物有无脱落，注意皮肤有无破损。

2. 光疗过程中患儿出现烦躁、嗜睡、呕吐、拒奶、腹泻及脱水等症状时，应及时告知医生，妥善处理。

3. 光疗超过24小时会造成体内核黄素缺乏，一般光疗同时或光疗后应补充核黄素，以预防继发的红细胞谷胱甘肽还原酶活性降低导致的溶血。

4. 保持灯管及反射板的清洁，每日擦拭，防止灰尘影响光照强度。

5. 灯管与患儿的距离需遵照设备说明调节，使用时间达到设备规定时间也必须更换。

【知识拓展】

青铜症

青铜症是指患儿光疗后数小时，皮肤、尿液、泪液呈青铜色，系光疗的一种并发症。1972年，Kopeman首先报道1例早产儿（体重1 474 g）生后4天，因血清胆红素达359.1 μmol/L，直接胆红素137 μmol/L而行光疗，48小时后皮肤呈灰棕色，血清、尿均呈相似颜色，而命名为青铜症。

青铜症的原因可能是由于胆汁淤积，胆红素化学反应产物经胆管排泄障碍导致。患儿的铜卟啉浓度明显增高，铜卟啉光疗后容易形成棕褐色物质，患儿的皮肤、血浆、肝、脾呈青铜色，但脑脊液和大脑并不受影响，所以无神经系统损害。青铜症患儿在光疗前就有肝功能损害，光疗并不损害肝功能，当光疗停止后，青铜症可逐渐消退，没有明显的后遗症，但消退时间可能较长，需要2~3周。

目前发现当血清结合胆红素高于68.4 μmol/L，并且血清谷丙转氨酶、碱性磷酸酶升高时，光疗可使皮肤呈青铜色。对于高结合胆红素血症和胆汁淤积症的患儿不宜进行光疗，出现青铜症后应及时停止光疗，关注患儿肝功能变化，积极治疗原发病，促进肝功能恢复及光氧化产物的排泄。

第九节　温箱使用技术

【适宜对象】

早产儿或体弱、低体重儿。

【目的】

为患儿创造一个温度和湿度适宜的环境，以保持患儿的体温恒定。

【操作步骤及要点】

1. 护士准备：穿戴整齐，仪表大方，举止端庄，态度和蔼，言语温和，服装、鞋帽整洁，洗手，酌情戴口罩；评估患儿病情。

2. 用物准备：清洁消毒后的温箱。

3. 患儿准备：穿单衣，更换尿不湿。

4. 环境准备：调节室温维持在22~26℃，以减少辐射散热。温箱避免放置在阳光直射、有对流风或取暖设备附近，以免影响箱内温度。

5. 温箱使用技术操作步骤及要点见表3-12-10

表 3-12-10　温箱使用技术操作步骤及要点

操作步骤	要点
1.检查温箱，温箱水内加入蒸馏水，接通电源，预热温箱，达到所需要的温度。温箱的温度应根据患儿体重及出生日龄而定（表3-12-11），湿度一般为60%~80%	●若患儿体温不升，箱温应设置比患儿体温高1℃ ●预热时间需30～60分钟

续表

操作步骤	要点
2. 核对患儿，患儿入预热好的温箱，如果使用温箱的肤控模式调节箱温度时，应将温度探头置于患儿腹部较平坦处，通常用胶布固定探头与上腹部，设置控制探头肤温在36～36.5℃	●注意三查七对 ●使用肤控模式应注意探头是否脱落，以免造成体温不升假象，导致温箱调控失效
3. 定时测量体温，在最初两小时或患儿体温未升至正常之前应每小时测量体温，后每4小时测量一次	
4. 患儿情况稳定，体重达2 000 g或体重虽不到2 000 g，但一般情况良好，并且在32℃温箱内，患儿穿单衣能保持正常体温，可出箱。患儿出箱后对温箱进行终末消毒处理	

【注意事项】

1. 一切护理操作应尽量在箱内集中进行，如喂奶、换尿布、清洁皮肤、观察病情及检查等，并尽量减少开门次数和时间，以免箱内温度波动。

2. 每次接触患儿前后必须洗手，以免造成交叉感染。

3. 注意观察患儿情况和温箱状态，如温箱报警，应及时查找原因，妥善处理，严禁骤然提高温箱温度，以免患儿体温上升造成不良后果。

4. 保持温箱清洁，每天清洁温箱，并更换蒸馏水，若遇奶渍等玷污应随时将污渍拭去，每周更换温箱一次，彻底清洁消毒，定期进行细菌监测。

表3-12-11 温箱温度设定参照表

出生体重（kg）	温箱温度			
	35℃	34℃	33℃	32℃
1.0～1.5	初生10天内	10天后	3周后	5周后
1.5～2.0		初生10天内	10天后	4周后
2.0～2.5		初生2天内	2天后	3周后
2.5以上			初生2天内	2天后

第十节　换血治疗技术

换血治疗是通过来自一名或多名供血者的红细胞和血浆，替换受血者大部分甚至全部的红细胞或血浆，以换出致敏红细胞和血浆中的免疫抗体，阻止继续溶血，降低未结合胆红素，防止核黄疸的发生；换血也可纠正贫血，防止缺氧及心功能不全。

【适宜对象】

新生儿溶血、高胆红素血症、新生儿弥散性血管内凝血和败血症等患儿。

【目的】

1. 降低未结合胆红素，防止胆红素脑病的发生。

2. 换出致敏红细胞和血清中的免疫抗体，防止溶血并纠正贫血。

3. 降低体内的各种毒素等。

【操作步骤及要点】

1. 护士准备：穿戴整齐，操作前洗手，戴口罩；评估患儿身体状况，了解病史。

2. 用物准备

（1）血源选择：Rh血型不合者，应采用Rh血型与母亲相同，ABO血型与患儿相同，或抗A、抗B效价不高的O型供血者；ABO血型不合者，可用O型的红细胞加AB型血浆或用抗A、抗B效价不高的O型血。新生儿溶血换血量为150～180ml/kg，约等于患儿全身血量的2倍，应尽量选用新鲜血，库血不超过3天。

（2）物品准备：葡萄糖液、生理盐水、10%葡萄糖酸钙、肝素、

20%鱼精蛋白、苯巴比妥，地西泮等，并准备好急救物资；脐静脉插管或静脉留置针、注射器及针头若干、三通管、换药碗、弯盘、手套、量杯、心电监护仪、辐射保温床、采血管、绷带、夹板、尿袋、棉签、碘伏、胶布等，根据需要可准备输液泵或输血泵。

3. 环境准备：在手术室或经消毒的环境中进行，预热辐射保温床，室温保持在26～28℃。

4. 换血治疗技术操作步骤及要点见表3-12-12。

表3-12-12 换血治疗技术操作步骤及要点

操作步骤	要点
1. 换血前停止喂养一次，或于换血前抽出胃内容物，必要时可手术前半小时肌注苯巴比妥10 mg/kg	●防止换血过程中呕吐和误吸
2. 放患儿于辐射保温床上，仰卧，贴上尿袋，固定四肢	●固定四肢时注意松紧适宜
3. 选择血管，置管换血 （1）脐动、静脉插管换血：协助医生铺巾、消毒皮肤置管，消毒范围上至剑突，下至耻骨联合，两侧至腋中线，将硅胶管插入脐动脉或脐静脉 （2）外周动、静脉换血：选择合适的动静脉，常规消毒后穿刺	●首选桡动脉 ●注意无菌操作原则
4. 接上三通管，抽血测定胆红素及生化项目后开始换血	
5. 脐静脉换血可测定脐静脉压以决定换血速度，换血速度开始每次10 ml，逐渐增加到每次20 ml，以2~4 ml/（kg·min）速度匀速进行。如采用外周动静脉同步换血，可用输液泵控制速度	
6. 密切关注患儿生命体征、胆红素、血气、血糖等变化，换血过程中患儿若有激惹、心电图改变等低钙症状，应给与10%葡萄糖酸钙1~2 ml/kg缓慢静推	●注意监测生命体征、心功能情况等
7. 详细记录每次出入量及用药情况	
8. 换血完毕后配合医生拔管，结扎缝合，消毒，清理用物，洗手，观察及记录	

【注意事项】

1. 注意保暖，输入的血要预先室温下预温，保持在27～37℃，温度过低会导致心律失常，温度过高会导致溶血。

2. 注射器、管道和三通管需用含肝素的生理盐水冲洗，防止凝血。

3. 单管换血过程中注意速度匀速，注射器内不能有空气。

4. 脐静脉换血伤口未拆线前不宜沐浴，防止伤口感染。

5. 若情况稳定，换血6小时后可试喂糖水，若无呕吐，可正常喂养。

6. 换血后应继续光疗。

第十一节　吸痰技术

吸痰技术是利用吸痰装置经口腔、鼻腔、人工气道将呼吸道的分泌物吸出，以保持呼吸道通畅，预防吸入性肺炎、肺不张、窒息等并发症的一种方法。临床上主要用于年老体弱、危重、昏迷、麻醉未清醒前等各种原因引起的不能有效咳嗽、排痰者。同时还应用于痰培养标本的采取，指导抗生素的应用。根据吸痰用物分为大号空针吸痰（50~100 ml空针）、口对口吸痰、中心负压吸痰装置吸痰和电动吸引器吸痰。

【适宜对象】

小儿、年老体弱、危重、昏迷、麻醉未清醒前等各种原因引起的不能有效咳嗽、排痰者；取痰标本做培养者。

【目的】

1. 清除呼吸道分泌物，保持呼吸道通畅。

2. 促进呼吸功能，改善肺通气。

3. 预防并发症发生。

【操作步骤及要点】

1. 护士准备：穿戴整齐，操作前洗手，戴口罩，评估患儿身体状况，了解病史。

2. 用物准备：中心负压吸痰装置/电动吸引器、电插板/空针（50~100 ml）、手电筒，治疗盘内备治疗碗、弯盘、一次性吸痰导管、镊子2把、纱布、生理盐水，必要时备压舌板、开口器、舌钳等。

3. 吸痰技术操作步骤及要点见表3-12-13。

表 3-12-13　吸痰技术操作步骤及要点

操作步骤	要点
1. 备齐用物，携至床边，核对、解释	●注意三查七对
2. 连接好中心负压吸痰装置（若为电动吸痰器，则接通电源，打开开关，见图3-12-6），根据病人年龄调节负压	●负压选择：成人40.0~53.3 kPa，小儿＜40.0 kPa，婴幼儿13.3~26.6 kPa，新生儿＜13.3 kPa
3. 检查患儿口、鼻腔，取下活动义齿，摆放患儿体位，头部转向一侧，面向操作者	●防止患儿误吸
4. 戴手套，连接吸痰管，少量生理盐水试吸和湿化，先吸口腔分泌物，再吸鼻腔分泌物；若气管切开吸痰，先吸气管切开处，再吸口鼻部	●注意无菌原则 ●无负压放入吸痰管
5. 吸痰时，应螺旋式旋转，边旋转边向上提拉，并随时关注患儿反应，观察痰液的性状，颜色和量	●注意动作轻柔
6. 吸痰完毕，关闭负压，脱手套，整理病人，手消毒，核对，清理用物	
7. 记录	

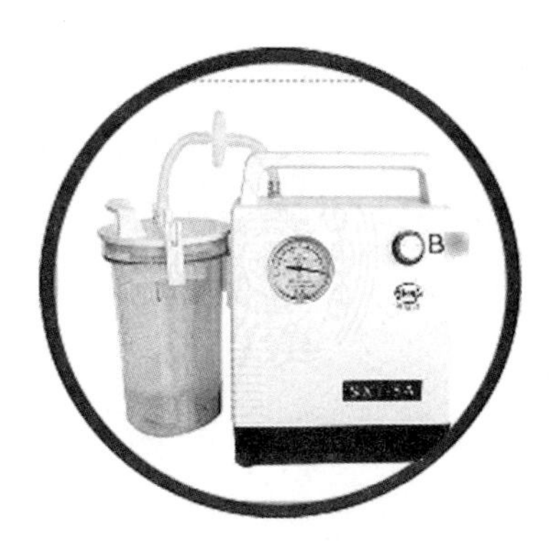

图 3-12-6　便携式吸痰器

【注意事项】

1. 每次吸痰时间小于15秒，两次吸痰间隔时间不少于3分钟。

2. 严格无菌操作，吸痰管只能用一次。

3. 痰液黏稠时可配合叩击、雾化等提高吸痰效果。

4. 在整个过程中动态评估观察患者的气道是否通畅，注意患者反应、面色、呼吸、心率，吸出液颜色、性质、量等。

第十二节　纯母乳喂养技术

纯母乳喂养是指母亲用自己的乳汁喂哺婴儿6个月，不添加任何食品和饮料水，药物、维生素、矿物质除外，之后每天加2～4次辅食，继续母乳喂养至2岁。

【适宜对象】

有母乳的新生婴幼儿。

【目的】

1. 利于婴儿吸收，增强其抵抗力，促进婴儿智力发育，有利于婴儿健康发育。

2. 有助于母亲产后体重恢复，降低乳腺癌、卵巢癌及骨质疏松发生风险。

3. 简单、方便、经济。

4. 增进母子感情。

【操作步骤及要点】

1. 婴儿准备：更换尿不湿。

2. 用物准备：毛巾、温水、肥皂。

3. 母亲准备：休息充分，精神愉悦，有足够乳汁及精力哺育婴儿。

4. 母乳喂养技术操作步骤及要点见表3-12-14。

表 3-12-14　母乳喂养技术操作步骤及要点

操作步骤	要点
1. 母亲喂奶前使用肥皂清洁双手，用清水擦洗乳房及乳头，产妇选取一个舒适的姿势，最好坐在直背椅上（图3-12-7）	●若母亲伤口疼痛无法坐起哺乳，可取侧卧位（图3-12-8）
2. 母亲抱婴儿于胸前，一手臂拖着婴儿的头、肩和臀部，使婴儿贴近自己，脸朝向乳房，嘴对着乳头	●注意孩子的头和身体呈一条直线
3. 母亲另一手食指支撑乳房基底部，大拇指放在乳房上方，呈“C”字形托起乳房（图3-12-9）	●注意托乳房的手不要太靠近乳头
4. 先挤压乳晕周围组织，挤出少量乳汁以刺激婴儿吸吮，然后将乳头及大部分乳晕放在婴儿口中	●注意托住乳房，防止乳房堵住婴儿口鼻
5. 哺乳结束，用食指轻轻向下按压婴儿下颌，避免在口腔负压下拉出乳头而引起局部疼痛或皮肤损伤	
6. 哺乳后，挤出少许乳汁涂在乳头和乳晕上	●保护乳头及乳晕

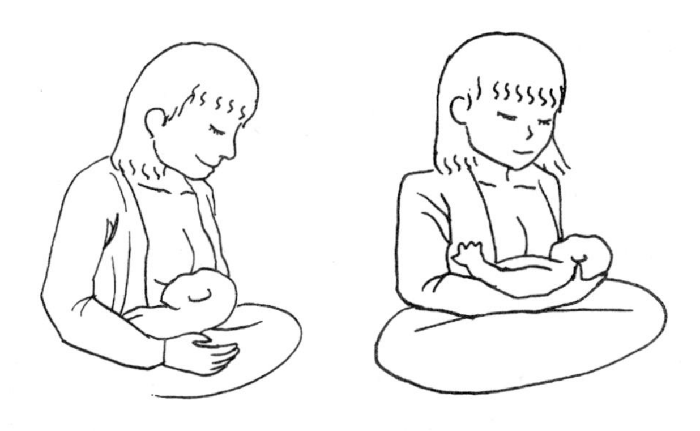

图 3-12-7　坐式哺乳体位

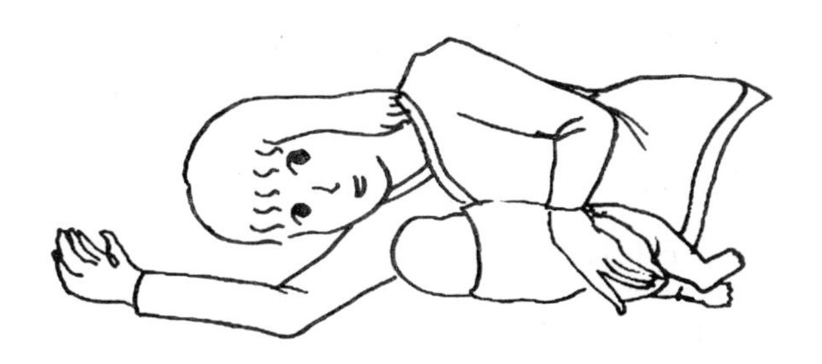

图 3-12-8　卧式哺乳体位

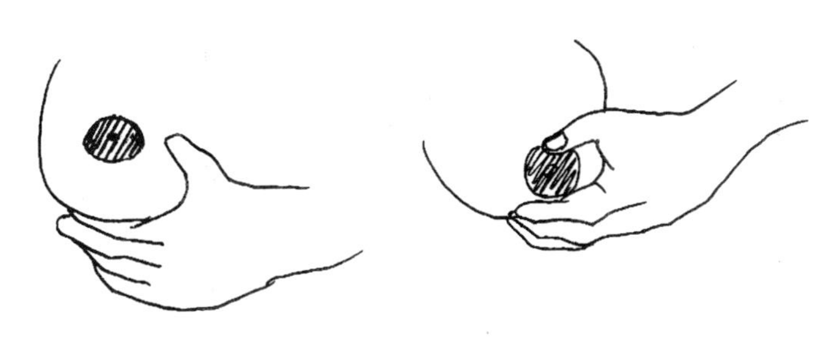

A. 正确　　B. 错误

图 3-12-9　“C”字形托乳法

【注意事项】

1. 产妇轻度乳腺炎时，在哺乳前应湿敷乳房3~5分钟，并按摩乳房，哺乳时先喂患侧乳房，婴儿饥饿时吸吮力强，有利于吸通乳腺管，每次哺乳时应充分吸空乳汁，同时增加哺乳次数，每次哺乳至少20分钟；重度乳腺炎时暂停哺乳。

2. 乳头轻度皲裂者，哺乳前应湿敷乳房3~5分钟，哺乳后，挤出少量乳汁涂在乳头和乳晕上，短暂暴露使乳头干燥，能修复表皮；严重者可用吸乳器吸出喂给新生儿或用乳头罩间接哺乳。

3. 每次哺乳时都应该吸空一侧乳房后再吸吮另一侧乳房。

4. 每次哺乳后，应将婴儿抱起轻拍背部1~2分钟，排出胃内空气，以防吐奶。

5. 哺乳后产妇应佩戴棉制乳罩。

6. 每24小时喂养8~12次。

【知识拓展】

乳汁分泌机理

乳汁生成、分泌和射乳是一系列复杂的生理反射活动，乳汁由腺泡细胞分泌并排入腺泡腔内，再通过乳管从乳头排出。乳汁排出需要多种激素参与，最重要的是脑垂体分泌的催乳素和神经垂体分泌的催产素。婴儿吸吮导致催乳素分泌快速增加，吸吮刺激母亲乳头的神经末梢，并将神经冲动传至脑垂体，使之产生催乳素，催乳素通过血循环，运送至乳腺，刺激乳腺分泌乳汁。催乳素的血液浓度随婴儿吸吮频率和强度的增加而升高，使乳腺泌乳增多。婴儿吸吮乳头和乳晕，由神经反射传递到神经垂体，产生催产素，并经血液运送至乳房，产生射乳。

第十三节　臀红护理技术

臀红是婴儿臀部皮肤长期受尿液、粪便及漂洗不净的湿尿布刺激、摩擦或局部湿热如用塑料膜、橡胶布等，引起皮肤潮红、溃破甚至糜烂或表皮剥脱，故又称尿布皮炎。臀红多发生于外生殖器、会阴及臀部，易继发感染。根据局部表现可分为轻、重度：轻度主要表现为表皮潮红。重度又分为三度，重Ⅰ度表现为局部皮肤潮红，伴有皮疹；重Ⅱ度除以上表现外，并有皮肤溃破、脱皮；重Ⅲ度局部大片糜烂或表皮剥脱，可继发感染。

【适宜对象】

使用尿不湿的婴幼儿；腹泻患儿；臀红患儿。

【目的】

1. 保持臀部清洁干燥，增进婴幼儿的舒适度。
2. 预防臀红的发生。
3. 减轻患儿疼痛，促进受损皮肤康复。

【操作步骤及要点】

1. 护士准备：穿戴整齐，修剪指甲，洗手，戴口罩，评估患儿年龄和病情，向家长解释注意事项。

2. 用物准备：尿不湿、面盆内盛温开水、小毛巾、棉签、药物（0.02%高锰酸钾液、紫草油、3%~5%鞣酸软膏、氧化锌软膏、鱼肝油软膏、康复新溶液、硝酸咪康唑霜等）、弯盘、红外线灯或鹅颈灯。

3. 环境准备：关闭门窗，保持室内适宜的温度、湿度。

4. 臀红护理技术操作步骤及要点见表3-12-15。

表 3-12-15 臀红护理技术操作步骤和要点

操作步骤	要点
1. 备好用物，按操作顺序将用物放于治疗车上，推至床旁，降下床栏杆	●节省时间和体力
2. 轻轻掀开患儿下半身盖被，解开用后的尿不湿，用柔软卫生纸或湿巾纸轻擦会阴部及臀部，并把尿不湿、湿巾或纸丢入垃圾桶	
3. 用温开水清洗臀部，并用软毛巾吸干水分	●臀部清洗时禁用肥皂，并避免用小毛巾直接擦洗
4. 将清洁尿不湿垫入臀下，条件许可时将臀部暴露于空气或阳光下10~20分钟	●暴露时应保暖
5. 重度臀红患儿可用红外线灯或鹅颈灯照射臀部10~15分钟，灯泡25~40 W，灯泡距离臀部30~40 cm	●照射臀部时必须有护士守护，避免烫伤；如是男孩，用尿布遮住会阴部
6. 暴露或照射后将蘸有油类或药膏的棉签贴在皮肤上轻轻滚动涂药，用后的棉签放入弯盘内	●涂油类或药膏时，不可在皮肤上反复涂擦，以免疼痛加剧和导致脱皮
7. 给患儿穿好尿不湿，拉平衣服，盖好被子，整理用物并记录	

【注意事项】

酌情选择油类或药膏：轻度涂紫草油或鞣酸软膏；重Ⅰ、Ⅱ度涂鱼肝油软膏；重Ⅲ度涂鱼肝油软膏或康复新溶液，3~4次/日，继发感染时可用0.02%高锰酸钾溶液冲洗并吸干，然后涂红霉素软膏或达克宁霜，2次/日，直至局部感染控制。

参考文献

1. 崔焱 . 儿科护理学 [M]. 第 5 版 . 北京：人民卫生出版社，2015.
2. 郑修霞 . 妇产科护理学 [M]. 第 5 版 . 北京：人民卫生出版社，2014.
3. 李小寒 , 尚少梅 . 基础护理学 [M]. 第 5 版 . 北京：人民卫生出版社，2012.
4. 戴晖 .50 项护理操作技术图解与评分标准 [M]. 第 5 版 . 北京：中国医药科技出版社，2017.
5. 陈海花，董建英 . 儿科护士规范操作指南 [M]. 北京：中国医药科技出版社，2016.
6. 肖建武，袁海斌 . 新生儿护理 . 上海：第二军医大学出版社，2015.
7. 徐静 . 儿童护理 [M]. 第 2 版 . 上海：第二军医大学出版社，2015.

第十三章

妇科护理适宜技术

第一节　会阴擦洗及冲洗技术

【适宜对象】

术后留置尿管者；会阴有切口者；长期阴道流血者；急性外阴炎者；长期卧床者；外阴、会阴手术后患者。

【目的】

1. 保持会阴及肛门清洁，促进患者舒适及会阴伤口愈合。
2. 预防生殖系统、泌尿系统逆行感染。

【操作步骤及要点】

1. 护士准备：穿戴整齐，修剪指甲，洗手；了解患者需求；评估患者病情、自理能力及合作程度。

2. 患者准备：予以解释取得合作；排空大小便；取仰卧屈膝位。

3. 用物准备：治疗车上备一次性会阴垫、无菌手套、快速手消毒液、大毛巾、病员服、冲洗壶、便盆、垃圾桶和治疗盘；治疗盘内盛放擦/冲洗液（温度38~42℃）、大棉签、长棉签、水温计；酌情备被单、便盆和屏风。

4. 环境准备：关闭门窗，屏风遮挡患者，保持适宜的温度、湿度，保护患者隐私。

5. 会阴擦洗/冲洗技术操作步骤及要点见表3-13-1。

表 3-13-1　会阴擦洗 / 冲洗技术操作步骤及要点

操作步骤	要点
1. 备齐用物，携至患者床旁	●嘱患者排空膀胱
2. 进行查对并解释会阴擦洗及冲洗的目的	
3. 无关人员离开病房，关闭门窗，屏风遮挡患者	
4. 协助患者仰卧屈膝位，暴露会阴部，臀下垫会阴垫	
5. 手消毒，将治疗车摆放于合适位置，治疗盘放置床旁，戴手套	
6. 会阴擦洗：用长棉签蘸取擦洗液，将自上而下，由内向外擦洗会阴，依次为尿道口、阴道口、对侧阴唇、近侧阴唇、阴阜、大腿内侧、肛门，再用干棉签擦干会阴	●如会阴有伤口，应以伤口为中心向外擦洗
7. 会阴冲洗：臀下放便盆，擦洗干净阴道口，用无菌干棉球填住阴道口，再用冲洗壶盛冲洗液冲洗外阴，顺序同会阴擦洗，有伤口者同前	
8. 再次查对，协助患者取舒适卧位	
9. 整理用物，必要时做好记录	

【注意事项】

1. 会阴擦/冲洗时，注意观察会阴部及会阴伤口有无红肿、分泌物及分泌物的颜色、性状和量，伤口愈合情况。

2. 会阴冲洗时，用无菌干棉球堵住阴道口，避免液体流入阴道，导致逆行感染。

3. 外阴、阴道内有伤口者，大便后应立即进行擦洗。

4. 有留置尿管者，注意尿管是否通畅，避免脱落或折叠，并注意尿液的颜色与性状，尿道口有无红肿、疼痛。

5. 操作时，动作轻柔，注意为患者保暖和保护隐私。

6. 进行会阴擦/冲洗液一般可用碘伏、聚维酮碘、1%的新洁尔灭液、甲硝唑注射液等。用甲硝唑注射液对于会阴有侧切感染者进行会阴冲洗，能降低感染，促进伤口迅速愈合。而目前聚维酮碘进行会阴擦/冲洗临床运用最为普遍，消毒效果好，对皮肤、黏膜无刺激，也不会使皮肤着色。

第二节　会阴湿热敷技术

【适宜对象】

会阴部水肿患者；会阴术后伤口硬结者；会阴血肿吸收期患者；会阴早期感染者。

【目的】

1. 促进局部血液循环、消炎、消肿、解痉、减轻疼痛。
2. 使陈旧性血肿局限。
3. 利于外阴伤口的愈合。

【操作步骤及要点】

1. 护士准备：穿戴整齐，修剪指甲，洗手，戴口罩；评估患者病情、自理能力及合作程度，了解患者需求。

2. 患者准备：予以解释取得合作；排空大小便；取仰卧位；屏风遮挡患者；无关人员离开病房。

3. 用物准备：准备换药盘，物品包括无菌弯盘2个、无菌镊子2把、大纱布数块、医用凡士林、棉签1包。另外，还需要一次性会阴垫、治疗巾、无菌手套、棉垫、快速手消毒液、热源、热敷药液、屏风、垃圾桶。

4. 环境准备：关闭门窗，屏风遮挡患者，保持适宜的温度、湿度，保护患者隐私。

5. 会阴湿热敷技术操作步骤及要点见表3-13-2。

表 3-13-2　会阴湿热敷技术操作步骤和要点

操作步骤	要点
1. 备齐用物，携至患者床旁	
2. 查对并解释会阴湿热敷的目的	
3. 嘱患者排空膀胱，协助患者摆好体位（屈膝仰卧位），臀下垫会阴垫，操作前注意保护病员隐私	
4. 进行手消毒，再次查对	
5. 暴露受敷部位，在受敷部位下垫治疗巾；用涂有凡士林的纱布置于受敷部位	●凡士林范围要大于热敷面积，避免烫伤皮肤
6. 将敷布浸在有热源的药液中，用镊子将其拧干，抖开纱布，折叠后敷在患处，每隔3～5分钟更换一次，以保持足够热度	●动作轻柔
7. 湿热敷15~20分钟后，撤掉敷布和纱布，擦去凡士林，盖好治疗部位	●湿热敷温度一般为41~48℃
8. 湿热敷完毕后酌情更换衣服和被单，协助患者取舒适卧位，整理床单位	
9. 手消毒，整理用物，做好记录	

【注意事项】

1. 操作中注意观察询问患者有无不适。

2. 检查敷料的温度，及时更换敷布。

3. 观察患者皮肤颜色、温度。

4. 伤口部位热敷后，行换药处理。

5. 注意为患者保暖，并注意保护患者隐私。

6. 敷布必须浸透，方可使温度平均分布在敷布上。

7. 注意湿热敷温度，防止烫伤，对于休克、虚脱、昏迷及术后感觉不灵敏者尤应警惕。

【知识拓展】

会阴切口水肿的治疗

碘伏与硫酸镁湿热敷均能治疗会阴切口水肿，有研究显示硫酸镁比碘伏湿热敷更利于缓解会阴部水肿，尤其是产后水肿，会阴切口愈合快，红外线加硫酸镁湿热敷治疗会阴水肿疗效可靠。

第三节　坐浴技术

【适宜对象】

外阴炎患者；阴道炎患者；外阴、阴道手术前患者。

【目的】

1. 减轻直肠、盆腔内器官的淤血。
2. 减轻会阴部的充血、水肿、炎症和疼痛。
3. 保持局部清洁、舒适，有利于组织修复。

【操作步骤及要点】

1. 护士准备：穿戴整齐，修剪指甲，洗手；评估患者病情、自理能力及合作程度，了解患者需求。

2. 患者准备：予以解释取得合作；排空大小便；取仰卧位；屏风遮挡患者；请无关人员回避。

3. 用物准备：坐浴椅、消毒坐浴盆、热水瓶、冷开水、无菌纱布、水温计、毛巾、屏风。

4. 坐浴技术操作步骤及要点见表3-13-3。

表 3–13–3　坐浴技术操作步骤及要点

操作步骤	要点
1. 携用物至床旁，核对患者信息，告知患者坐浴目的及过程，取得配合	
2. 关闭门窗，屏风遮挡，嘱患者排空大小便，洗净双手	
3. 将坐浴盆放在坐浴椅上，倒热/冷开水入盆内，调节水温，配置药液	●调节水温在41~43℃
4. 协助患者褪去裤子至膝关节处，先用药液熏蒸5～10分钟，待药液温度降至40℃时，嘱患者将臀部全部浸入坐浴液中，用大浴巾遮盖大腿保暖，随时调节水温	●浸泡时间15~20分钟
5. 坐浴完毕，用纱布擦干臀部，协助穿好裤子，取舒适卧位休息	
6. 整理用物，做好记录	

【注意事项】

1. 月经期、妊娠后期、产后半月内、阴道流血、急性盆腔炎禁止坐浴。

2. 注意调节坐浴液的温度，防止烫伤发生。

3.关注患者的体验和感受，观察其面色、脉搏、呼吸，如感头晕、乏力、心慌等不适，应立即停止，并卧床休息。

4. 有伤口者坐浴后行换药处理。

5. 注意保暖，保护患者隐私。

6. 所用物品需清洁消毒，每人一份，避免交叉感染。

第四节　阴道灌洗技术

【适宜对象】

慢性子宫颈炎、阴道炎患者；拟行经腹全子宫切除或阴道手术者。

【目的】

1. 起收敛、热疗和消炎作用。

2. 促进阴道血液循环，缓解局部充血，减少阴道分泌物，达到治疗炎症的目的。

【操作步骤及要点】

1. 护士准备：穿戴整齐，修剪指甲，洗手；评估患者病情、自理能力及合作程度，了解患者需求。

2.患者准备：予以解释取得合作；排空大小便；取仰卧位；屏风遮挡患者；请无关人员回避。

3.用物准备：灌洗用物包括灌洗筒、灌洗液、130 cm长的橡胶管、灌洗头、开关接头、弯盘、橡胶布、治疗巾、便盆，常用灌洗溶液有1∶5 000高锰酸钾溶液、0.02%的碘伏溶液、10%乳酸溶液、0.5%醋酸溶液、2%~4%碳酸氢钠溶液、生理盐水等。

4. 阴道灌洗技术操作步骤及要点见表3–13–4。

表 3–13–4 阴道灌洗技术操作步骤及要点

操作步骤	要点
1. 携用物至床旁，核对患者信息并予以解释目的	
2. 关闭门窗，予屏风遮挡。协助脱去一侧裤腿，取膀胱截石位，暴露外阴，臀下铺橡胶布、治疗巾，垫便盆	
3. 灌洗溶液温度41~43℃为宜，灌洗量500~800 ml	●避免温度过高烫伤阴道黏膜
4. 灌洗筒高挂离床沿60~70 cm，右手持灌洗头，打开开关，排出空气，先冲洗外阴部，将灌洗头顺阴道插入7~9 cm，并在阴道内左右上下移动，使灌洗液能到达阴道各部位	●灌洗筒离床面高度不宜超过70 cm，因过高压力大，使阴道分泌物及溶液流入子宫引起逆行感染

续表

操作步骤	要点
5. 灌洗液将尽时，关闭开关，拔出阴道灌洗头，再次冲洗外阴部。将患者扶坐于便盆上使阴道内存留溶液流出，取下便盆，擦干外阴及臀部，协助患者取舒适体位	
6. 取下灌洗筒，按要求处理用物并做好记录	

【注意事项】

1. 操作应轻柔，避免损伤黏膜和皮肤，引起阴道、宫颈出血及皮肤受损等。

2. 阴道流血、宫口未开、人工流产术后、产褥期禁做阴道灌洗。

3. 如使用窥阴器做阴道灌洗，应边洗边转动窥阴器，使灌洗液能达到阴道各部。

4. 如需阴道上药者，灌洗后擦干阴道再上药。

5. 有研究显示，术前行阴道灌洗技术患者的细菌阳性率明显低于行阴道擦洗技术患者的细菌阳性率，更有益于预防感染，确保手术成功。

第五节　阴道及宫颈上药技术

【适宜对象】

阴道炎患者；子宫颈炎患者；术后阴道残端炎症患者。

【目的】

治疗各种阴道炎和急、慢性子宫颈炎及子宫切除术后阴道残端炎。

【操作步骤及要点】

1. 护士准备：穿戴整齐，修剪指甲，洗手；评估患者病情、自理能力及合作程度，了解患者需求。

2. 患者准备：予以解释取得合作；排空大小便；取仰卧位；屏风遮挡患者；请无关人员回避。

3. 用物准备：阴道灌洗用物、窥阴器、刮片、有线棉球、长棉签、敷料镊、各种治疗用的药液、药粉、药片。

4. 阴道及宫颈上药技术操作步骤及要点见表3-13-5。

表 3-13-5　阴道及宫颈上药技术操作步骤及要点

<table>
<tr><th>操作步骤</th><th>要点</th></tr>
<tr><td>1. 携用物至床旁，核对患者信息并向患者解释操作目的，取得配合</td><td></td></tr>
<tr><td>2. 关闭门窗，屏风遮挡患者。上药前，嘱患者排空大小便，行阴道灌洗</td><td></td></tr>
<tr><td>3. 窥阴器扩张阴道，用棉签擦尽分泌物后，将所用栓剂或片剂药物放于刮片上，轻轻送至阴道后穹隆处，再将窥阴器撤出</td><td rowspan="3">●若是患者自行上药，最好在临睡前洗净双手，左手分开大小阴唇，右手食指将药片向阴道后壁推进，直至食指完全伸入为止</td></tr>
<tr><td>4. 用窥阴器扩开阴道，暴露宫颈后，用敷料镊将有线棉球蘸取药粉，轻轻塞至子宫颈部，将线头露1～2cm于阴道外，嘱病员12～24小时后牵引线头自行取出棉球</td></tr>
<tr><td>5. 用窥阴器扩开阴道，暴露宫颈及阴道，用刮片取油膏上于宫颈及阴道，上药时转动窥阴器，使阴道四壁均能被涂到油膏</td></tr>
</table>

【注意事项】

1. 月经期、阴道流血时禁止上药。

2. 上药期间停止性生活。

3. 未婚妇女上药，可用捻紧的长棉签涂擦，以防掉入阴道。

4. 上药时严格执行无菌操作规程，预防交叉感染。

参考文献

1. 丁淑贞 . 妇产科护理学 [M]. 北京：清华大学出版社，2006.
2. 郑修霞 . 妇产科护理学 [M]. 第 3 版 . 北京：人民卫生出版社，2006.
3. 王玉琼，母婴护理 [M]. 北京：人民卫生出版社，2003.
4. 胡晓玲 . 妇产科护理学 [M]. 南昌：江西科学技术出版社，2003.
5. 杨艳芳 . 妇科手术前阴道清洁方法及改进措施研究 [J]. 护士进修杂志，2007，22（4）：310–312.
6. 张玲 . 冷热敷在会阴侧切缝合术后护理过程中的应用 [J]. 吉林医学，2013，26（2）：5489–5490.
7. 江莉 . 不同方法预防会阴切口伤口感染的临床研究 [J]. 中国妇幼保健，2014，34（3）：5687–5689.

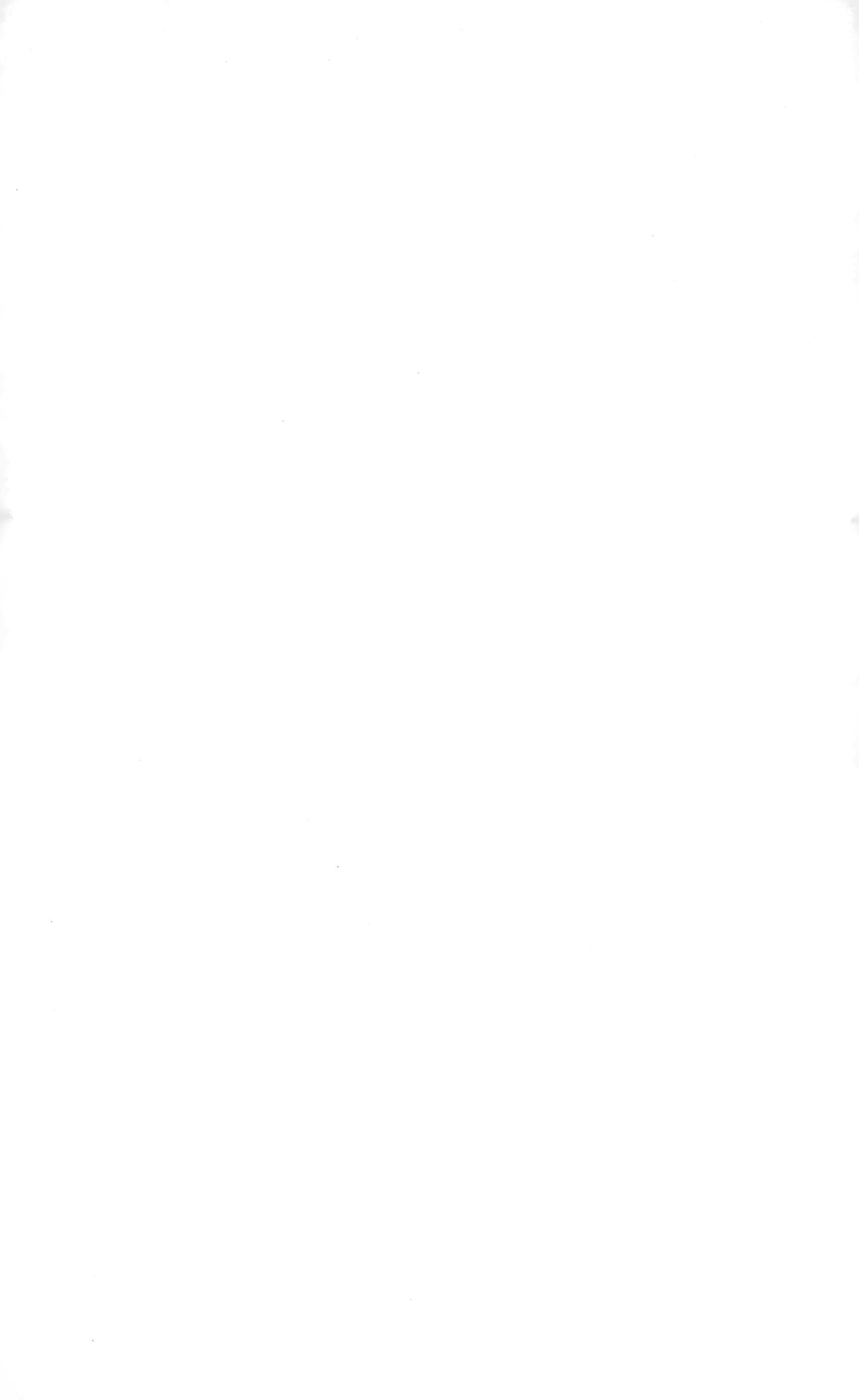